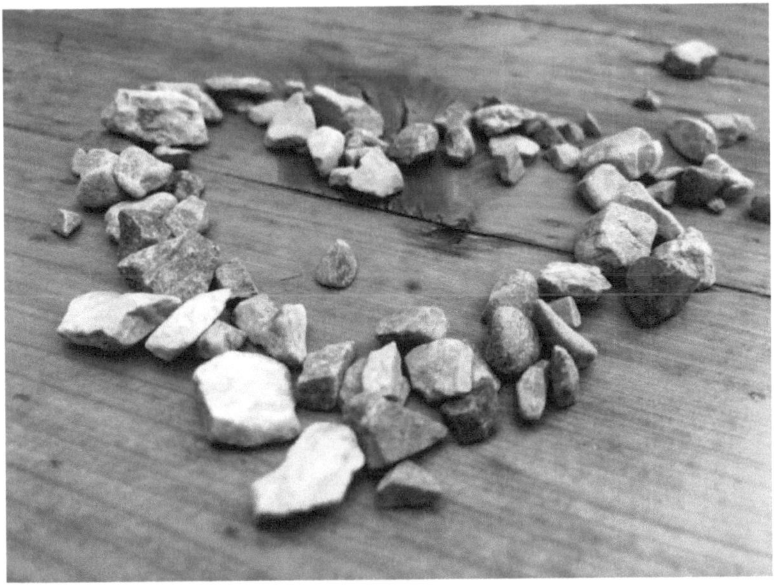

Robert Patrick Martin

TOTAL GEIL(ER) PSYCHO!

Wie ich als super Verrückter und Phobiker trotzdem erfolgreich bin und irgendwann, von Wagnis und Abenteuer ergriffen, plötzlich NEIN brüllte und mein altes Leben hinter mir ließ und ausstieg

Rediroma-Verlag

Bibliografische Information der Deutschen Nationalbibliothek:
Die Deutsche Nationalbibliothek verzeichnet diese Publikation in der Deutschen Nationalbibliografie; detaillierte bibliografische Daten sind im Internet über http://portal.dnb.de abrufbar.

ISBN 978-3-96103-747-6

www.rediroma-verlag.de
15,95 Euro (D)

Über das Buch

An diesem Buch schrieb ich etwa drei Jahre. Die Zeilen entstanden hauptsächlich an spirituellen Orten in der Natur, im Narrenhaus, in meiner kleinen Bunkerwohnung oder auf Reisen. Ich habe die Texte aus Leidenschaft geschrieben. Es steckt deshalb viel Leid und Liebe darin. Ich nehme sie mit auf eine autobiographische Reise durch mein verrücktes Leben. Wir wollen (nicht) den Sinn des Lebens ergründen und hören, was es mit dem inneren Kind auf sich hat. Begleiten Sie mich auf meinem Weg des Ausstieges, hin zu einem hedonistischeren[1] Leben.

Über den Autor

Ich bin 1968 geboren, das Jahr in dem Woodstock rockte. Mein Geburtsmonat ist September und da war das Hippiefestival bereits etwa einen Monat Geschichte. Der Vietnamkrieg lag in seinen letzten Zügen und war längst verloren, nur wusste das noch nicht jeder. Ich besuchte eine örtliche Grundschule in Mannheim Gartenstadt und trat meinen ersten Job mit 13 Jahren in einem Getränkeladen über die Sommerferien an. Danach brannte ich fürs Arbeiten und Geld verdienen. Nach einer Ausbildung zum Zentralheizungs- und Lüftungsbauer holte ich auf dem zweiten Bildungsweg 1992 meine Fachhochschulreife nach. Dazwischen leistete ich meinen Militärdienst u.a. auch in Frankreich. Es folgen etwa vier Semester in Maschinenbau an der FH Friedberg in Hessen. Immer wieder hatte ich Gelegenheitsjobs im Tiefbau, in Bauarbeiterkolonnen, im Straßenbau, als Holzfäller, in der Lebensmittelindustrie, als Bauingenieur, am Fließband, als Ausbilder usw. Nach dem Abbruch des Studiums begann ich eine Ausbildung bei der Polizei in Baden-Württemberg. Nach Abschluss des mittleren Dienstes, durfte ich dann einige Jahre später erneut studieren, diesmal an der Fachhochschule der

---

[1] Lustvolles Leben, aber vorsichtig, liebe Leserin, das ist ein schmaler Grat. Seine eigene Mittelmäßigkeit anzunehmen ist wichtig.

Polizei in Villingen-Schwenningen. Diesmal konnte ich das Studium 2007 erfolgreich abschließen. Ich wechselte von der Terrakotta-Truppe zur Kripo. Hier war ich in den Bereichen Drogen, Versammlungen, Wirtschaft, Skimming, Pishing, Vermisste, Betrug, Sexualdelikte, Leichen, Brände, Raub, Kriminaltechnik und weiteren eingesetzt. Es folgten außerdem viele Qualifizierungen und Fortbildungen im ganzen Bundesland, etwa in den Bereichen Massendatenanalyse, Finanzermittlungen, Wirtschaftslehre, Cyberkriminalität, IuK-Technik usw.

2016 verfasste ich einen kleinen Bildband über die Kernsanierung eines abbruchreifen alten Hauses. Es ging um das Thema, Altes zu erhalten und in die Neuzeit zu transformieren. Ende 2019 verließ ich nach über 30 meistens guten Jahren den Staatsdienst.

Total geil(er) Psycho!

Robert P. Martin

INHALT

EINLEITUNG

Hallo liebe Leserin und lieber Leser, ich möchte mich kurz vorstellen und gleich zur Sache kommen. Ich bin ein Best Ager, also nicht mehr ganz jung. Außerdem bin ich ziemlich durch. Ich meine damit verrückt, irre, bekloppt und so. Wenn Sie weiter lesen wollen, so seien Sie sich gewiss, dass es ein holpriger Ritt wird, und halten Sie sich gut fest. Ihre Ohren bekommen einiges ab. Vor einigen Jahren wohnte ich in einem Architektenhaus[2] (ca. 180 m^2) mit Pool und Traumgarten in einer wirklich tollen und ruhigen Gartenstadtsiedlung in Heidelberg. Ich war damals noch verheiratet und alles sah von oben, vom Mond aus betrachtet, wahrscheinlich perfekt aus.

---

[2] Arno Anke, der bekannte Mannheimer Architekt, hatte dieses Haus gebaut.

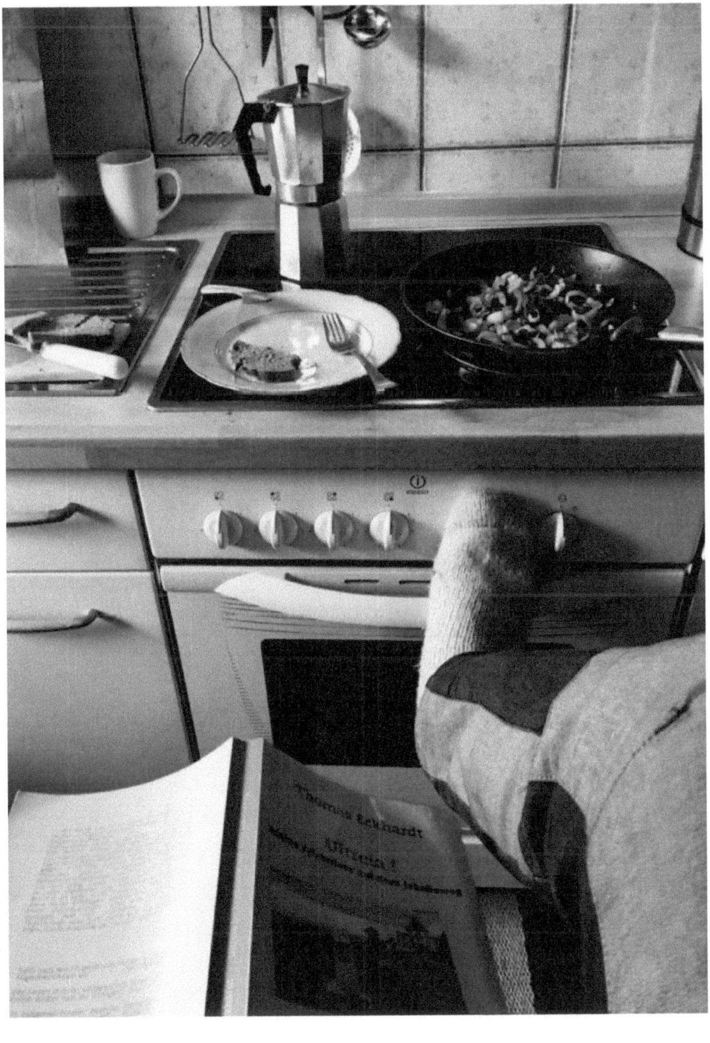

Doch es ging mir wie dem Mondmann[3], in dem schönen deutschen Zeichentrickfilm, oder zumindest so ähnlich. Der süße Mondmann langt in den flammenden Kometenschweif eines vorbeidüsenden Meteoriten. Mein Opa Fritz würde erwähnen,

[3] Der Mondmann von Stephan Schesch aus dem Jahre 2012

wer mit dem Feuer spielt, der verbrennt sich. Ich würde heute sagen, wer mit den Flammen spielt, der kann sich verbrennen. Er kann aber auch ein tolles Schauspiel und die Urkraft der Natur spüren. Bei mir trat wohl beides ein. Im Moment wohne ich in einer Souterrain-Wohnung auf 28m^2. Ich nenne meine Wohnung »Bunker«. Die Villa ist weg, die Ehefrau und Kinder auch. Mein Hab und Gut ist zusammengeschrumpft auf einige wenige Gegenstände.

Zur Arbeit war ich seit Monaten nicht mehr. Ich würde meinen Zustand im Moment als psychotisch bezeichnen. Im Sinne von Spion und Spion[4] würde ich sogar sagen »total bekloppt, ziemlich verrückt, schizophren und entrückt.« Wie ist es dazu gekommen, wie fühlt sich das an und gibt es Hoffnung? Ich will versuchen den Prozess meiner Transformation, meiner hoffentlich positiven Wandlung zu dokumentieren. Wobei ich gleich anmerke, dass es eigentlich nur mir so vorkommt. Die meisten denken, ich bin einfach doof geworden. Lacht! Es steht gerade so sehr bescheiden um mich. Die Nacht ist am dunkelsten, kurz vor der Dämmerung. Ich bete, dass es so ist.

Liebe Leserin und Leser ich will mich in diesem Buch nicht rechtfertigen oder erklären, denn ich könnte es auch gar nicht. Ich kann beschreiben, was war und wie ich mich fühle. Ich will versuchen, einen Einblick in meine ziemlich verrückte Psyche zu geben, und werde dabei versuchen, die Dinge mit Humor anzugehen. Es scheint mir in meiner Situation das vernünftigste, alles nicht so ernst zu nehmen. Vielleicht gibt es Individuen, denen es ähnlich ergangen ist. Möglicherweise hat manch einer von Ihnen dieselben Probleme. Eventuell finden Sie einen anderen Standpunkt durch die Lektüre oder Anregungen. Dann hoffe ich und würde mich freuen, wenn ich bei manchen mit diesem Buch Lösungen bzw. Tatkraft oder einen Weg aufzeigen kann.

---

[4] Gemeint sind der schwarze und weiße Spion aus den MAD-Comics.

Zumindest seid ihr nicht allein, wie in dem Songtext von Polarkreis 19, »Allein, allein …«

Ich sehe mich nicht als großen Autor. Ich schreibe diese Zeilen zum Vergnügen, für Sie, liebe Leserin und lieber Leser, und als Vermächtnis für meine Familie, insbesondere für meine Kinder und die noch nicht geborenen Enkel. Im schlimmsten Fall wird es keiner lesen oder es wird gleich wieder weggelegt. Mir persönlich hat das Aufschreiben sehr geholfen. Es war wie eine Art Therapie. Interpretieren Sie meine Schrift als Diskussion und nicht als Empfehlung oder reine Wahrheit. Ich will versuchen, verständlich zu bleiben. Mal benutze ich die weibliche Form und mal die männliche. Ich bitte um Nachsicht, denn das ist keine Wertung oder Diskriminierung. Deutsch war nicht mein bestes Schulfach, aber eines meiner liebsten. Im Gegenteil. Nachdem ich soviel Sechsen mit nach Hause brachte, wurde ich untersucht. Es stellte sich heraus, dass ich Legasthenie hatte. Es fiel mir unglaublich schwer zu lesen. Worte blieben nicht in meinem Kopf. Reden klappte aber gut. Das Zuhören nicht so. Noch heute habe ich in einer Gesprächsrunde Schwierigkeiten, wenn viele gleichzeitig reden. Ich kann mich dann nicht konzentrieren und verstehe nichts mehr. Oft werde ich dann müde und mein Umfeld interpretiert dies als Desinteresse. Meine Lese- und Rechtschreibschwäche zog sich viele Jahre dahin. Besserung trat trotz intensiver Betreuung nicht ein. Erst nach der Pubertät fand ich eine Lösung, ohne dass ich es bemerkte. Erst viel später stellte ich fest, dass ich mir plötzlich Worte merken konnte. Was war geschehen? Aus irgendeinem Grund stellte ich eine Affinität zu Büchern fest. Plötzlich las ich wie verrückt hunderte, später tausende von Bänden. Ich fing da an, wo die Grundschule aufgehört hatte, mir etwas beizubringen. Ich lernte die Grammatik und Rechtschreibregeln neu. Und siehe da, es klappte viel besser als früher. Es ist eine große Erleichterung gewesen. Es ist nicht so, dass ich behaupten könnte, ich bin nun ein Deutsch-Genie oder ein Einser-Kandidat im Diktat. Nein, mein Ausgangspunkt war die Schulnote ungenügend und ich will meinen, ich habe mich heute durch viel Training auf eine Vier verbessert. Das bedeutet landläufig ausreichend. Ich bin sehr dankbar für diese Nachreifung, die mir wie ein Wunder daherkommt. Thanks! Tiefe Demut.

Trotzdem bin ich der Meinung, dass ich auf vielen Gebieten im Leben Amateur geblieben bin und auch bleiben werde und bleiben will. Ich schreibe dieses Buch aus einer inneren Überzeugung heraus und ich möchte mich mitteilen. Ein großer Schriftsteller bin ich nicht und auch das freie Reden genießt nicht meine Vorliebe. Das Schreiben fällt mir bei weitem leichter. Im Wort Amateur steckt das Wort Amor. Ich habe in dieses Buch meine tiefsten Überzeugungen und Emotionen einfließen lassen. Eines meiner wichtigsten Gefühle ist die Liebe geworden. Lange Zeit konnte ich sie nicht spüren und ließ ihr in meinem Leben keinen ausreichenden Platz. Mittlerweile liebe ich wieder. Die Liebe ist fester Bestandteil meines Lebens geworden. An dieser Stelle möchte ich mir erlauben, auf Platons[5] Ideenlehre über das Wahre, Gute und Schöne hinzuweisen. Genauer möchte ich nicht auf die Ideenlehre eingehen, das würde den Rahmen sprengen und ist auch nicht nötig. Ganz einfach ausgedrückt will uns Platon mit seiner Philosophie damit sagen, dass wir nur die Schatten wahrnehmen. Anders formuliert, die Dinge sind nicht, wie sie scheinen. Tatsächlich überdauert das Wahre, Gute und Schöne die Zeit. Man könnte sagen, es ist zeitlos. Als Beispiel möchte ich das Heidelberger Schloss anführen. Lacht! Das ist zwar nicht ganz stimmig im Sinne der Ideenlehre, aber ich möchte nicht so streng sein und ich bewege mich mit meinem Wissen auf dem Niveau der Küchenphilosophie, was nicht abwertend zu interpretieren ist. Unser Handeln könnte von uns bewusst so ausgelegt werden, dass es dem Wahren, Schönen und

[5] Griechischer Philosoph der Antike und Schüler des Sokrates.

Guten entspricht, dann folgen wir perfekt unserer Seele auf ihrer Reise. Nach Platon haben wir nämlich eine unsterbliche Seele, die immerzu wandert. Das klingt irgendwie nach Wiedergeburt. Unser Körper gehört für Platon in die Schattenwelt. Unsere Entwicklung sollte in einer tugendhaften Haltung münden. Vereinfacht ausgedrückt: Tun Sie Gutes und Ihnen wird Gutes widerfahren. Begleiten Sie mich auf meiner Reise hin zum Wahren, Schönen und Guten in allen Bereichen oder zumindest hin zu einer Annäherung. Lacht! Ich wünsche Ihnen, liebe Leserin und lieber Leser, viel Freude bei den folgenden Zeilen.

R.P. Martin

Total
geil(er) Psycho !

Die Geschichte eines Psychos,

der Sinn des Lebens

und

der Beginn eines Abenteuers.

Bilder von Hannah, Linda und Robert Martin

DANKSAGUNG

»Ich bedanke mich beim Leben und ziehe ehrfürchtig meinen Hut für die vielen schlechten und deshalb lehrreichen Momente.«

»Für meine Kinder und Euch!«

»Einfach mal gehen lassen,
nicht funktionieren und
keine Gedanken daran verschwenden,
was wohl die anderen
über mich denken werden.«

(Pfarrer Cibulka, in einer Predigt, im Winter 2010, ev. Kirche Neutrauchburg)

»Damit du deine innere Stimme hörst,
musst du das Äußere
zur Ruhe bringen.«

»Nicht der Mensch hat am meisten gelebt, welcher die höchsten Jahre zählt, sondern derjenige, welcher sein Leben am meisten empfunden hat.«

(Jean Jaques Rousseau 1712 – 1778)

Sehr geehrte Leserin, sehr geehrter Leser, ich[6] will mich kurz vorstellen. Neulich habe ich das Buch »Vom glücklichen Leben« von Seneca gelesen. Dort wird die bekannte Inschrift aus dem Apollo-Tempel, welcher oberhalb von Delphi liegt, zitiert. Ich glaube, es ist nicht bekannt, wo die Inschrift genau angebracht war. Man geht davon aus, dass sie auf einem Torbogen

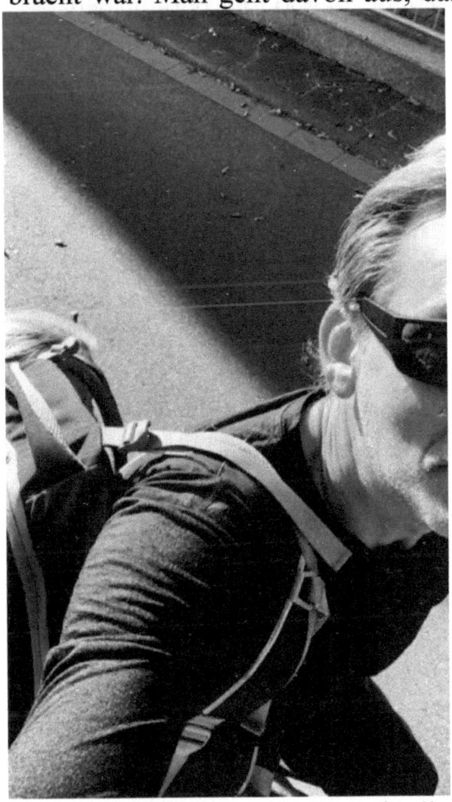

stand. Das würde Sinn machen, denn jeder hätte das beim Durchlaufen gut lesen können. Ich könnte mir aber auch vorstellen, dass die Inschrift in den Boden eingelassen war. Vielleicht war es ein schöner Carara-Marmor. Wie lautet dieses mittlerweile ultrabekannte Zitat? Natürlich dürfte es in altgriechischer Sprache verfasst worden sein. Hier hieß es dann »gnothi seauton«. Dieser Leitspruch soll von einem der sieben Weisen stammen. Tatsächlich belegt ist dies nicht. Als einer der ersten, der etwas in diesem Sinn zu Papier brachte,

[6] Das Bild zeigt mich beim Radeln.

wird der viel gelesene Marco Polo der Antike, namentlich Heraklit[7], genannt. Er formulierte es so: »Allen Menschen ist zuteil, sich selbst zu erkennen und verständig zu denken. Heutzutage wird der Spruch immer etwas vereinfacht mit »erkenne dich selbst« übersetzt.

Der Gedanke, mich selbst zu erkennen, oder der erste Anflug, mich bewusst zu spüren, kam mir erst mit Mitte 30. Davor sah ich nur mein Spiegelbild. Damned! Es dauerte nochmal fast zwei Jahrzehnte, bis diese einfache Tatsache bzw. Weisheit mir tatsächlich in ihrer vollen Bedeutung klar wurde. Aufgrund dieses Bewusstseins vergleicht man dann unwillkürlich **IST** und **SOLL**. Ich stellte gravierende Abweichungen fest. Wie ich diese Zeilen schreibe, ist es fast nicht auszuhalten. Jetzt gerade bin ich ein halbes Jahrhundert alt oder jung geworden und stecke in einer wunderbaren Lebenskrise. Dieses Jahr habe ich meine dritte psychosomatische Kur innerhalb von acht Jahren hinter mir. Wie ich bereits schilderte, lebe ich nun in einer kleinen, kühlen, aber sehr gemütlichen Souterrain-Wohnung im Haus meiner Mutter. Um sie persönlicher anzusprechen, werde ich sie ab jetzt Alexis, in Anlehnung an die Kultserie »Der Denver Clan« aus den 80ern, nennen. Das große Domizil steht auf einem rechteckigen Grundstück. Von der Straße führt eine breite mit Knochensteinen aus Beton gepflasterte Einfahrt zur »Ranch«. Gebaut wurde das Heim von meinem Vater und vielen guten Freunden und Gastarbeitern, die uns halfen. Mein Papa heißt ab jetzt Major Nelson. Das war einer der Hauptprotagonisten der Serie »Bezaubernde Jeannie[8]« aus den 60ern. Auch ich sprang

[7] Heraklit von Ehpesos lebte um 520 v.Chr. und war ein vorsokratischer Philosoph. Er war ein Anhänger der Meinung, dass alles fließt. Alles befindet sich in einem ständigen Prozess des Werdens. Er kritisierte zudem eine oberflächliche Lebensweise.

[8] »I dream of Jeannie« hieß die Serie im Original in der ein sehr hübscher weiblicher Geist aus einer Flasche steigt.

hier als Kind umher und hatte viel Freude auf der Baustelle. Es hätte eine unbeschwerte Zeit sein können.

Am Ende der Zufahrt führt ein Fußweg durch den kleinen Garten und über eine schöne breite Treppe zur Hauptwohnung von Alexis. Etwas versteckt am Rand des Grundstückes hinter einer Hecke aus Kirschlorbeer steuert ein schmaler Pfad über in die Jahre gekommene Waschbetonplatten zu einer Treppe aus Granitstufen. Dieser in die Tiefe folgend, nach etwa neun Halbkreisrunden Absätzen, gelangt man zu einer angerosteten und austauschwürdigen Kellertüre. Dies wäre dann der Einlass zu meinem kleinen Reich, das aus drei Höhlen besteht. Nach der rostigen Pforte folgt ein längerer enger Flur. Der Boden ist mit hellen eckigen Fliesen gestaltet. Im Cremeweiß der Oberfläche finden sich noch sandfarbene unscharf gezeichnete Linien. Im Flur hängen einige rote und weiße Schuhschränke aus Plastik Model-Thrones eines bekannten schwedischen Designunternehmens. Die eingearbeitete Ablage der Aufbewahrungsschränke auf der Oberseite wurde von mir mit einem alten Holzbrett ausgelegt. In der Regel finden sich in den einzelnen Teilen Schuhe. Ich nutze sie aber auch für Schals, Handschuhe, Kletterausrüstung usw. Ebenso findet sich an der linken Wand des Korridors ein alter hölzerner Schlüsselkasten mit Glasfenster. Darin hängt an schönen goldenen Messinghaken so allerlei Zeugs, u.a. auch Schlüssel. Linksseitig im Stollen befindet sich auch noch eine ca. 120 Jahre alte Weichholztür aus Kiefer oder Fichte. Das Ding stammt von einem alten Schrank, der nicht mehr zu retten war. So habe ich sie an die Wand gehängt und wir nutzen sie als Pinnwand und Kalender. Mit allerlei unterschiedlichen Haken, Klammern, Reiszwecken und upgecyceltem Zeugs versuche ich hier meine Termine und Daten unterzubringen. In einer Konservendose aus Weißblech stehen Leuchtmarker und Stifte. Aus Plastikdeckeln von Verpackungen habe ich Magnete gebastelt, mit denen wir an den Beschlägen der Tür z.B. Rechnungen und Termine aufhängen, die noch beglichen werden sollten. Naja, das Portal ist ein Sammelsurium aus Daten und verschiedenen DIY[9]-Aufbewahrungssystemen. Sie macht uns Freude, denn sie ist so schön unkonventionell und es funktioniert. Lacht! Also meistens gelingt es mir, viele Termine einzuhalten. Es ist halt gerade extrem schwierig und zäh in meinem Leben.

An der rechten Seite des Ganges findet sich ein ca. 2 Meter langes Holzbrett. Den Balken fand ich am Rhein als Treibgut. Ich habe es etwas aufbereitet und verschiedene alte und neuere Haken daran gemacht. Es dient uns als Garderobe. Einen Kleiderschrank besitze ich nämlich nicht. Also hängt meine ganze Bekleidung dort. Da ich im Moment nur wenig besitze. sind viele der Haken noch frei. Ich nenne eine Winterjacke und eine Regenjacke mein Eigentum. Meine gesamten Klamotten passen in eine größere Tasche. Ich lege aber trotzdem einigen Wert auf ordentliche Kleidung. Es kommt mir darauf an, dass ich die Stücke, die ich habe, sehr gerne mag. Ich will sogar behaupten, dass ich in bestimmte Teile verliebt bin. Also ich will sie natürlich nicht heiraten. Dies ist keine neue Verrücktheit von mir. Oder doch? Ich meine einfach, ich ziehe diese Stücke immer wieder an, jeden Tag. Als Beispiel kann ich hier meine langen Socken anführen. Es ist gerade Dezember 2018 in Deutschland und ich liebe diese grellbunten und bis zum Knie reichenden Baumwollsocken. Gerade trage ich neongelbe, dazu lange Stretchunterhosen. Darüber eine meiner weiteren Lieblinge, nämlich eine Wanderhose. Super praktisch, dieses Beinkleid. Ich trage das Wanderteil die meiste Zeit. Da ich viel unterwegs und draußen in der Natur bin, brauche ich funktionelles Zeugs.

Durch die Tatsache, dass ich meine wenigen Textilien oft trage, sind diese auch zügig abgetragen. Ein Schuh hält bei mir ein knappes Jahr, dann ist er durch. Abgelaufen und ausgelatscht.

Am Ende des Flures geht es rechterhand durch eine dunkle Holztüre mit verschnörkelter Messingrosette und Griff in ein

---

[9] DIY bedeutet do it yourself.

größeres Zimmer. Die bekannten Bodenfließen setzen sich hier fort. Die Wände und Decke sind weiß gekalkt. An einer der Mauern hängt eine große englischsprachige topografische Karte der Welt. Ich liebe Karten und besonders diejenigen, auf denen die Höhen und Tiefen der Erde verzeichnet sind. Politische Karten sind mir zu bunt. Eine Weltkarte hat etwas weites, dann kommt mir mein Bunker nicht so beengt vor und ich bilde mir ein, der Horizont wäre ganz weit weg. Die Wirklichkeit sieht ja leider anders aus. Oft stehe ich vor der Landkarte und suche Länder und Ozeane oder betrachte mir die Berge. Wo liegt die tiefste Stelle der Welt, der Mariannengraben, oder welcher ist der längste Fluss und das längste Gebirge? In diesem Zimmer spielt sich der Großteil meines Lebens ab, zumindest im Moment. Ich bin es eben abgeschritten, es misst ca. 5,60 x 3,80 Meter. Hier befindet sich u.a. noch mein Bett, eine kleine moderne Küche ohne Geschirrspüler oder Mikro und außerdem noch ein alter antiker Holztisch mit rustikaler Eichenplatte sowie ein Ohrensessel. Die Schlafstätte wird im Laufe des Buches verkauft. Die Liegefläche war 90 x 200 cm und für meine Freundin und mich zu klein. Um nicht so unpersönlich immer von meiner Lebensabschnittspartnerin zu reden, wähle ich für sie von nun an den Namen »Sternchen.« Ich leite diesen von Filmsternchen ab. Wenn sie mich besuchte und über Nacht bleiben wollte, dann legte ich die Matratze auf den Boden, aber das war immer noch reichlich beengt. Ich habe dann später eine Matratze in den Maßen 120 x 200 cm besorgt. Leider kam mein Sternchen dann auch nicht öfter, denn ich hatte noch kein Bettgestell und auf dem Boden liegen fand sie nicht so toll. Sad!

In der Küche ist noch ein Unterbaukühlschrank mit einem kleinen Gefrierfach. Neben meinem Sessel Model »Strandmon« steht ein kleiner runder Tisch, darauf befindet sich mein MacBook und eine alte hellgrüne Kaiser-Bürolampe Modell 6556

»idell«. Ein Entwurf des Bauhaus[10]-Künstlers Christian Dell aus den 30ern. Ich bin großer Anhänger der Bauhaus-Kunst.

Auf meinem kleinen Beistellmöbel findet sich noch eine 3D-Reliefkarte Karte von Deutschland. Ich brauche hier nicht zu erwähnen, dass es natürlich eine topografische Karte ist. Außerdem befinden sich auf demselben noch einiges gebastelte Zeugs und Kleinkram, wie zum Beispiel ein Handschmeichler aus Speckstein. Den habe ich mal während einer Kur in Isny angefertigt.

Gehen wir zurück, woher wir gekommen sind. Gegenüber des eben beschriebenen Eingangs zu meinem Zimmer, meinem Mittelpunkt – Purgatorio[11] – befindet sich eine weitere Kammer. Ich könnte auch sagen, linksseitig am Ende des Korridors gelangt man durch eine ebenfalls braune Holztüre mit goldenem Beschlag in den Baderaum. Das Bad ist recht geräumig, es hat ca. 5 m^2. Auf dem Boden befinden sich die bekannten Designfliesen. An der Wand sind schreckliche Kacheln angebracht, die an eine Darmspiegelung erinnern. Es ist leider total grässlich, aber im Moment nicht veränderbar. Lacht! Warum auch, alles funktioniert auch in hässlich. Ansonsten hat man im Bad viel Platz. Es gibt noch ein hellbraunes Keramik-WC von Villeroy und Boch aus den 80ern mit vergoldeten Beschlägen und eine beengte Duschkabine. Im Winter kann es sehr kühl im Badehaus werden. Ich nutze deshalb während des Duschens einen Heizlüfter, versuche aber die Laufzeiten kurz zu halten. Den Heizer habe ich von einer Freundin geschenkt bekommen. Er rattert schon etwas während des Betriebes. Ich habe kein Vertrauen in ihn und lasse ihn deshalb während des Betriebes nicht unbeaufsichtigt. Durch meinen Beruf bin ich hier auch etwas übervorsichtig. Ich habe schon viele unglaubliche Brände gesehen. Ein Musterbeispiel

[10] Deutsche weltbekannte Designschule aus Dessau. U.a. Erfinder der Einbauküche.

[11] Läuterungsberg aus Dante Alighieris Göttlicher Komödie.

will ich kurz zeigen. Jemand stellt ein Teelicht in einen dicken Glasaschenbecher. Im Ergebnis war die Unterkunft nur noch Schutt und Asche. Ich erkläre es Ihnen im Detail. Es war Weihnachtszeit. Die Familie ging mit dem Hund raus. Die kleine unschuldige runde Kerze blieb unbeaufsichtigt weiter brennen. Das Teelicht wird sehr heiß. Es stellt sich heraus, dass das dicke Glas zwar eine Zigarettenkippe aushalten kann, nicht jedoch die Wärmeentwicklung einer Rechaudkerze. Der Ascher zerspringt so unglücklich, dass das Teelicht herausfällt und naja, den Rest kennen Sie schon.

Ich finde meine Wohnung gemütlich. Klar, ich träume mich in letzter Zeit immer auf eine schöne Insel in azurblauem Wasser. Das würde mir gefallen. Es darf dort sehr einsam sein. Endlich mal zur Ruhe kommen. Keine Kleiderordnung, Kokosmilch und schöne Einheimische. Meine tatsächliche Wohnsituation ist von meinem Ideal sehr weit entfernt. Ich kann mich aber mit ihr arrangieren. Es ist mini, das hilft mir alles zu meistern und nicht den Überblick zu verlieren. Mein Appartement ist ein Mischung aus den letzten Resten meines alten Lebens und gefundenen und restaurierten Dingen. Einige meiner Freunde bezeichnen mich als Sachenbauer. Es stimmt wohl, ich finde es super, einen Gegenstand von der Straße zu nehmen und daraus etwas Neues, Brauchbares für den Haushalt herzustellen. Ich liebe auch alte Gerätschaften vom Flohmarkt oder sonst woher. Ein Secondhand-Markt, in Mannheim heißt das Krempelmarkt, ist für mich wie ein Kinoabend oder Buffet. Es macht mir soviel Freude, den ganzen Trödel und Plunder anzusehen. Ich bin aber mehr ein Glotzer auf dem Markt und kaufe nichts, sondern deale hauptsächlich.

Ordnung und Struktur sind mir wichtig und halfen mir, mit meiner Psyche besser klarzukommen. Sehr inspiriert hat mich hier das Buch von W. Küstenmacher[12] »Simplify you life!« Viele meiner selbstgebauten Sachen habe ich sehr gerne. Ja, es ist schon wieder Liebe. Aber das liegt auch daran, dass sie genau auf meine Bedürfnisse hin von mir so gebaut wurden. Da ich viel lese und einen wirklich bequemen Ohrensessel habe, brauchte ich ein kleines Beistellmöbel. Ich habe mir dann aus alten Baudielen und Treibholzresten einen rechteckigen niedrigen Tisch gezimmert. Ich kann darauf einen Stapel Bücher und eine Teetasse abstellen. Außerdem gibt es noch eine runde Vertiefung für ein Teelicht – oje, uffbasse, lacht – und einen Kugelschreiber. Der Beistelltisch hat eine offene Seite, darin kann man auch mehrere dicke Bände einstellen, wenn man sie nicht obenauf legen will. Über den Drucksachen befindet sich nochmal ein kleines und sehr niedriges Fach. Hier liegt in der Regel ein Block für spontane Notizen. Es ist ganz wichtig, geile Ideen, auch nachts, sofort zu notieren, sonst sind sie wieder vergessen.

Am Rand des Möbels, habe ich noch allerlei Haken angebracht. Da hängt dann mal ein Ladekabel, ein Schreibmäppchen oder Lineal. Diese selbstgebastelten Sachen finde ich so witzig. Ich muss dann manchmal über mich schmunzeln. Früher noch vor einigen Jahren hätte ich mir so etwas nicht rausgenommen. Da musste alles ganz korrekt sein. Das Gestalten bereitet mir nun großes Vergüngen.

So, liebe Leserin und lieber Leser, ich habe mich und meine Lebenssituation jetzt etwas vorgestellt. Ganz in dem Sinn zeige mir, wie du wohnst bzw. lebst und ich sage dir, wer du bist. Vielleicht haben Sie nun schon ein konkreteres Bild von mir. Ich werde im Verlauf des Buches noch weitere Details aus meinem Leben preisgeben, dann wird sich die Szene weiter erhellen.

---

[12] Werner Tiki Küstenmacher und sein Besteller über das Ordnung halten im Leben.

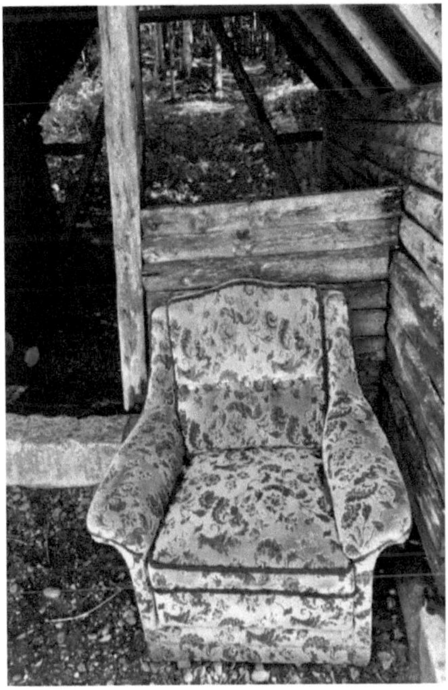

Gerade eben, wie ich diese Zeilen schreibe, klingelt mein Handy, liebe Leserin und lieber Leser. Ein Festnetz oder auch Internet gibt es bei mir nicht. Ich lege darauf keinen Wert, möchte keine Verträge haben und Fernsehen, das allgemeine TV-Programm, macht mich verrückt. Außerdem kann ich über mein Smartphone ins Netz und einen Hotspot für meinen Mac setzen. Zur Not geht's auch über den Nachbarn. Das reicht mir und überhaupt gibt es so viele freie Zugänge ins www.

Es war ein guter Freund, der anrief. Er kommt aus dem Rhein-Neckar-Kreis wie ich. Ist also ein Kurpfälzer. Seinen Lebensmittelpunkt hat er seit kurzem in Ladenburg. Während einer Kur im Jahre 2010 lernte ich ihn kennen. Es war für mich das zweite Mal in einer Klapse. Für meinen neuen Kumpel war es die erste stationäre Heilbehandlung. Er hatte schon einige andere Therapien, wie Gruppentherapie, Einzeltherapie, Aufstellungen, hinter sich gebracht. Wir werden in der Folge Hans zu ihm sagen, in Anlehnung an Hans Kastorp aus dem Zauberberg[13]. Der Hans aus dem Zauberberg verbringt sieben magische Jahre in der Ein-

[13] Geniales Buch von Thomas Mann über den Wahnwitz der in einem Sanatorium regiert.

richtung. So lange wollten wir nicht bleiben, wobei ein Kuraufenthalt tatsächlich eine gewisse Magie hat und einen verzaubern kann. Ich jedenfalls wurde verwünscht. They put a spell on me. Die Zahl 7[14] steht hier für ein ganzes Universum an versteckten Aussagen und geheimen Botschaften. Aber wir bleiben erstmal bei Hans und mir, liebe Leserin und lieber Leser.

Ich will hier etwas verkürzt auch seine Geschichte und später auch immer wieder Teile aus seiner Vita wiedergeben. Für diesen Regelverstoß[15] habe ich seine Erlaubnis erhalten. So halten wir es auch mit vielen weiteren Protagonisten im Buch. Seine Entwicklung läuft irgendwie konträr zu meiner, bei ähnlicher Diagnose, aber unterschiedlicher Ausgestaltung, sprich Motivation.

Während einer therapeutischen Paarwanderung durch das Allgäu, wir befanden uns damals beide in einer Klinik in Isny, liefen wir durch das Bodenmöser Naturschutzgebiet mit seinen zahlreichen Mooren und verwunschenen Orten. Zum Teil muss man hier auf schmalen Holzstegen gehen. Mit dem Mountainbike war ich hier schon öfters abgestürzt, wenn ich das Gleichgewicht auf den Holzplanken nicht mehr halten konnte. Zum Glück fiel ich immer schön weich auf die Moose. Ich glaube ich habe keine einzige Runde geschafft, ohne jemals nicht von den Stegen runterzufallen. Die Aufgabe bei der Paarwanderung war, dem anderen seine Lebensgeschichte zu erzählen. Damals bedeutete das, einer fremden Person all diese Sachen anzuvertrauen. Natürlich gibt es einen Codex und eine Stelle lautete, dass das Gesagte nicht die Mauern der Klinik verlassen darf. Vielleicht hat diese Intimität bei uns Bindung entstehen lassen.

---

[14] Die sieben ist eine in der Literatur häufig benutzte Zahl. Sie steht in erster Linie für alles okkulte und hat eine starke Symbolik.

[15] In der Kur gilt, das dort erlangte Wissen über Mitpatienten bleibt streng vertraulich.

Hans erzählte mir hier in dieser wunderbaren Allgäuer Landschaft, dass er damals, also kurz vor Kurbeginn Anfang 2010, in seinem Leben an einem Punkt angelangt war, an dem er nicht mehr weiterkam. Er steckte ebenfalls in einer tiefen Krise. Es wurde ihm erst viel später im Rahmen des Aufenthaltes bewusst, wie Tief er den Karren in den Dreck oder besser gesagt in das Moor, den Sumpf, gefahren hatte. Er befand sich in einer beängstigenden Situation. Sein Himmel war voller dunkler Wolken. Eigentlich war er fast soweit, dass er nur noch sterben wollte. Nicht, dass er suizidgefährdet war, sondern es wäre ihm gerade recht gewesen, einer hätte den Schalter umgelegt – off.

Genaueres, liebe Leserin und lieber Leser, zu diesen düsteren Umständen erfahren Sie im Kapitel *Hans Teil V*. Er empfand, dass sich sein damaliges Leben wie der leibhaftige Tod anfühlte. Hans empfand keine Freude mehr. Das würde bedeuten, dass er schon lange eiskalt war und wie ein Untoter durchs Leben wandelte. Auf mich machte er jetzt nicht diesen Eindruck. Ich fand es erstaunlich, dass er so offen über seine Emotionen sprechen konnte. Irgendjemand aus seiner Familie riet ihm, einen Arzt zu konsultieren oder sich am besten gleich in einer Nervenanstalt zu melden. Nachdem er seinem Internisten seine Probleme geschildert hatte, wies ihn dieser innerhalb von 14 Tagen in eine Klinik ein. Es war so akut, dass es die erstbeste wurde, die frei war.

Irgendwann lag dann ein Brief der Anstalt in seinem Briefkasten. Er öffnete das schlichte weiße Schreiben. Es bestand aus mehreren Seiten. Eines davon klang so: »...bitten wir Sie, sich am blablabla … in der Kureinrichtung in Isny, Neutrauchburg einzufinden«. Es sollte sein erstes Heilverfahren werden. Er war sehr aufgeregt und wusste nicht, ob er sich freuen sollte, dass ihm die Ehre zu Teil kam, an einer Therapie in der Klapsmühle teilzunehmen oder er sich schämen sollte. Was denken wohl die Arbeitskollegen und die Freunde? Konnte er wieder normal werden. In diesen Tagen stellte sich Hans zum ersten Mal die ehrliche Frage: »Wer bin ich eigentlich?«. Noch einer, lacht! Ehrlich in der Hinsicht, dass er versuchen wollte, die Thematik ergeben zu beantworten. Mehr noch, er wollte den Stoff in diesem philosophischen Sinn, wie er von den sieben Weisen aus Griechenland gemeint war, lösen. Was Heraklit und die sieben Weisen hiermit zum Ausdruck bringen möchten, ist, dass es generell jedem Menschen gegeben ist zu erkennen, was der Zweck seines Daseins und seine Bestimmung ist. Der Einzelne hat per se den Verstand dazu. Es klingt leicht, dürfte aber bei vielen Personen zur Herkules-[16] oder sogar Sysiphos-[17] Aufgabe werden. Eventuell ist es sogar der Auftrag, der einem jedem mitgegeben wird. Und wird dieses Sujet nicht ausgeführt, wird der Einzelne krank oder kann sich nicht in seiner Gänze entfalten.

Hier möchte ich die neueren Ausführungen zu diesem Thema des Autors John Strelecky[18] in seinem Buch die *Big Five For Life* erwähnen. Zur Vertiefung Ihrer Bestimmung und als praktisches Beispiel, was in Ihrem Leben erlaubt ist, empfehle ich auch dessen weitere Bücher *Café am Rande der Welt* und *Wiedersehen im Café am Rande der Welt.* Ich konnte aus diesen Büchern viel Motivation, Zuspruch und Inspiration gewinnen. Natürlich ist es altes aufgewärmtes Essen, aber neu serviert. Generell ist in jedem das Wahre, Gute und Schöne angelegt, Sie müssen es nur finden.

Wie ging mein damals neuer Kumpel Hans an die Frage heran? Er war Anfang vierzig, unverheiratet, ein Frauenverächter – aber das streitet er immer ab –, leicht übergewichtig und Kriminalbe-

---

[16] Bez. einer schweren Aufgabe.

[17] Sisyphos eine Aufgabe die trotz größter Anstrengung nicht fertig wird.

[18] John Strelecky ist ein amerikanischer Autor und Erfinder des Konzeptes Big five for life.

amter wie ich. Hans war frustriert und etwas zornig über das Leben im Allgemeinen. Er hatte es so weit auf der Karriereleiter gebracht, dass er gerade in die Klapse ging. Eine reife Leistung, schimpfte er mit sich. Ein gewisser Sarkasmus machte sich in ihm breit. Noch lebte er ja und er war bereit, sich helfen zu lassen. Er hatte nichts zu verlieren. Von der Klippe konnte er jederzeit abspringen, wenn es keine Aussicht auf Besserung mehr gab. Also erstmal kämpfen.

Hans war froh, dass er noch freiwillig in die Therapieeinrichtung gehen konnte und nicht in einer weißen oder grauen Jacke des Designers Benjamin Rusch[19], also in einer sog. Zwangsjacke, verschnürt eingeliefert wurde. Wie oft hatte Hans selbst, in seinem Berufsalltag Personen getroffen, die einfach durch waren, fertig mit sich und dem Rest der Welt. Die waren in ihrem eigenen persönlichen Endspiel. Wie oft war er in Familien gewesen, wo nichts mehr vorwärts ging. Wo es seine Aufgabe war, die Situation zu entschärfen. Wie oft musste Hans hier bei der Ausübung seines Dienstes schon Menschen einweisen lassen. Häufig durfte er diese Fälle, diese kaputten Teile, dann auch noch bis zu einer geschlossenen Einrichtung begleiten. In Mannheim war das immer das ZI[20]. War dieser »Höllenkreis« voll oder kam aus anderen Gründen nicht in Frage wurden die Patienten nach Wiesloch gebracht. Wiesloch war im Vergleich mit dem ZI eine Megacity für »Bekloppte«. Ein aus dem Jenseits erschaffenes Inferno. Hier gab es Abteilungen, da sahen die Gebäude aus wie Hochsicherheitstrakte. Innen drin überall Panzerglas und Schleusen, wie bei Hannibal Lecter. Ähnlich war es auch im Superknast Hohenasperg. Hier befanden sich die Fakultäten in einer ehemaligen Burg aus dem Mittelalter. Auch in die nicht mehr ritterliche Burg musste er ab und zu. Es ging um

[19] Erfinder dieses Kleidungsstückes.

[20] Zentralinstitut für seelische Gesundheit, umgangssprachlich Zentralinstitut für seelische Graumsamkeit

einen Patienten, der von der Abteilung heraus Briefe an Behörden verschickte, in denen er Anschläge ankündigte. Er sollte damals eine Einschätzung, eine sogenannte Gefahrenanalyse zu diesem Psycho schreiben. Nach Rücksprache mit den Ärzten und dem Personal, das selbst sehr angeschlagen wirkte, kam Hans damals zu folgendem Ergebnis: Der Kranke ist hochgradig gefährlich für seine Umwelt. Er würde in Freiheit sofort versuchen, seine Gewaltfantasien in die Tat umzusetzen. Aus der Erinnerung raus sagte Hans, dass der Kandidat irgendeine Form von Schizophrenie mit manischen Episoden hatte. Er erinnere sich auch noch, wie außergewöhnlich das Verhalten des behandelnden Fachpersonals war. Man traf sich damals in einem Büro und saß um einen runden Tisch und er spürte deutlich die Ablehnung. Die Ärzte und Angestellten hatten aufgrund der jahrelangen Arbeit mit total Verrückten deren Verhalten angenommen. Es gibt dazu auch Untersuchungen, man wird, was man tut, und man ist, was man isst. Man nähert sich einfach an. Irgendwann sieht das Herrchen aus wie sein Hund. Lacht, umgekehrt hatte ich es noch nie!

Er fand die Atmosphäre total unangenehm, spooky und dachte sich insgeheim, dass nur die weiße Kleidung die Gruppen hier trennt. Ein Normalsterblicher könnte nie ohne die weißen Kittel erkennen, wer nun Patient oder Mediziner bzw. Pfleger war. Aufgrund seines damaligen Gutachtens erhielt die Person einen »Rucksack«. Im Allgemeinen bezeichnet dies einen Zustand, dass der Typ mit seinen Amokfantasien nicht auf freien Fuß gelangt.

Im dienstlichen Alltag wurde hier immer beim Transportieren von Kreaturen in die Irrenanstalt, der Terminus »verbracht« benutzt. Hans hat sich immer an diesem Sprachgebrauch gestört. Einzelne werden doch nicht von A nach B verbracht. Er fand, nur Leichen und Gegenstände werden verbracht. Er erinnerte sich an eine Frau Mitte oder Ende Fünfzig. Ein nobles Hotel in der Heidelberg-Altstadt rief damals die Polizei zu Hilfe. Sie hätten einen Gast, der die Rechnung nicht zahlen will. Er und sein Kollege haben diesen Fall dann übernommen. Die Dame war sehr chic und elegant gekleidet. Sie wirkte sehr wohlhabend und super gepflegt. Man merkte ihr nichts Pathologisches an. Ihr nonverbales Verhalten war total normal. Nur wenn sie den Mund aufmachte, verriet sie sich. Ihre Gedanken waren nicht sehr klar strukturiert. Ihre innere Ordnung dahin. Auf bestimmte Fragen konnte sie keine logischen Antworten geben. So zum Beispiel, wie sie gedachte, die Rechnung zu bezahlen. Oder warum sie von zu Hause abgehauen ist. Ihre Familie hatte sie nämlich schon als vermisst gemeldet. Als Hans und sein Streifenhörnchen dort ankamen und mit der Lady sprachen, wurde recht schnell klar, dass hier mit Vernunft nichts mehr zu holen war. Die Frau war ziemlich verwirrt. Die genaue Diagnose war ihm nicht mehr bekannt. Klare Standpunkte waren bei ihr nicht erkennbar. Bargeld zur Begleichung der Hotelrechnung hatte sie auch nicht. Das würde aber nicht das Problem darstellen. Die Familie war tatsächlich wohlhabend und würde mit Sicherheit die Hotelrechnung begleichen. Sie versuchten, der Dame klarzumachen, dass sie die Uniformierten zum ZI begleiten solle. Schlagartig war sie verbal erregt und zeigte deutlich, dass sie genau wisse, was dort mit ihr geschehen sollte. Es ist schon komisch, dachte er, das kriegt sie irgendwie mit. Sie spürt, da will ich nicht hin. Freiwillig wollte sie nicht in die geschlossene Einrichtung. Beide redeten sich den Mund fusselig. Holten schlussendlich noch einen Polizeiarzt mit dazu, der eine Einweisung befürwortete. Sie wollten die »Zicke« nicht mit Gewalt abführen und überlegten sich eine List. Schlussendlich gelang es beiden mit einer in der Klinik in Aussicht gestellten Belohnung in Form einer Dose Cola aus dem dortigen Getränkeautomaten. Das Frauenzimmer begleitete sie nun. Sie erhielt dort natürlich die Coke. Hans zahlte das aus eigener Tasche. Das war es ihm wert. Besser so ritterlich als mit Gewalt und einen Widerstand provozieren oder dass jemand verletzt wird und Gesichter zerkratzt sind. Natürlich hatte er sie damals angelogen. Ihr war nicht klar, dass sie aufgrund der süßen Limonade die Einrichtung nicht mehr verlassen würde. Sie wollte übrigens eine ganz normale eiskalte Cola mit viel ungesundem Zucker und Koffein.

Hans dachte nun, dass er jetzt selbst soweit ist. Er ist auch in solch einer Einrichtung gelandet. Er war deprimiert. »Warum?«, brüllte es ihm durch den Kopf. Muss er denn alles mitmachen, was es im Leben an Niederschlägen gibt? Ihm fällt hierzu die total bescheuerte Redewendung ein, was passieren kann, passiert. Beim Militär hatten sie das immer gesagt. Er fand es damals schon bescheuert. Aber es stimmt. Hans musste weinen, seine Augen wurden kleine Seen. Richtig losheulen konnte er nicht. Er versuchte sich einzureden, dass es noch schlimmer um ihn stehen könnte. Das Schicksal hatte zugeschlagen, aber noch lebte er irgendwie. Ihm fielen spontan dutzende von Sachverhalten ein. Viele davon hatte er im Dienst erlebt. Unweigerlich dachte er, ja, es geht noch krasser. Der Trost hierüber war aber nur von kurzer Dauer. Jeder Einzelne empfindet sein Schicksal als das, was ihn am stärksten berührt. Wir können nicht wirklich Balsam in dem Unglück anderer für unsere Situation finden. So sind wir halt gestrickt. Er wusste nicht, ob das auch wirklich stimmte.

Ich möchte kurz drei verschiedene Zustände einer Person beschreiben. Im Englischen würde ich sagen »Whats's your shape?« - Wie ist deine Form? Also zum Beispiel gut oder schlecht oder müde oder gestresst usw. Lange habe ich darüber nachgedacht, wie man mit einem einfachen Ansatz erklären kann, wie es zu psychischen Störungen kommt. Natürlich ohne detaillierte Diagnose oder Problem Behandlung das kommt noch. Wie entwickelt sich so ein Handicap über die Jahre und wie kann jeder für sich feststellen wo er sich gerade befindet. Dafür habe ich mir nachfolgendes visuelles Model ausgedacht.

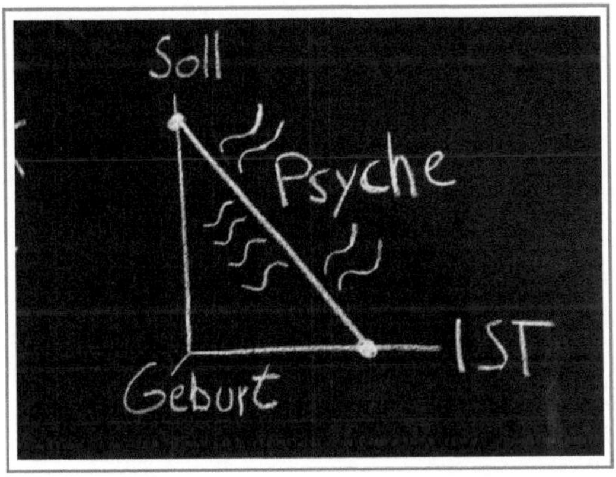

Unter Punkt A sehen wir einen eher gesunden Zustand. Die Person hat nur eine geringe Abweichung zwischen IST und SOLL, wobei IST für den tatsächlichen Zustand steht und SOLL für unseren Wunsch. Eine totale Übereinstimmung von IST und SOLL wäre bei einer sehr weisen Person denkbar. Zwischen IST und SOLL gibt es ein dehnbares Band, die Psyche, die versucht beides zusammen zu halten.

Wir sind vielleicht übergewichtig, wären aber gerne schlank. Oder wir sind faul und wären gerne ordentlich oder erfolgreich. Damit wir nicht zu sehr leiden, hilft uns die Psyche beim Verdrängen oder Ausblenden der Wahrheit. Hier im zweiten Bild ist die Psyche schon sehr gedehnt und steht unter Spannung. Die Abweichung zwischen Realität und Ziel ist eklatant. Die Psyche ächzt.

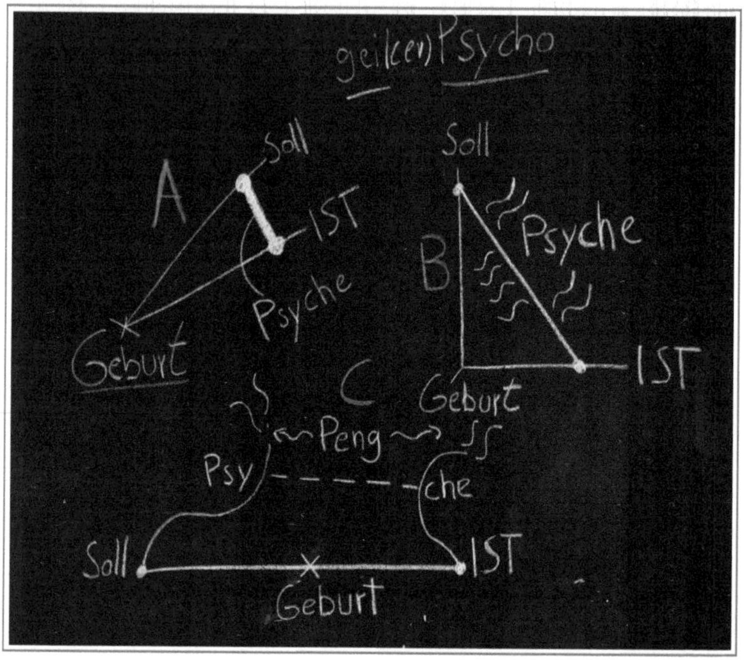

Am Schaubild C können wir erkennen, dass die Psyche überreizt wurde. Sie ist sinnbildlich gerissen. Sie konnte das Auseinanderdriften von IST und SOLL, also Realität und Wunsch nicht weiter halten. Hierunter fallen dann Personen wie ich, Hans und andere total Verrückte. Bei unserer Geburt sind wir noch gut mit allem verbunden.

Wie ich so schreibe, überkommt mich ein beklemmendes Gefühl. Ich fühle mich unwohl. Das passiert mir häufiger. In meinem Inneren entsteht so ein unguter Zustand, ein schlechtes Gewissen, obwohl es keinen äußeren Reiz dafür gibt. Das mit dem Gewissen ist auch so ein Thema für sich. Manche meinen, dass es die Stimme Gottes in uns ist, andere, dass es ein innerer Gerichtshof ist, der über allem steht, also eine sehr hohe Instanz. Schluss damit! Mein Blick schweift im Zimmer umher. Am Türrahmen hängen Postkarten, Kino-Billetts, Flyer und andere entwertete Eintrittskarten. Auf einer der Postkarten, es sind solche, die in Kneipen kostenlos aushängen, steht mit roter Schrift auf gelbem Grund der Ausdruck STRESS. Im nächsten Kapitel möchte ich hier kurz meine momentanen Gefühle wiedergeben. Liebe Leserin und lieber Leser, lassen Sie uns also Hans hier verlassen, wir kommen später wieder auf ihn zu sprechen.

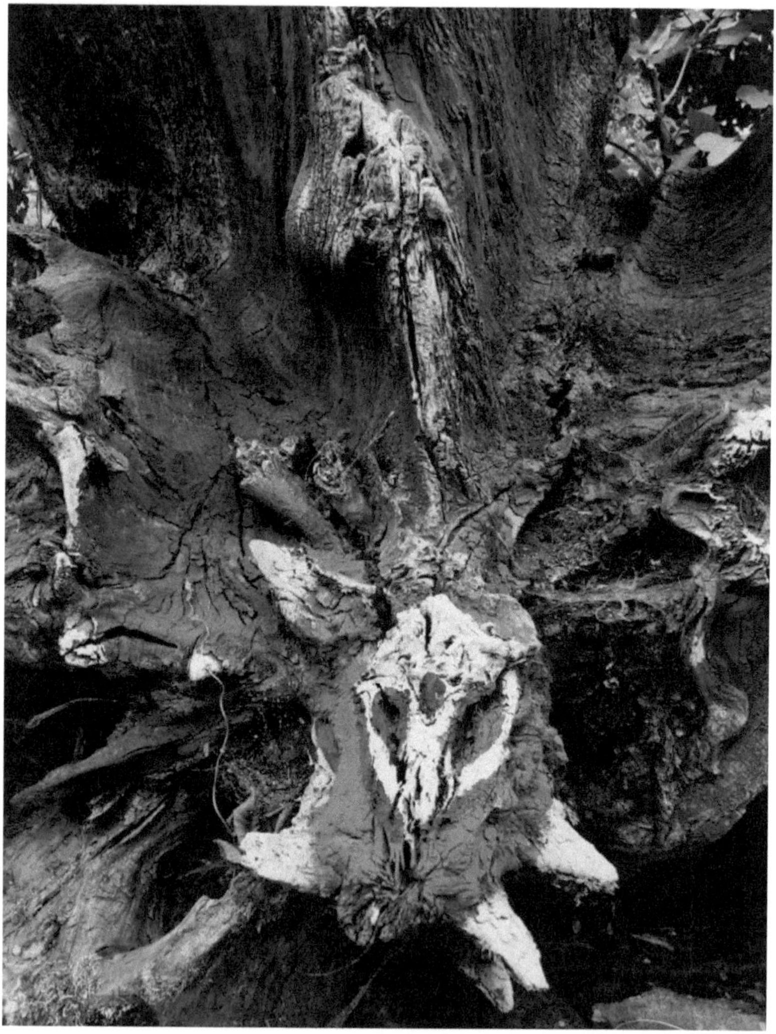

Hallo, – Pause – manchmal geht es mir gut. Es fühlt sich fast euphorisch an, dann fühle ich mich wieder total mies. In dieser aktuellen Sekunde beim Schreiben dieser Zeilen, geht es mir nicht so gut, deshalb passt das Kapitel hier gut hin. Mein Körper rebelliert. Es fühlt sich an wie ein Vulkan. Ich spüre einen unglaublichen Druck. Etwas in mir will raus. Es will explodieren. Ich mache schon seit über 30 Jahren Therapien. Meine psychotischen Phasen bewegen sich in großen Wellen. Mal geht es einige Wochen, Monate oder sogar Jahre gut, dann kommt wieder ein totaler Absturz. Aktuell befinde ich mich in der Phönix-aus-der-Asche-Situation. Kein Niedergang konnte mich bisher total verglühen. Es ist wie bei den Transformers[21]. Ich kenne die zwar nur aus der Kinowerbung, aber die meisten dort sind auch nicht kleinzukriegen und ständig verwandeln die sich.

Kennen Sie dieses großartige Gefühl, wenn sich das ganze Fleisch wie eine Violinseite anfühlt? Du fühlst diese enorme Anspannung, kannst nicht loslassen nicht abschalten. Die Gedanken drehen sich im Kreis. Du grübelst, was los ist. Du musst draufhauen. Du willst diese gewaltigen Kräfte loslassen, aber du hast Angst vor deren Zerstörungskraft. Irgendwo in deinem Kopf werden ständig neue beängstigende Ideen geboren. Es gelingt dir nicht auch nur im Entferntesten, irgendwie zu relaxen.

Ich weiß nicht so recht, warum, aber Anfang des Jahres gab es ein Wochenende, das war der blanke Horror für mich. Ich dachte, meine Hülle wird zerspringen. Das Blut rauschte durch meine Adern. Ich konnte es pulsieren und klopfen hören, zumindest hatte ich mir das eingebildet. Bei jedem Zipperlein mache ich mir manchmal gleich in die Hose, wie ein Hypochonder[22]. Früher, in Jugendjahren, war das anders. Diesmal dachte ich, das war's. Als Beispiel, jeder neue Leberfleck oder Mitesser versetzt mich in Todesangst. Wie gesagt, an diesem Wochenende ging es mir so schlecht. Mir taten die Knochen weh, die Muskeln und Gelenke schmerzten. Mein Tinitus war megalaut und das ein-

---

[21] Science Fiction Serie die aus Spielzeugfiguren 2007 entstand und weltweit ein riesiger Erfolg wurde.

[22] Grundlose Angst vor einer ernsthaften Erkrankung.

stimmende Orchester pfiff in meinem Kopf die schrillsten Töne. Von Links nach rechts gingen die grellen Salven und zurück. Wie ist das auszuhalten, wenn man seit Jahren ein Ohrgeräusch hat? Man versucht den Ton ins Unterbewusstsein zu legen. Das klappt mal gut und mal weniger. Auch meine mentale Stimmung an diesem Wochenende war total hoffnungslos. Ich sah keine Zukunft mehr für mich. Klingt irgendwie nach Depression?

Mein linker Arm schmerzte am meisten. Meine Adern traten an manchen Stellen an meinem Leib hervor. Jetzt muss ich hier kurz anführen, dass ich mich seit Jahren nicht mehr, un détail, nackt im Spiegel betrachtet habe. Es ist mir nicht möglich, bestimmte Körperzonen von mir zu sichten. Ich bekam dann noch Schmerzen in der Herzgegend und war wirklich kurz davor umzufallen. Nach einer Dusche packte ich ein kleines Reiseset und begab mich in die Notaufnahme des örtlichen Krankenhauses. Mein Auto stellte ich irgendwo auf dem Klinikgelände verbotswidrig ab. Aus meiner beruflichen Zeit war mir bekannt, wo man gut und sicher vor einer Abschleppung durch die Stadtguerilla parken konnte. Unser heutiges städtisches Universitätsklinikum in Mannheim ist ein 1730 vom damaligen Kurfürst Karl Theodor für die ärmsten gestiftetes Krankenhaus. Der alte Bereich ist sehr schön. Auch die Lage direkt am Fluss ist Romantik pur. Durch das schmiedeeiserne Pariser Tor gelangt man zum Haupteingang eines aus regionalen Sandsteinen errichteten Jugendstilgebäudes. Im Krankenhaus sprach ich eine der freiwilligen Lotsinnen an. Sie sagte und zeigte mir gestikulierend den Weg zur Notaufnahme. Sie meinte, ich solle viel Wartezeit mitbringen. Es wäre Wochenende und die Aufnahme ziemlich überfüllt.

Trotz ihrer guten Beschreibung konnte ich den richtigen Weg nicht sofort finden und musste ein paar Mal nachfragen. Ich war einfach zu erregt. Hinzu kommt auch, dass ich permanent überlastet bin und meine Konzentration auch meistens wie bei einem Kindergartenkind ist. Nach einigen Kilometern, in denen ich durch die Flure schlurkste, kam ich endlich an der Rezeption an. Ich wartete in der Reihe, um dann nach einiger Zeit mein Anliegen am Schalter mit der Aufschrift Anmeldung vorzubringen. Datenschutz Fehlanzeige, überall drängten sich die Leute. Die Dame bei der Registrierung wirkte ebenfalls total gestresst. Sie erklärte mir, ich wäre hier falsch. Einige Meter den Korridor weiter wäre noch ein Empfangsraum für meinen speziellen Fall.

Aha, dachte ich. Der Gang war rappelvoll mit Patienten. Manche krümmten sich vor Schmerzen. Eine ältere südländisch aussehende Frau mit schwarzem Hidschab hielt sich permanent eines ihrer Knie. Ihr Gesicht verriet starke Qualen. Ich konnte nicht erkennen, was sie genau plagte. Sie tat mir nur leid und ich wünschte ihr, es würde aufhören. Bei all den Menschen kam ich mir vor wie auf einem Schlachtfeld. Ich hatte das Gefühl, die Nerven zu verlieren. Mir ging das alles zu sehr an die Nieren. Die vielen Leute, das Leid und der Tod. Ein Mann wurde in den Gang gestellt. Er lag auf einem dieser metallenen rollfähigen Krankenhausbetten. Er war schon älter. Sein Aussehen verriet sein nahes Ende. Es war würdelos, wie das ganze System. Damned!

Mein Therapeut, ich bezeichne ihn ab jetzt als Dr. Sokrates, meinte neulich zu mir, ich hätte zu wenige Filter. Ich wäre zu sensitiv. Er wollte wohl das Wort sensibel nicht gebrauchen. Bin ich ein Sensibelchen? Dr. Sokrates ist sehr schlau, obwohl oder gerade weil er noch sehr jung ist. Seine Praxis ist in einem runtergekommen Stadtteil. Bei ihm gibt es immer eine Tasse Kräutertee zu jeder Sitzung. Sein Office besteht aus zwei großen Räumen, einem Klo und einer kleinen Küche. Sehr wahrscheinlich war das mal ein Laden. Dazu passt auch die große Fensterfront. Sein Einrichtungsstil ist zweckmäßig und praktisch. Alles wirkt eher wie ein Atelier.

Jetzt wurde ein sehr sehr alter und bereits verstorbener Herr über den Flur geschoben. Ich lehnte mich an einer freien Stelle an die Wand, denn ich konnte nicht mehr klar denken. Ich wollte alles zugleich, mich übergeben, sterben, schreien usw. Meinen Blick senkte ich nach unten. Ich sah mir den Bodenbelag aus Linoleum an. Bin mir nicht im Klaren, ob ich das designtechnisch mochte oder nicht. Sehr praktisch ist es wohl allemal und typisch für solche Einrichtungen. Mir schoss durch den Kopf, dass das Krankenhaus ja am Neckar liegt. Ich könnte einfach von einer der Brücken springen. Es war Februar und einigermaßen kalt. Das hatte ich schon mal getan. Wie ich so über mein Ende spekuliere, erinnere ich mich an meine beiden Töchter. Sie waren noch so jung und brav. Es sind so anständige und tolle Mädchen. Ich bin wirklich einer ihrer größten Fans. Dieser Gedanke, die Erinnerung an sie, gab mir neuen Mut und Kraft. Ich wollte für sie weiterleben. Egal, wie, sagte ich mir, du musst durchhalten, ein Vorbild sein. Ich will noch so manches mit ihnen erleben. Will sie erziehen. Ich will ihnen helfen und mit Rat und Tat zur Seite stehen. Das beruhigte mich zwar nicht groß, aber ich hatte einen Plan. Du tust das hier alles für deine Kinder, sagte ich mir nun mantramäßig innerlich vor. Über positive Glaubenssätze, ich nenne das auch das Wiederholen von positiven heilenden Silben, erzähle ich später noch mehr. Mir hilft das wirklich sehr. Ich schaute mich jetzt um und suchte die andere sch… Anmeldung. Den Flur entlang und wieder zurück. Irgendwo zeigte sich eine Öffnung in der Wand. Es war eine Tür. Sie stand offen und dahinter ein Zimmer, ein Bürotisch und eine Pflegefachkraft. Direkt davor stand ich, gleich neben der armen Frau mit dem schlimmen Knie war der Eingang gewesen. Keine Warteschlange davor. Ich ging hinein und sagte der Krankenschwester, dass ich glaube, einen Herzinfarkt oder eine Thrombose am linken Arm zu haben. Ich konnte sofort nach der Erledigung der Formalitäten zu einer Ärztin gehen.

Die Internistin wirkte jung. Ich schätze sie auf Anfang 40. Sie war schlank. Hörte sich meine Geschichte aufmerksam an. Hier wirkte alles etwas ruhiger und entspannter. Ich durfte mich entkleiden. Sie untersuchte mich, drückte hier rum und da, dann hörte sie mein Herz ab. Ich zeigte ihr meine Adern, die sich verändert hatten, und sagte ihr dass ich das Blut in meinen Venen rauschen höre. Sie schmunzelte etwas und meinte, ich wäre gesund. Ich hätte nichts von dem, was ich glaube zu spüren oder zu erkennen.

Beschämt und erleichtert zugleich war ich. Bedankte mich und sah zu, dass ich schnell wegkam. Ich wollte Land gewinnen. Raus aus dem Inferno der Krankheiten. Ich war konsterniert. Was war das nun? Was spüre ich. Kann ich mich noch auf meine Sinne verlassen. Ich spürte Dankbarkeit und ein Gefühl von Euphorie. Es ging mir schlagartig besser. Dem Braten traute ich aber nicht. Meine fast 80jährige, sehr gesunde Mutter die zu Hause auf Informationen wartete, war ebenfalls beruhigt. Sie sagte das zwar nicht so direkt, aber ich konnte es trotzdem deutlich spüren. Sie ist ein Kriegskind und vom alten Schlag und offene Gefühle sind ihr ein fremdes Wesen. Ich war so skeptisch.

Deshalb ging ich am nächsten Werktag noch zu meinem Hausarzt. Sein Name ist Dr. Sorgsam. Er ist ein sehr, sehr netter und verständiger Mediziner. Er hört zu, nimmt sich auch mal viel Zeit und hat immer einen guten Ratschlag parat. Seine Praxis hat er in einer Doppelhaushalte in Waldnähe, die andere Haushälfte bewohnt er mit seiner Frau. Mittlerweile hat er aber ein neues Anwesen gebaut und beide Hälften sind nun Praxisräume. Er hat ein sehr gutes Team. Alle Leute dort sind meistens freundlich und arbeiten schon immer dort, soweit ich das beurteilen kann. Es herrscht keine Fluktuation. Ich werte so etwas immer als gutes Zeichen. Durch den Wohnzimmercharakter hat die Arztstube etwas Heimeliches und durch ein bestimmtes Fenster kann man Eichhörnchen sehen, wie sie sich Nüsse von einem Teller nehmen. Das Objekt liegt fast direkt am Käfertaler Wald. Als ich dort war, kam eines dieser tief dunklen, fast schwarzen Tiere. Es hatte nicht dieses rötliche Fuchsfell. Eichhörnchen habe ich immer sehr gemocht. Sie sind fleißige Kerlchen und vergraben jede

Menge Eicheln. Leider finden sie etwa 75 Prozent der vergrabenen Sachen nicht mehr. Klingt, als wären sie nicht sonderlich sorgsam. Aber zu ihrer Ehrenrettung führe ich an, dass sie auch nichts zu schreiben haben, geschweige denn modernes GPS nutzen. Außerdem produziert ein Eichenbaum ca. eine Million Eicheln in seinem Leben. Ich glaube, davon wird nicht mal eine einzige Eichel ein neuer Eichenbaum. Eine katastrophale Bilanz. Und die Eichhörnchen tun wahrscheinlich genau das, was die Natur für sie vorgesehen hat. Diese Eichhörnchen dort leben in Würde.

Ich kann es abkürzen, auch Dr. Sorgsam konnte nichts feststellen. Er machte sich sogar noch etwas mehr lustig. Die Leute lachen manchmal über mich. Ich spüre das. Es scheint etwas witziges in meiner Verrücktheit zu sein. Bei dem Film *Einer flog über das Kuckucksnest*[23] wird auch viel gewitzelt. Es handelt sich um eine Horde Irrer in einer Anstalt, deren Lebensalltag schlagartig umgekrempelt wird. Die Medikamente, »blaue Pille und rote Pille«, werden abgesetzt und dafür gibt es viel spontane Freude. Sehr sehenswert.

Mein guter Doc Herr Sorgsam machte ein Blutbild und eine große Untersuchung. Im Ergebnis war alles bestens, besser sogar als die Jahre davor. Ich schrieb das meiner neuerlichen Ernährungsweise zu. Kurzzeitfasten, kein Zucker, kein Weizen und viel Bewegung. Aber ich hatte ja diese Symptome. So what? Nachdem ich bei meinem Internisten Dr. Sorgsam raus war und dieser mir ebenfalls versicherte, ich wäre sehr gesund und muskulös, wurde mir klar, ich habe ein neues altes Problem. Meine Symptome verbesserten sich nochmals, sofort nachdem ich die kleine Praxis verließ. Ich sah ein, dass ich extremst angespannt war und etwas ändern musste. Ich war wieder an einem Tiefpunkt angelangt. Auch Dr. Sorgsam meinte, ich solle versuchen

---

[23] Dramatischer Film über eine Irrenanstalt mit Jack Nicholson aus dem Jahr 1975.

zu entspannen. Ich verstand zum ersten Mal, dass Stress die gleichen Auswirkungen wie echte Krankheiten oder sogar echte auslösen kann. Auf alle Fälle kann er dich dein würdevolles Leben und deine Gesundheit kosten. Ich musste also endlich etwas ändern. Ich hatte Furcht. Es konnte doch in meinem Leben nicht ewig so weitergehen mit dieser Wellenbewegung. Irgendwann schaffe ich es vielleicht doch nicht mehr, wieder aufzutauchen. Ich wollte doch kein Hasardeur sein. Was wird aus meinen Ladies?

Gerade fällt mein Blick auf ein altes Handy von Huyndai im Scheckkartenformat. Das Teil ist mindestens 10 Jahre alt, damals ein Design-Klassiker und war ein Geschenk von Hans. Wir waren zusammen auf dem Krempelmarkt in Mannheim und verkauften allerhand Trödel und nutzlosen Plunder. Auf diesen Flohmarkt ging ich schon als kleines Kind. Meine Eltern haben mich zum Trödeln gebracht. Damals war der Markt etwas total neues. Er fand da auch noch in den Arkaden und auf dem Parkplatz des Nationaltheaters statt. Es wurden in der Anfangszeit, sogar Schusswaffen dort angeboten. Und ich verkaufte Pepsi und Schwip-Schwap in Dosen und großen Gebinden, die ich zuvor bei Aldi einkaufte. Heute ist der Flohmarkt, offiziell heißt er »Krempelmarkt«, auf dem »Neuen Messplatz«. Das ist ein riesiger weitläufiger Platz im berüchtigten Stadtteil Mannheim Neckarstadt. Ein Brennpunkt-Bezirk. Hier wollen nur die ganz hartgesottenen ihren Polizeidienst verrichten. Ich hatte nie Bock auf die Neckarstadt. Das war mir ehrlich gesagt zu heavy, was dort abging, wobei ich später in der Rauschgiftabteilung landete, und das war auch total shocking. Die Grenzen sind damals total verschwommen. Es fühlte sich wie ein surrealer Trip an. Wie in dem Buch *Stadt der Teufel*[24]. Die Handlung ist schnell erzählt. New Yorker Cops begleichen eigene Rechnungen und halten

[24] 1997 von James Ellroy veröffentlichter Kriminalroman.

sich nicht an das Gesetz. Das ganze gerät dann ziemlich außer Kontrolle und zum Schluss hat fast keiner mehr eine weiße Weste. Ganz so krass war das natürlich nicht bei uns. Lacht!

Ich liebe Tändelmärkte und das ganze trödelige und alte Zeugs. Einlass zum Aufbau ist in der Neckarstadt auf dem Messplatz, immer um 5 Uhr morgens. Manche stehen aber schon tags zuvor dort um einen der beliebten Standplätze zu ergattern. Mir reicht kurz vor 5 Uhr. Ich bin erstaunt, wenn manche erst um 8 Uhr oder noch später kommen. Trotzdem findet jeder noch irgendwo ein Plätzchen. Aber die guten sind dann natürlich schon weg. Morgens in der Dunkelheit laufen schon die ersten Schatzjäger mit Stirnlampe oder Taschenlampe umher. Hier muss man verdammt aufpassen, nicht beklaut zu werden. Mein Sternchen baute morgens im Dunkeln einmal eine Schmuckschatulle auf. Bei anbrechender Dämmerung bemerkten wir, dass alles, was aus Gold und Silber war, gestohlen wurde. Sie war darüber sehr traurig und noch viel mehr verärgert. Ich fand es eher belustigend. Wie bei dem Märchen der Gebrüder Grimm, *Hans im Glück*. Hans dient sieben Jahre und erhält dafür einen großen Klumpen Gold. Damit macht er sich auf den Heimweg. Am Ende kommt er mit leeren Händen an. Mit Sicherheit brauchten die Leute das Zeugs dringender als wir. Sternchen war über meine Sicht nicht erfreut. Ich sagte, wir hatten uns doch eh schon davon getrennt, zumindest gedanklich. Wir wollten das Geschmeide loswerden. So kam es auch, nur anders, als wir es uns vorstellten. Statt Moneten bekamen wir eine Lehrstunde. Ich sehe es auch heute noch als gute Tat und Spende an. Das hilft mir, keinen Groll zu hegen. Was die Diebe taten, war nicht fair, aber ich habe ihnen verziehen. Den Rest soll der liebe Gott richten. Wenn sie bei mir persönlich um Vergebung bitten würden, wäre ich dabei. Aber das ist ja nicht möglich. Lacht! Es war auf alle Fälle eine lehrreiche Erfahrung.

Ich kann mich noch an die dunklen Typen mit ihren Lampen erinnern. Mein Sternchen baute den Stand auf und ich schaffte die Kisten ran. Wir waren beide sehr naiv und hätten es besser wissen sollen. Es waren mit Sicherheit keine Millionäre darunter und deshalb sollen sie mit dem geklauten Zeugs glücklich werden. Seit einiger Zeit ging mein neuer Kumpel Hans auch mit auf die Märkte. Er war nur leider schwer dazu zu bewegen, so früh aufzustehen. Auch hat er den längsten Anfahrtsweg. Meistens baute ich deshalb schon mal die Tische auf. Hans kommt dann erst so gegen 7:00 Uhr. Grundsätzlich bauen wir maximal so drei Tapeziertische auf. Wir haben zwei alte hölzerne, schon etwas zerlumpte und einen neueren aus Aluminium. Den Metalltisch nehmen immer die Kids. Unseren Stand stellen wir auch immer im gleichen Bereich auf. Es gibt auf dem Flohmarkt ein paar breitere Gänge und viele schmalere. Wir bauen uns, soweit möglich, an einer Gabelung auf. Ein Tisch steht am breiten Weg, die anderen links und rechts daneben. Es sieht also wie ein U aus. So sind wir überall präsent.

In den breiten Straßen strömen große Menschenmassen vorbei. In den engen geht es langsamer zu. Die Leute schauen mehr. Der »Neue Messplatz« ist in Wirklichkeit nicht mehr so neu und der »Alte Messplatz« wurde vor kurzem zum Stadtjubiläum neu gemacht und ist nun viel schöner als der »Neue«. Das ist komisch. Der Neue ältere ist ein riesiger schwarz geteerter offener Platz. Selbst an Flohmarkttagen, wo wirklich unglaublich viele Leute kommen, ist noch genügend freier Raum vorhanden. Nur mit den Parkplätzen wird es gegen Mittag eng. Da wird schon ziemlich chaotisch geparkt bzw. gefahren und es gibt auch die üblichen Wutanfälle und Schreiereien. Einmal hatte einer beim Rangieren einen Tapeziertisch umgefahren. Das gab großen Ärger mit der Inhaberin. Dafür, dass er sich noch einen Kratzer in seinen Vito gemacht hatte, blieb der ältere Fahrer sehr ruhig. Die haben das dann irgendwie mit Barem geregelt.

Es ist sehr interessant, die Leute auf dem Markt zu beobachten. Der Krempelmarkt an und für sich ist riesig. Ich kenne keinen größeren in der Nähe. Wenn die Sonne scheint, dann kocht der

Platz. Es ist ohne Sonnenschutz nicht zum Aushalten. Wir nehmen immer einen alten Sonnenschirm mit. Auch haben wir mit den Jahren festgestellt, dass wir die besten Umsätze machen, wenn der Trödelmarkt in der kalten Jahreszeit und Anfang des Monats stattfindet. Da haben die Neckarstädtler noch Geld und in der kalten Jahreszeit sind weniger Verkäufer da. Und weniger Konkurrenz bedeutet mehr Umsatz und Profit. Hauptsächlich gehen wir aber zum Spaß hin. Ich habe mir angewöhnt, meine Einnahmen noch am gleichen Tag in einem Restaurant zu lassen. Wir gehen also immer Essen vom Gewinn. Der Trödel, der einem die Wohnung versperrt und das Leben einengt, ist weg und wir haben Kröten für eine warme Mahlzeit.

Auf einem der Flohmärkte jedenfalls packte Hans also dieses alte museumsreife Hyundai-Mini-Handy aus. Es hat so die Größe einer Zahlungskarte und funktionierte noch einwandfrei. Natürlich besitzt es ein Monochrom-Display. Ich war sofort verliebt. Da hat er es mir geschenkt. Hans ist immer sehr großzügig. Ich hatte mich sehr gefreut und wollte es tatsächlich nutzen, aber die heutigen Sim-Karten gehen da nicht mehr rein. Der Krempelmarkt findet schon seit vielen Jahrzehnten immer auf diesem großen Platz statt, auf dem auch ab und zu eine Kirmes abgehalten wird. Es ist eine bunte Mischung aus Paradiesvögeln, Abnehmern, Neppern, Verkäufern, Bauernfängern, gierigen verrückten Schnäppchenjägern, Tätowierten und Philosophen. Ich gehe schon seit Jahrzehnten auf Flohmärkte. Es hat meiner Meinung nach nur Vorteile. Der alte Kram kommt unter die Leute, ich liebe die Atmosphäre und es gibt viel zu lernen im Kontakt mit den Besuchern und Bürgern der Stadt. An diesem Tag machten wir sehr gute Umsätze, denn Hans trennte sich von seiner Autosammlung. Also so Matchbox-Modellautos. Am Tag davor, als ich alles zusammen mit meiner ältesten Tochter in meiner Werkstatt richtete, machte ich noch ein letztes Foto von so vielen kleinen bunten und schönen Autos. Wir waren beide ganz wehmütig. Ich hatte nie so viele als Kind besessen. Aber als langjährige praktizierende Minimalisten können wir gut loslassen. Es waren ja auch nicht unsere, sondern sie gehörten dem Hans und wir machten wirklich einen sehr guten Schnitt an diesem Tag. Wobei man die Stunden der Vorbereitung und des Abbaus nicht rechnen darf, sonst ist der Stundenlohn sehr gering. Für uns ist es einfach eine Einstellung. Es macht uns irgendwie große Freude und für mich ist es eines der wenigen Dinge in meinem Leben, wo ich etwas darin aufgehen kann. Alles fließt an solchen Tagen.

Der berühmte Hirnforscher Gerald Hüther[25] sagte einmal in einem seiner Vorträge auf YouTube, jeder sollte mind. einen Freak als Freund haben. Aus diesem Grund wurde Hans mein spinnerter Kumpel. Nicht, dass ich nicht viele Psychos kenne, aber unter meinen Psychobekanntschaften ist er der größte und witzigste Irre. Ich möchte deshalb im nächsten Kapitel mit seiner Story weitermachen.

---

[25] Bekannter Neurobiologe und Autor zahlreicher Bücher zum Thema lernen.

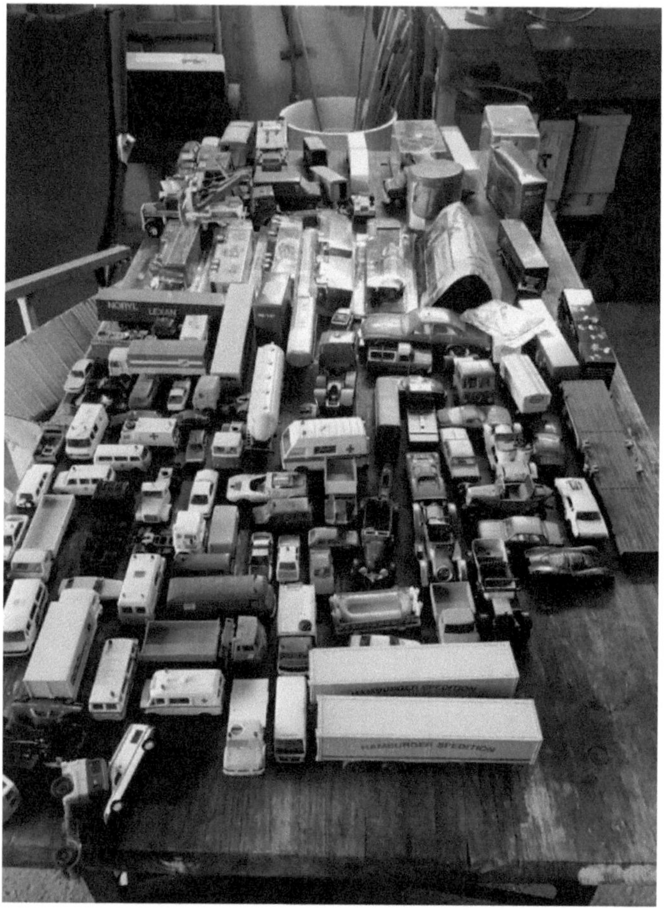

Zur Erinnerung, Hans war zu Beginn unserer Begegnung in der Klapse gelandet. Also, er war noch nicht wirklich dort vor Ort, aber er hatte schon mal die briefliche Bestätigung der Klinik aus Isny erhalten. Er konnte sich nur schwer mit dem Gedanken und Makel abfinden, dass er nun ein Psycho ist. Aber irgendwann bekundete er, ganz frei nach Seneca[26] dem Jüngeren, was du nicht ändern kannst, solltest du akzeptieren. Alles andere wäre töricht und Zeitverschwendung. Eine typische stoische[27] Haltung. Man könnte auch kritisch sagen das ist faul. Lacht!

Hans war zum damaligen Zeitpunkt starker Raucher. Eigentlich war er Kettenraucher. Da das sehr teuer ist, qualmt er billige Zigaretten, solche zum selber stopfen. Da ist der Raucher auch noch in seiner rauchfreien Zeit beschäftigt. Er hatte früher viel Sport gemacht, aber mit den Jahren damit aufgehört. Er ist sogar mal mit dem Rennrad um den Bodensee geradelt. Das war aber lange her. Der Bauch war nicht nur vom Bier gewachsen. Schlechtes Essen, dienstlich saß er die meiste Zeit, und der Bewegungsmangel taten ihr Übriges dazu. Außerdem »fraß« er eigentlich nur Fleisch, kein Gemüse und kein Obst. Er war wie eine fleischfressende Pflanze. Wenn wir zusammen in ein Restaurant gingen, bekam ich immer seinen Salat und sein Gemüse. Die Pommes schaffte er nie ganz. Auch hatte er so etwas ganz Männliches, übertrieben Machohaftes und sein Lebensstil musste eigentlich nach allem dafürhalten in einer Krise enden, die ihren Höhepunkt u.a. in einem verkürzten Leben widerspiegelt. Eigentlich so ähnlich wie bei John Steinbeck[28]. Dieser hörte auch mit Absicht nicht auf gute Ratschläge und schon gar nicht auf seinen Arzt. Im Gegenteil er beschleunigte sein Ende selbst mit vollem Bewusstsein und Einsatz. Hierüber hat Steinbeck sogar den Roman »Reise mit Charley« geschrieben

[26] Es gibt auch einen Älteren. Hier gemeint ist aber Lucius Annaeus Seneca geb.im Jahre 1 n.Chr.

[27] Gegründet wurde die Stoa von dem Griechen und Philosoph Zenon. Im wesentlichen geht es darum sein Schicksal zu ertragen und nach Weisheit zu streben.

[28] Total geiler amerikanischer Author und Kritiker des dortigen Systems.

Hans war hier ähnlich. Zur Bewegung konnte ich ihn nicht regelmäßig ermuntern. Bei jeder Radtour musste ich auf ihn Rücksicht nehmen, denn er keuchte den kleinsten Hügel hoch und ging es einmal länger geradeaus, dann kam er auch ins Schwitzen und konnte nicht richtig folgen. Trotzdem war er von seinen Qualitäten als sportlicher Typ überzeugt. Nach kurzer Zeit, in der ich versuchte, rational mit ihm über dieses Thema zu reden, hörte ich auf und lobte ihn stattdessen wegen seiner unglaublichen Fähigkeiten als Sportler und Womanizer. Realität und Wirklichkeit entfernten sich bei ihm mit diametraler Lichtgeschwindigkeit. Aber zu seiner Ehrenrettung muss ich sagen, dass er aber auch überhaupt nichts Gemeines an sich hatte. Er war genügsam mit vielem. Wenig Sex, keine Partnerin, schlechte Nahrung, kein erkennbarer Stil, flache Bildung und keine tief gehenden Hobbys, um nur einige Eigenschaften zu erwähnen. Im vorhergehenden Kapitel erklärte ich anhand der Kreidetafel meiner Tochter den Zusammenhang von SOLL und IST. Man könnte auch sagen, das SOLL ist unser Ziel. So würden wir gerne sein. Das wollen wir erreichen. Sehr häufig wird man sich die Ziele zu hoch ansetzen. Das ist erst einmal nicht weiter tragisch. Wichtig ist, Zwischenstopps zu erreichen, wegen der Motivation und das SOLL darf nicht zum MUSS werden. Sonst befinden Sie sich im schönsten Perfektionismus. Das hatte ich auch schon durchgemacht und es führt dazu, dass Sie mit nichts mehr zufrieden sind. Im Umkehrschluss machen Sie sich fertig, denn wir sind alle nicht optimal zusammengesetzt.

Also, Hans hatte diese Probleme nie. Seine Absichten sind mini. Ich möchte nochmal betonen, dass ich ihn gut leiden kann und hier nicht abwerten möchte. Zwischen ihm und mir herrscht Augenhöhe. Bei ihm klafft aber auch dieser Canyon. Wie nimmt er sich wahr und wie ist die Realität, also das IST? Übertrieben formuliert ist Hans der Überzeugung, er wäre James Bond, in

Wirklichkeit ist er eher der Party-Schreck[29]. Zwischen IST und SOLL befinden sich Welten. Auch die besten Argumente von mir erkennt er nicht an. Er ist der Prototyp eines Anti-Sportlers geworden. Hans ist aber der vollen Überzeugung, dass er hier top ist. Dass er schon bei kleinsten Kraftaufwendungen abkackt, ignoriert er. Er könnte noch nicht mal zwei Wasserkästen die Treppe hochtragen. Man könnte noch das Äußere ins Feld führen, aber das geht zu weit. Seine arme Psyche muss das aushalten. Wie ein Staubecken oder Staudamm, aber irgendwann ist Schluss, bei jedem. Dann macht es Peng und du hast ein richtiges Problem oder die anderen mit dir. Da läuft die Brühe über. Lacht!

Hans erzählte, dass einige Tage nach dem ersten recht kurzen Brief der Therapieeinrichtung noch ein zweiter ankam. An diesem Tag kam er so gegen 17 Uhr mit seinem E-Bike von der Arbeit nach Hause. Hans fährt ein älteres silbernes KTM-Treckingrad mit elektrischer Unterstützung. Zur Arbeit braucht er so etwa drei Kilometer. Es geht immer am schönen Neckar entlang. Eigentlich ist ihm der Rahmen etwas zu klein. Er mag das Rad aber trotzdem, nicht zuletzt weil es seinem verstorbenen Vater gehörte. Der Papa von ihm fuhr gerne Fahrrad. Leider nimmt er meistens seinen Roller, das Auto oder Motorrad. Der Vater hatte aber aufgrund seines Jobs nur wenig Gelegenheit zum Radeln gehabt. Den Drahtesel hatte er sich kurz vor seinem Tod gekauft. Dieser kam irgendwann auf ganz leisen Sohlen angeschlichen. Er starb ganz plötzlich am Frühstückstisch an Herzversagen. Es war Pfingstmontag. Vorerkrankungen waren nicht bekannt. Angeblich soll es eine verschleppte Grippe gewesen sein. Da Hans, wie auch ich, bei der Polizei arbeiten und wissen, was bei einer Autopsie mit dem leblosen Körper angestellt wird, verzichtete die Familie damals auf eine.

[29] Total witziger Film mit Peter Sellers, der eine Hollywood-Party ins Chaos stürzt, weil er einfach ein großer Tollpatsch ist.

Hans stellte also seines Stammvaters Rad in die Garage. Im Briefkasten war das besagte Schriftstück. Wie so oft in letzter Zeit holte er den Brief heraus, konnte ihn aber nicht öffnen geschweige denn lesen. Es passierte ihm häufig, eigentlich war es ein Dauerzustand geworden, dass er bestimmte Sachen ignorierte. Es war wie eine Blockade. War so irgendeine Schutzfunktion. Wenn die Psyche überfordert ist, macht sie zu. Also so ein Neandertaler-Programm, das dann im Kopf abläuft.

Hans zog erstmal seine Radbekleidung aus. Das Kuvert konnte warten. Es hatte geregnet an diesem Tag und er hatte die Regensachen unter einer Brücke angezogen. Um solch unliebsame Post zu öffnen, hatte er sich ein Ritual zurechtgebastelt. Er ließ den Gedanken, ich öffne den Brief, entstehen. Stellte sich konkret vor, wie er zu einem ferneren Zeitpunkt das Papierkuvert öffnet. Wann genau der Punkt gekommen sein wird, also näher oder ferner, das konnte er nicht sagen. Er wusste nur, dass es noch 100 oder 1000 Wiederholungen dieses Glaubenssatzes dauern konnte, ehe der Moment kam, indem das Schreiben geöffnet wird. Das ist nicht gleichzusetzen mit dem Lesen des Inhaltes. Es war durchaus möglich, dass es hier noch eines weiteren Mantras bedurfte. Lacht! Es kam auch schon vor, dass er jemandem darum bat, seine Post zu lesen und ihm den Inhalt mitzuteilen. Diese Person seines Vertrauens durfte aber schlechten Content nicht 1:1 weitergeben. Sie musste es umschreiben. Das klingt alles total »insaned[30]«. Hans stellte sich auch vor, was wohl der Inhalt des Briefes ist. Was war die Botschaft. Dieser Prozess dauerte bei ihm manchmal wirklich einige Tage, Wochen oder Monate. Es gab auch Kuverts, die wurden nie geöffnet. Irgendwann aus dem Nichts kommt dann ein Tag, an dem es plötzlich gelingt, alle Schreiben oder zumindest einen Großteil zu öffnen. Schlimm ist, wenn gleich der erste zu öffnende Brief schlechte Nachrichten enthielt. Dann konnte das ganze Prozede-

[30] geisteskrank

re von der inneren Stimme gestoppt werden. Sodass schlimmstenfalls wieder Wochen vergingen, bis es an der gleichen Stelle weiterging. In der Regel half aber die Sache mit den Mantras recht gut. Ein Mantra konnte aus einem Satz bestehen oder auch nur aus einem Wort. Es ging darum, durch das ständige Wiederholen tatsächlich eine gebotene Handlung ausführen zu können.

Als ich zum ersten Mal davon hörte, dachte ich »ziemlich verrückt, aber irgendwie schlau«. Ich habe mir übrigens auch angewöhnt mit Mantras und positiven Glaubenssätzen und Wiederholungen meine Synapsen[31] im Gehirn zu beeinflussen. Es wirkt!

An diesem Tag siegte jedoch die Neugier bei Hans. Gegen Abend und nach einigen Gläsern spanischem Tempranillo öffnete er den Brief. Dort stand: »... stationäre medizinische Rehabilitation, Bearbeitungsnummer 4711 ... kommen Sie am ... um ... zur Klinik Alpenblick ... etc.« Am Ende wünschten sie ihm eine angenehme Reise. Dieser Text klang schon etwas freundlicher, aber immer noch sehr nüchtern. Er dachte, was wollen die, ich bin am Ende und glaube nicht, dass mir überhaupt noch jemand helfen kann. Trotzdem wollte er hingehen. Klammerte sich an jeden Strohhalm. Er fühlte sich leer. So ausgeleert, wie man nur sein kein. »Flasche leer!« Vielleicht so ähnlich wie nach einer großen sportlichen Leistung, nach der man K.O. auf den Boden gleitet oder abends sofort erschöpft einschläft. Oder wie ein Verdurstender in der Wüste, der jede Zuversicht verloren hat. Aber es gab zum Glück noch diese Klinik, diese letzte Hoffnung, die wollten ihn haben, er betete, dass das keine Fata Morgana wird. Es war so unglaublich, wie tief man als lebendes Individuum abrutschen kann. Man erlischt schon vor dem eigentlichen Exitus. Die Gefühle sind raus! Sie sind irgendwo, wo er nicht war. Es ist wie in diesen Horror-Thrillern mit den Untoten.

---

[31] Einfach gesagt sind das Verbindungsstellen im Gehirn.

Hans war klar, er hatte nichts mehr zu verlieren. Außerdem waren sein Hausarzt und die Polizeiärztin davon überzeugt, dass man ihm dort helfen könne. Totaler Ausschuss ist das alles, dachte er. Seine Lebensfreude war auf dem Nullpunkt angekommen. Seine Körperkerntemperatur bildlich ausgedrückt im minus Bereich. Eine gute Bekannte von ihm, namentlich das Tinchen, glaubte auch, dass es ihm dort besser gehen würde. Sie war ein Engel. Sie glaubte immer an das Gute. Dieses Tinchen, die wirkte immer so ausgeglichen. Sie lebte ein ruhiges Leben ohne größere Ziele. Sie konsumierte sehr viel. Immer wenn er bei ihr auf Besuch war, bemerkte er, dass der Hauseingang immer voller Pakete stand. Manchmal kam man gar nicht richtig durch. Da standen sogar immer jede Menge ungeöffneter Kartons. Die kamen mit dem Auspacken des bestellten Zeugs nicht mehr hinterher. Tinchens Mann schuftete wie ein blöder und sie gab es mit vollen Händen aus. Was sollte sie auch anderes zu Hause machen? Sie hatten zwei kleine Kinder und das Leben als Hausmütterchen ist schon sehr frustrierend. Aber das mit den Kids hatte sie drauf. Sie kümmerte sich ganz rührend um die und es gab fast nie ein böses Wort. So wie die bestellten Sachen den Eingang versperrten, so war auch der übrige Haushalt, ein Chaos. Tinchen hatte halt keine Zeit zum Putzen und Aufräumen. Hans wusste, dass das der Mann nach der Arbeit erledigte. Manchmal musste er ihr sagen, dass kein Cent mehr auf dem gemeinsamen Konto ist und sie bitte nichts mehr bestellen soll. Da konnte Tinchen richtig sauer werden. Trotzdem wirkten Tinchen und ihre Familie immer total entspannt. Hans konnte das nicht. Er war eher ein Pessimist oder, wie sein Hausarzt sagte, ein »worst case[32]«-Denker. Er ging immer vom Schlimmsten aus.

Das mit der Kur kam Hans eh suspekt vor. Er hatte keine Erfahrung damit. Es fühlte sich alles so förmlich an. Mehrere hun-

[32] Personen, die immer mit dem Schlimmstmöglichen kalkulieren.

dert Patienten in einer Einrichtung. Lieber hätte er etwas auf ihn persönlich abgestimmtes, so was wie ein Maßhemd. Aber ihm war klar, dass das hier nicht zu erwarten war. Sie können dort nicht jedem sein eigenes Brötchen backen. Jetzt geht das schon wieder los, dachte Hans. Ich will mich doch einfach endlich mal fallen lassen, stattdessen muss ich jetzt wieder hart sein, funktionieren usw. sogar in der Psychokur hört das nicht auf. Ständig Vorschriften, dieser verdammte Gesellschaftsvertrag[33], und er wollte mal etwas anderes. Wollte mal nicht nach vorbestimmten Gesetzen funktionieren müssen. Hans suchte inneren Frieden und Ruhe. Er musste mal so sein, wie er will. Einfach mal abschalten. Alle Züge sollten stoppen und es sollte still werden. Obwohl er nicht wusste, wie das bloß gehen sollte. Wer bin ich eigentlich?, schoss es ihm wieder durch den Kopf. Wie sollte er wissen, was er eigentlich will, wenn er es selbst nicht wusste? Hans wusste nur, am besten keine Richtlinien mehr und keine Vorgesetzten, die einem Perfektionismus abverlangen. »Scheiß Hamsterrad«, fluchte er leise.

Er machte sich Gedanken um die Anreise. Eine seiner vielen Probleme war eine ausgeprägte soziale Phobie. Eigentlich hätten Hans und ich Zwillinge sein können. Zumindest bei den psychischen Erkrankungen waren wir doch sehr ähnlich. Ich glaube, wir sahen auch so ähnlich aus wie in dem Film Twins mit Arnold Schwarzenegger und Danny DeVito. Liegt das daran, dass jeder den gleichen Scheiß abkriegt, wenn es mit der Psyche bzw. eigenen Persönlichkeitsentwicklung nicht gut läuft. Außerdem litt Hans noch unter einem mangelnden Selbstwertgefühl. Dieses Defizit ließ selbst einfache Lebensaufgaben zu einem unüberwindlichen Hindernis werden. Er war in seinem Leben zum Beispiel erst auf einem Konzert gewesen. Mochte keine Menschenmassen. Das Musikkonzert damals war Billy Idol gewesen.

[33] Er meinte damit den Vertrag, der das friedliche Zusammenleben regelt. So wie Hume und Kant es formulierten.

Der Punker spuckte sich auf der Bühne in die eigene Hand und verrieb sich das Ganze im Gesicht. Auf der Rampe stand eine riesige modellierte geschlossene Hand. Ab und zu drehte und öffnete sich die Hand und zeigte dem Publikum den »Mittelfinger«. Aber niemand fickte sich oder irgendjemanden, zumindest hatte Hans es nicht bemerkt. Nach dem Konzert wusste er damals, er brauchte das nicht mehr. Hans konnte zu Gunsten seines inneren Friedens darauf verzichten.

Mein Freund überlegte, ob er mit der Bahn anreisen sollte. Machte sich aber Gedanken wegen des Fahrplans, also, man sollte ja als Bahnkunde zu bestimmten Zeiten auf bestimmten Gleisen auf den Zug warten oder umsteigen. Hier spürte er Zwänge, Betriebsregeln der Bahn und das war nicht gut. Also den Druck, sich an die verschiedenen Abfahrtszeiten zu halten, den konnte er nicht gut vertragen. Auch die Blicke der anderen Menschen belasteten ihn. Die Lösung schien ein Leihwagen. Heutzutage in der mobilen Gesellschaft durfte das doch nur eine Frage des Preises sein. Er war sich sicher, er würde mit einem schicken Leihwagen direkt anreisen. Leider stellte sich dieser Plan als Aktion Wasserschlag[34] und überhöhtes Denken heraus. Isny war wohl so unbedeutend, dass es keine Rückgabestationen gab. Das eigene Auto war gerade nicht einsatzbereit. Er hatte auch keine Winterreifen und die waren im Moment in Isny notwendig. Außerdem würde der PKW am Kurort schließlich sehr wahrscheinlich die meiste Zeit nur rumstehen. Schlussendlich musste er in den sauren Apfel beißen und mit der Deutschen Bahn anreisen. Hans ging deshalb in einer der nächsten Mittagspausen zum Hauptbahnhof nach Mannheim. Er konnte vom Polizeipräsidium innerhalb von etwa zehn Minuten zum Bahnhof gelangen. Er verrichtete seinen Dienst manchmal in Mannheim oder Heidelberg. Er war dort einer der vielen Pinguine. Ein

---

[34] Bezeichnet eine Aktion, die nichts einbringt, genauso wie ein Schlag ins Wasser. Nach einigen Minuten erinnert nichts mehr daran.

Soldat der Terrakotta-Armee, so werden intern uniformierte Kollegen bezeichnet. Ich wollte nie Mitglied dieser keramischen Soldaten sein und war damals heilfroh, wie ich die grüne Dienstkleidung an den Nagel hängen konnte und zur Kripo mit der Glaskugel wechselte. Ich kannte tatsächlich einen Kollegen, der hatte eine Glaskugel auf seinem Bürotisch. Dieser ältere Beamte rasierte sich jeden Morgen in seinem Dienstzimmer mit einem Elektrorasierer. Beim Vorbeilaufen konnte man immer dieses surrende Geräusche hören, dass dann, wenn es auf Barthaare trifft mit einem Kratzen und Klacken kombiniert wird. Mir kam die Polizei manchmal so unwirklich vor. Mich beschlich oft das Gefühl, dass die ganzen Verbrechen nur für uns sogenannte Staatsdiener inszeniert waren. Tatsächlich waren wir vielleicht die Verrückten oder einfach Personen, die die Wirklichkeit nicht erkannten. Wir hielten uns für so schlau und sahen vielleicht nur die Schatten[35] an der Wand. Das Ganze war ein Schauspiel für uns, damit wir beschäftigt waren und nicht nachdenken sollten und konnten. Ich muss da raus, dachte ich. Ich spürte, ich brauche Freiheit zum Nachdenken. Wie viel Freiheit benötigst du?, fragt »eine Stimme in meinem Kopf«. Keine Ahnung, lass mich jetzt erstmal die Geschichte von Hans weiter schildern.

Er hat mir seine Lebensbeichte in der Kur erzählt, bei diesem Trail, und mir auch sofort erlaubt, sie niederzuschreiben. Ich sollte nur hie und da etwas verändern und seinen wahren Namen weglassen, damit man keine Rückschlüsse ziehen konnte. Ich habe es ihm versprochen und hoffe, es ist mir in seinem Sinne gelungen.

Wie erging es Hans nun im Hauptbahnhof?

Im Bahnhofsgebäude, das aus der Jahrhundertwende stammte, wie vielleicht die meisten Bahnhöfe hierzulande, ging er zu einem Infostand. Gleich nach dem Eingang, der Schiebetür,

---

[35] Wie der große Philosoph Platon schon anmerkte, dass wir nur die Schatten wahrnehmen können.

befand er sich rechter Hand. Im Atrium des Gebäudes und für alle gut sichtbar hing an der Wand eine große Anzeigetafel. Es war noch eine dieser schönen aus Plastikplättchen. Immer zu bestimmten Momenten verschwanden die alten Zugverbindungen und neue wurden angezeigt. In diesem Moment begann die ganze Tafel zu vibrieren und klappern. Alle Plättchen bewegten sich wie ein Orchester von Geisterhand. Es war ein lautes Klappern und Knacken. Bis der unsichtbare Dirigent den Tanzenden Einhalt gebot. Eben sah alles noch wie ein Sandsturm aus. Nichts war zu erkennen und plötzlich tauchten wie mit Zaubertinte geschrieben die einzelnen Zugverbindungen wieder auf. Manche haben sich aufgelöst, wahrscheinlich sind sie für immer verloren gegangen, wenn nicht zufällig jemand ein Foto davon gemacht hat und manche waren nun an eine andere Position gerutscht. Ist das möglich, dass selbst in unserer heutigen Zeit ständig Daten verloren gehen? Gehen mehr Informationen verloren, wie wir konservieren können? Können wir das richtige sichern und was ist eigentlich wichtig? Gibt es überhaupt ein Datum, eine Information von Belang, oder ist in der Natur alles Wichtige gespeichert und was vergeht, war sowieso nicht interessant. Möglicherweise ist auch alles vergänglich. Aber was ist mit den Pyramiden? Eigentlich wollte ich nicht noch mehr Fragen für mich aufwerfen, aber ich merke schon, dass beim Schreiben wohl neue Aspekte hinzukommen. Durch das konzentrierte Aufschreiben spüre ich manche Emotionen, welche von dem ehemals erlebten ausgelöst werden, intensiver, als wenn ich nur darüber rede wie mit meinem Therapeuten Herrn Dr. Sokrates oder einem Freund. Das war mir neu.

Eine freundliche Mitarbeiterin, die in einer der schönen blauen Uniformen mit dem rotweißen Logo der Bahn steckte, verkaufte ihm eine Fahrkarte für den Hinweg für 66,80 Euro inkl. Sitzplatzreservierung. Wie man sich denken kann, war ihm die Vorbestellung des Sitzes sehr wichtig. Hans versuchte bei all seinen Phobien, Traumas, Ängsten, dem Katastrophendenken, Herzrasen, Reizblase, Tinnitus usw. alles so minuziös wie möglich zu planen. Nur keine Überraschungen. Der gesicherte Platz beruhigte ihn. Leider sollte er viermal umsteigen. Er würde am Anreisetag gegen 12 Uhr in Isny am Bahnhof ankommen. Die Kureinrichtung erwartete ihn bis spätestens 13 Uhr. Hans hätte also einen Puffer von einer Stunde. Das schien ihm recht knapp und die ersten Sorgen kamen auf. Es gab aber keine Möglichkeit, das zu ändern. Er spürte ein Unwohlsein und Stress hinsichtlich der Anreise und versuchte sich einzureden, dass der Zeitpuffer locker ausreichend war. Zur weiteren Beruhigung schickte er seinen Koffer mit der gelben Post voraus. Diesen Service fand er zwar nicht ganz günstig, aber er war nur zu gerne bereit, diesen Obolus zu zahlen. Der schwere Koffer war weg und er hatte nur noch sein Handgepäck und kam schneller von Gleis zu Gleis. Er war voller Zuversicht, dass die Anreise nun klappen könnte. Für Hans war also alleine der Trip zur Kurklinik schon eine richtige Herausforderung und sie kostete ihn sehr viel mentale Kraft.

Neulich habe ich in einem wissenschaftlichen Podcast gehört, dass für die meisten Psychos eine Gesprächstherapie am besten wäre. Es kommt darauf an, dass das Gegenüber wirklich zuhört und versteht. Es muss die richtigen Schlussfolgerungen ziehen und das lernt man nicht im Studium. Irgendjemand sagte mir neulich, wer eine gute Persönlichkeit, also gut angelegt ist, der wäre auch ein guter Therapeut oder Psychologe. Da könnte was dran sein. Sogar das Erzählen der Probleme würde schon helfen. Das habe ich auch schon oft gehört. Viele Menschen unserer Zeit würden bemängeln, dass niemand mehr richtig zuhört. Als Beispiel wurde hier das Buch von M. Ende[36], *Momo*, genannt. Momo kann nur durch aufmerksames zuhören sein Gegenüber positiv beeinflussen. Ich selbst konnte dieses Phänomen schon bei meinen Kindern beobachten. Manchmal kann ich kein Mittel

[36] Michael Ende und sein Buch Momo aus dem Jahre 1973. Die Erwachsenen bekommen ihre Zeit gestohlen.

anbieten und weiß nicht, wie ich reagieren sollte. Ich rede dann ganz offen mit ihnen und frage jeden nach seiner Meinung, dann nach den Möglichkeiten, Lösungen usw. Häufig ist dann zwar der Schmerz über eine Erniedrigung in der Schule oder ein Problem nicht gänzlich beseitigt, aber es fühlt sich besser an, ganz offen darüber gesprochen zu haben. In einer Kureinrichtung fehlt oft die Zeit, für so viele Patienten ständig Einzelgespräche anzubieten. Und wer sollte das auch leisten können und wollen? Wobei ich denke, dass das Zuhören gelernt sein will. Ich möchte mich hier auch bessern. Übrigens habe ich Momo weder gelesen noch gesehen. Ich glaube, ich werde es lesen, sobald mir das Buch irgendwie unter die Hände kommt. Die Geschichte reizt mich. Es klingt doch sehr aktuell, dass den Menschen die Zeit durch das digitale Monster geraubt wird. Ohne Zeit kein würdevolles Leben.

Da Hans eigentlich keinen eigenen Koffer besaß, wählte er aus dem Bestand seiner verstorbenen Mutter einen älteren Delsey-Hartschalenkoffer aus. Er hatte das Ding mal auf dem Speicher gefunden. Es war damals in einem sehr schlechten Zustand. Das Behältnis war überzogen mit weißem Schimmel. Eigentlich war der Speicher trocken und der Koffer aus Plastik. Zuerst wollte er ihn wegwerfen. Aber nach einer gründlichen Reinigung war er wieder wie neu. Innen war kein Pilz gewesen, nur außen, und der ließ sich leicht abwischen. Das Gepäckstück zeigte lediglich viele Kratzer von Rollbändern und Reisen. Auf dem Kofferetikett stand noch der Name und die Anschrift eines Onkels. Er ließ es einfach dran. Also stammte der Plastikhaufen eigentlich von diesem. Somit wurde er jetzt schon von der dritten Generation benutzt, Onkel, Mutter und er. Dieser Verwandte war wohl viel in der Welt herumgekommen. Er war aber auch zeitlebens unverheiratet geblieben, das wusste er. Seine Familie hatte ihm viel zu verdanken, denn er war fleißig und verstand es, gute wirtschaftliche Entscheidungen zu treffen. Warum er aber nie geheiratet hatte, ist nicht bekannt. Auch eine Lebensgefährtin hatte er nie. Möglichkeiten hätte es genug gegeben.

Anfang Januar 2010 brachte ein guter Bekannter Hans zum Bahnhof, um sich von ihm zu verabschieden. Gearbeitet hatte er dummerweise bis zum Schluss, obwohl er wirklich nicht mehr konnte. Im Nachhinein betrachtet war es ein blöder Kadavergehorsam gewesen. Er war halt einfach eine gut geölte Maschine, die so funktioniert, wie es sich der Arbeitgeber und die Gesellschaft wünscht. Ziemlich willenlos und ohne auf die eigenen Emotionen Rücksicht zu nehmen. Fritz Langs Klassiker Metropolis[37] lässt hier schön grüßen. Er erzählt sogar, dass sich seine Kollegen über ihn lustig gemacht hätten. Warum er denn in Kur gehe, er wäre doch körperlich fit? Hans empfand dies als ein Spießrutenlaufen. Es war ein großer Irrtum, bis zum Schluss an der »Werkbank« zu stehen. Er hätte den Schalter auf off legen sollen, schon längst. Jetzt war er in jeder Frühbesprechung, also fünfmal die Woche, das Mobbing Opfer. Kleine, aber feine Mikrokränkungen wurden da an ihn verteilt. Er fühlte sich von manchen Kollegen unfair und wenig sensibel behandelt. Diese manchmal kleinen Demütigungen sind evident und können krank machen. Sie können auch in Verbitterung umschlagen. Eigentlich empfand er diese ständigen Bemerkungen der Kameraden als reines Einhacken auf seine Seele. Pick, Pick und Pick. Plötzlich nur aufgrund der Tatsache, dass er in eine Heilanstalt geht, wird er zu einer Persona non grata[38]. Natürlich hat ihn nur ein kleiner Teil der Beamten gemobbt, aber darum geht es nicht. Er war nun gebrandmarkt. Die Spieler kannten hier keinen Spaß. Durchgefallen, ein weiterer Konkurrent auf der Karriereleiter ist wohl weg. Der Rest sah halt zu und sagte nichts. Wie so oft. Nur eine sehr attraktive Kollegin kam in dieser Zeit auf Hans zu,

---

[37] Stummfilm aus dem Jahre 1927 von Fritz Lang über total überforderte und ausgebeutete Arbeiter in der Zukunft.

[38] Persona non grata bezeichnet einen unerwünschten Menschen.

wünschte ihm einen schönen Aufenthalt und zeigte Empathie. Sie umarmte ihn damals sehr innig zum Abschied.

Am letzten Tag workte er bis tief in die Nacht, um seine ganzen Fälle fertigzubekommen oder sie zumindest auf dem aktuellen Stand zu haben. Seinem Chef schrieb er noch eine Mail über alle seine Verfahren, damit dieser bescheid wusste. Großes Interesse an seinen Akten hatte der Big Boss, denn er war auch wahrlich groß und ziemlich rund, im Vorhinein nicht gezeigt. Nachdem er auf senden gedrückt hatte, sagte er sich sarkastisch: »Aus den Augen und aus dem Sinn.« Es war schon dunkel, als er das Büro verließ. Es fühlte sich nicht gut an. Ihm war schlecht und er wusste nicht so recht, wovon. Hans spürte, dass sein Nervenkostüm sehr dünn war. Ihm war klar, in den ganzen Rucksack voller Probleme, den er aktuell trägt, kommt jetzt auch noch das Mobbing hinein. Er musste, sollte und wollte ja gerne irgendwann wieder zurück. Zynismus machte sich in ihm breit. Ein weiterer Hauptgewinn in seinem Leben, dröhnte es in seinem Kopf. Er hörte die Bratschen und Cellos, wie sie über seine Nerven ihre Bögen ziehen. Damned!

Er stellte sich auf dem Nachhauseweg die Frage: Wird es sich zum Guten wenden oder wird er untergehen? Ein Schiff im Sturm, so fühlte es sich an. Er wollte kämpfen. Er wollte nicht untergehen. Für was auch? Er konnte immer noch, wenn alles nichts half, sich in einen Flieger setzen, all sein Gespartes ausgeben und sich danach eine Klippe runterstürzen. Aber eine Prüfung war es allemal wert. Sein Leben lief nicht so rund im Moment. Er sollte auch ehrlich sein. Er rauchte viel, machte nur wenig Sport und war übergewichtig. Auch war er eher ein bequemer Typ. Hans diente keiner höheren Sache. Niemand lobte ihn. Ab und zu vielleicht mal ein Freund.

So saß Hans in seinem verrauchten Sessel und kramte in seiner schwarzen, aus Hartkarton gefertigten Dokumentenmappe herum. Hierbei entdeckt er einen verschlossenen Brief. Er dürfte das Schreiben so ca. ein Jahr mit sich rumtragen. Es ist das alte

Problem. Er hatte ihn bisher nicht geöffnet. Die Post war von einer älteren Type. Der Mann war ca. 90 Jahre alt. Ein netter alter kauziger Typ, der manchmal für ihn kochte. Das Essen war total verfettet aber meistens lecker, der alte Herr Charamsa, so soll sein Name hier sein, nahm Unmengen Fett zum Braten, alles schwamm darin. Auch sonst war die Ernährung sehr gehaltvoll, Berge von tierischem Fett, Zucker und weißem Mehl, aber dafür dann fast keinen Alkohol und keine Zigaretten. Mittlerweile war das Haar des Mannes ganz grau und schütter. Die Haut blass und dünn. Er trug eine Brille und im Sommer kurze Hosen und lange Socken in Sandalen. Seine Wohnung wurde von einer Putzfrau gereinigt. Sie bestand aus vielen sakralen Gegenständen und schweren, dunklen, wuchtigen antiken Holzmöbeln. Manchmal half Hans ihm beim Einrichten des Internets oder beim Kauf eines neuen Handys oder so. Hauptsächlich war er im Moment aber sein Nachlassverwalter geworden. Charamsa hatte verfügt, dass er in Kamerun beerdigt werden möchte. Hier hatte er auch zeitlebens als Missionar gearbeitet. Kein leichter und ein sehr entbehrungsreicher Job, zumindest am Anfang. Auf Bildern hatte er gesehen, wie zunächst eine Kirche aus ganz einfachen Mitteln gebaut wurde, erst später kamen weitere Gebäude hinzu. Dschungel musste gerodet und urbar gemacht werden. Der Pfarrer hatte noch die Angewohnheit, an Weihnachten, zu Geburtstagen und auch zu anderen Anlässen, echte seitenlage Briefe zu schreiben. Sein Schreibstil war toll. Seine Zeilen hatten auch immer eine gewisse Länge. Vielleicht war das der Grund, warum er den persönlichen Brief noch nicht geöffnet hatte. Möglicherweise war es aber auch der Overload. Die Schriften waren immer sehr umfangreich und episch.

Also, er kümmerte sich um diesen alten weisen Einsiedler etwas, obwohl man anführen muss, dass er noch fast alles alleine erledigt. Charamsa hatte nie ein Auto besessen. Sehr viele Bücher standen in seiner Wohnung und bei Hans entstand der Eindruck, dass Charamsa wohl sehr belesen ist. Sein Schreibstil war außerdem immer sehr unterhaltsam. Irgendwie konnte er sich nicht erklären, warum er dieses Schreiben nicht öffnete. Er bekam einen Anflug eines schlechten Gewissens, aber er konnte es auch nicht ändern. Der Brief blieb auch heute verschlossen. Es ging nicht. Vielleicht hatte er auch einfach null Bock. Hans bewunderte den Mann für so manches, was dieser in seinem Leben gewagt und geleistet hatte. Charamsa war zeitlebens Missionar und mittlerweile richtig alt und flog noch regelmäßig nach Afrika und hielt dort Predigten bzw. nahm am kirchlichen Alltag teil. Mit Frauen hatte er nichts am Hut. Lacht! Vor kurzem hatte er sogar einen Katechismus als Buch, in englisch, für die dortige Gemeinde verfasst. Diese Arbeit dauerte Jahre und er nutzte hier zum ersten Mal einen Laptop, den er zusammen mit Hans gekauft hatte.

Vor einigen Jahren wurde bei dem Mann ein Tumor entdeckt. Es war zur Weihnachtszeit. Er schrieb prompt einen Brief darüber an etwa hunderte von Bekannten, einen Weihnachtsbrief, wie jedes Jahr. Jeder erhielt in etwa den gleichen Text. Es waren immer sehr schöne und recht weihnachtliche Zeilen, geprägt durch einen christlich religiösen Blick. In dem damaligen Schreiben teilte er aber diese ernsthafte Erkrankung mit.

Wie ist das bei uns mit den Krankheiten? Warum gibt es eigentlich noch Übel und wieso hat Gott die Erkrankungen gemacht? Was hat er davon? Warum können wir nicht alle gesund sein bis ins hohe Alter und werden, dann von mir aus mit 70, jäh, aber wie vorherbestimmt abgeholt. Jeder wüsste, mit 70, 75 oder 80 Jahren ist Schluss. Es wäre eine schöne planbare Sache ohne diese Ungewissheit. Es ist wie diese ständige Furcht, mit der wir alle geboren werden. Diese Unvollkommenheit des Daseins, die dann von vielen ertränkt wird in Süchten und Drogen. Oder wäre es besser, ewig zu leben? Zu einem planbaren Ende, fällt mir ein Filmstoff mit Sean Connery ein. Der Film Zardoz[39] erregte damals nicht wegen seiner Story große Aufmerksamkeit, alle Bewohner werden bei Erreichen des Zeitlimits abberufen, sondern weil es dort viel nackte Haut zu sehen gab. Wie in jedem System, so gab es auch in diesem Streifen Eliten und die wurden nie abberufen. Für die Hohen galt also etwas anderes. Es ist schon komisch, dass in einigen Movies die Eliten, damit meine ich die wirklich Superreichen und Lenker, immer schlecht und unmoralisch wegkommen. Die ganz oben sind die wahren Herrscher über uns und gestört. Eventuell muss das so sein. Bei Metropolis ist die Elitenkaste sogar absichtlich böse, bei dem eben erwähnten Sean-Connery-Film ebenso, in dem neueren Film »In Time[40]« mit Justin Timberlake unterdrückt das Establishment auch die Arbeiter. Ebenso in dem Film Flucht ins 23. Jahrhundert[41]. Hier werden die Menschen schon mit 30 Jahren abberufen und müssen sterben. Die Liste an Filmstoff könnte noch lange erweitert werden. Das Thema scheint wohl die Zuschauer zu interessieren. Man könnte wirklich den Eindruck gewinnen, die da ganz oben, noch viel weiter oben, wie zum Beispiel der Stuhl des Bundespräsidenten, also die da ganz ganz oben, wir können sie gar nicht wirklich sehen, die sind ziemlich gemein und brutal. Vielleicht sowas wie die dunkle Seite der Macht und wir alle zusammen sind Opfer. Schafe, damned! Es ist aber verdammt schwierig für uns Milliarden Schäfchen, mit einer Stimme zu sprechen. Leichter haben es hier schon die Schäfer, die bestimmen, wo es lang geht. Wer dieses Thema

---

[39] Science-Fiction-Film aus dem Jahre 1974. Es gibt zwei Welten, die der Brutalen und die der Eliten. Die Eliten leben ewig.

[40] Spielfilm aus dem Jahre 2011. Jeder Bürger erhält nur eine bestimmte Anzahl Zeit. Danach ist auf der Stelle Schluss. Es gibt aber die Möglichkeit, das Zeitkonto zu erhöhen.

[41] Science-Fiction-Film aus dem Jahre 1976. Die Menschheit lebt unter der Erde. Das Lebensalter ist auf 30 Jahre begrenzt.

vertiefen möchte, dem kann ich die Bücher und Vorträge von Prof. Mausfeld[42] und Ernst Wolf ans Herz legen. Bleiben wir, liebe Leserin und lieber Leser, wie erwähnt beim Thema Krankheiten. Voltaire[43] meinte hierzu schon: »In der ersten Lebenshälfte opfern wir unsere Gesundheit, um Geld zu erwerben, in der zweiten Hälfte opfern wir unser Geld, um die Gesundheit wiederzuerlangen. Und während dieser Zeit gehen Gesundheit und Leben von dannen.«

---

[42] Professor Rainer Mausfeld, Universität Kiel, und Ernst Wolf, Autor und Journalist.

[43] Francois-Marie Voltaire war ein Philosoph und Aufklärer des 17 Jhds.

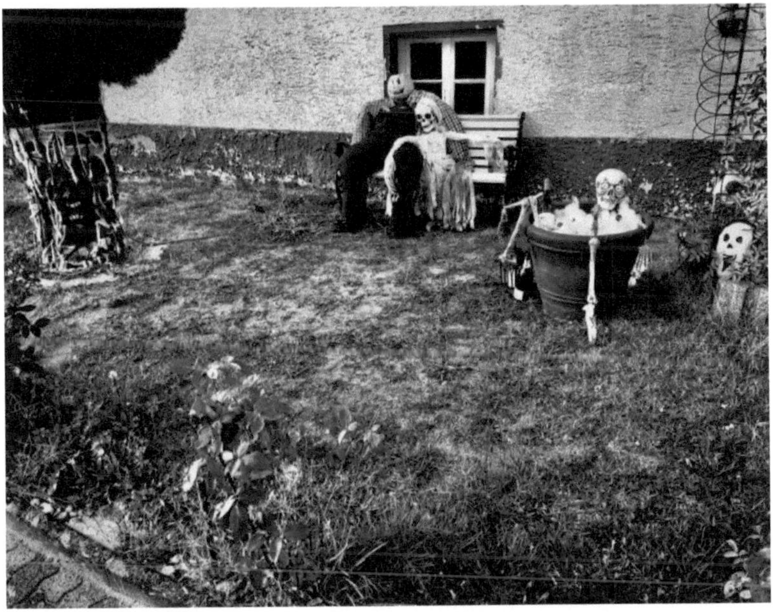

In meiner Kindheit und Jugend war ich häufig krank. Ich erinnere mich, dass ich kein oder fast kein Fasching hindurch gesund war. Warum es mich gerade immer um die närrische Zeit erwischte kann ich mir gar nicht erklären. Vielleicht war ich damals schon gestört und wollte mich nicht zeigen. Heute ist es ja so, dass ich nicht gerne im Mittelpunkt bin. Mit so einem tollen Kostüm ist man das ja zwangsläufig. Ich habe keine Ahnung. Jedes Mal hatte ich super Kostüme. Sad! Eine Indianer-Verkleidung aus braunem Leder mit vielen Franzen dran und einem tollen Kopfschmuck oder eine Uniform der Nordstaaten. Ich verkleidete mich wirklich sehr gerne, aber leider lag ich dann jedes Mal beim Faschingsumzug krank im Bett. Noch heute bin ich darüber sehr traurig, wenn ich zurück blicke. War das einfach nur Pech? Man wird das nicht mehr auflösen können, also wäre es besser, nicht weiter darüber zu hirnen. Später kamen bei mir noch Magenbeschwerden hinzu. Die Ärzte konnten aber nichts entdecken. Ich denke heute, dass das wirklich schon die ersten Vorboten einer psychischen Unausgeglichenheit waren. Die Ursache bzw. den kausalen Ursprung sehe ich in meiner Erziehung durch Eltern und Großeltern. Alexis, meine Mutter, war sehr kompliziert und sie ist es bis heute geblieben. Sie entwickelte zu bestimmten Momenten, die nicht vorhersehbar waren, eine übertriebene Strenge. Als Kind hatte ich permanent diese Furcht, dass Alexis abgeht. Es gab dann total verrückte Konsequenzen. Wie ein Damoklesschwert[44], das über einem baumelt. Es war häufig sehr, sehr erniedrigend für mich. Als Jüngling ist man den Erziehungsberechtigten ausgeliefert. Ich finde es ist wichtig, dass man als kleiner Mensch auch wahrgenommen wird. Dass auch die Gefühle des Zöglings, und hier insbesondere die negativen, einen Platz haben dürfen. Bei Alexis war das nicht so. Einmal ärgerte ich mich über mein Rad. Ich schimpfte mit ihm. Ich glaube es war mir im Hof umgefallen. Ich wusste nicht, dass Mutter diese Szene vom Küchenfenster aus beobachtete. Mein rotes Fahrrad habe ich dann noch getreten. Es war nur ein leichter Schubs, kaputtgegangen ist nichts. Alexis schoss wie eine Furie aus dem Haus und kam zu mir in den Hof. Sie schimpfte und gab mir für den Rest des Tages Hausarrest. Es war mir nicht erlaubt, in der Kindheit negative Emotionen auszuleben. Eigentlich konnte man ihr nichts recht machen. Das ist bis heute so. Es hagelte den ganzen Tag Kritik. Man wusste gar nicht, wo einem der Kopf stand. Peinlich war noch, dass meine Kumpels alle im Hof standen und wir eigentlich gemeinsam in den Wald los wollten. Als Kind war es oft die Hölle. Manchmal wurde ich auch ordentlich geprügelt, zumin-

---

[44]Bezeichnet eine Gefahr, die über einem schwebt und jederzeit hereinbrechen kann. Ihren Ursprung hat diese Redewendung bei dem Tyrannen Dionysios II. Dieser ließ ein Schwert nur mit einem Haar angebunden über Damokles anbringen,

dest hat sie das versucht. Vielleicht komme ich später noch etwas ausführlicher zu diesem Thema. Mir fällt noch eine andere Strafe ein, die ich einmal erhielt. Alexis drohte mir an, alle meine Spielsachen wegzuwerfen, wenn ich mein Zimmer nicht aufräume. Ich tat es nicht und als ich von der Schule nach Hause kam, waren alle Spielsachen, die auf dem Boden verstreut lagen, verschwunden. Ich war entsetzt. Sie hatte ihre Androhung wohl in die Tat umgesetzt. Meinem Vater war mal etwas Ähnliches passiert, seine Mutter hatte alle seine Modellflieger, die an der Decke hingen, weggeworfen. Sie hatte wirklich alle weggeschmissen, ohne es ihm anzukündigen. Als Grund gab sie an, dass es Staubfänger waren. Es war eine andere Zeit und Generation. Die hatten nicht viel und seine Mutter warf alles weg. Ein anderes Mal hatten sie seinen Hund zum Schlachter gegeben. Keine Ahnung, ob denen damals das Wasser bis zum Hals gestanden war. Die hatten Major Nelson auch noch angelogen. Sie meinten, sein Hund wäre im Wildtiergehege beim Karlstern[45]. Dies ist ein umzäuntes Areal im Wald mit Rehen, Rotwild, Bisons, Wildschweinen usw. Major Nelson ist sofort dort hingelaufen und der Hund war natürlich nicht da. Da erzählten sie ihm die Wahrheit. Was für ein Schock. Zumindest später erzählte meine Oma diese Geschichten mit Reue. Sie meinte, es wäre nicht richtig gewesen. Mein Vater konnte zeitlebens keine Hunde mehr ab, denn er hatte große Furcht von ihnen. So kommen also die psychischen Erkrankungen in gesunde Kinderkörper.

Was war jetzt mit meinem schönen Spielzeug passiert? Ich hatte wirklich Berge von super Plastikzeugs. Playmobil und Lego hauptsächlich. Ich fand es im Garten versteckt, gut verpackt in mehreren Wäschekörben. Irgendwann erhielt ich es zurück. Sehr konsequent, man wollte mir Angst machen und Alexis hatte mich auch angelogen. Selbst heute finde ich das noch eine total krasse Aktion und ein Elternversagen schlechthin. Ich habe ge-

[45] ca. 1200ha großer Stadtwald in Mannheims Norden.

lernt, bei meinen Kindern und auch im Leben nichts anzudrohen, was ich nicht einhalten kann. Lieber halte ich den Mund, wenn mir in einer Situation nichts Gescheites einfällt. Überhaupt ist es besser, nicht zu drohen, sondern auf Einsicht zu appellieren. Kids sind manchmal nicht in der Lage, ohne elterliche Anleitung alleine aufzuräumen. Erziehungsberechtigte werden unglaubwürdig, wenn man sie nicht beim Wort nehmen kann. Es ist kontraproduktiv, Wasser zu predigen und Wein zu trinken. Meine Mutter hat ständig mit solchen subtilen Mitteln gearbeitet. Im Nachhinein denke ich, dass ich für sie irgendso ein Feindbild war. Irgendwas, was sie bekämpfen musste. Zum Psychoterror zu Hause kamen viele körperliche Erkrankungen. Das Problem als kleines Wesen ist ja auch, dass man die Ursachen des elterlichen Terrors bei sich sucht. Total fatal, man schwingt abwärts.

In meiner Jungend hatte ich dann Pech und erkrankte auch noch an einer Hirnhautentzündung. Die ersten Symptome waren wie bei einer starken Erkältung. Wochenlang ging Alexis mit mir zum Kinderarzt und der diagnostizierte immer wieder einen Infekt. Irgendwann setzte dann eine Lähmung ein. Mein Körper, insbesondere der Kopf, war rechtsseitig gelähmt. Ich konnte die Muskeln der rechten Kopfseite nicht mehr kontrollieren. Ab diesem Moment ging alles sehr schnell, ich wurde sofort in das aus dem letzen Kapitel Stress bekannte Klinikum mit Verdacht auf einen Hirntumor eingeliefert. Positiv daran ist, dass man als Kind den ernst der Lage nicht so recht wahrnimmt. Man vertraut den Erwachsenen, den Medizinern und Pflegern. Im Gegenteil, ich fühlte mich sogar gut dabei, denn alle haben mich umsorgt und taten sehr wichtig. Im Krankenhaus wurde dann ziemlich schnell festgestellt, dass ich keinen Stein im Kopf, sondern eine Meningitis ausgelöst durch Viren hatte. Glück im Unglück, denn die andere Form der Gehirnhautentzündung durch Bakterien ist wesentlich gefährlicher und zum Teil lebensbedrohend. Auf der Station wurde ich dann ziemlich schnell unter Quarantäne gestellt. Ich bekam ein eigenes Zimmer. Es war ziemlich klein.

Eigentlich war es ein Glaskasten mit Tür. Ich konnte ein Fenster nach draußen öffnen, dort war ein Park mit schönen Platanen. Die Patienten liefen dort entlang und saßen auf Bänken. Von manchen Stellen konnte man auf den Neckar blicken und die vorbeifahrenden Lastkähne betrachten. Eines der Schiffe hieß »Apocalypsis«. Es war so stark beladen, dass das Flusswasser fast seitlich über die Reling schwappte.

In meinem Glaskubus dagegen war es stinklangweilig. Meine Alten, alle Besucher und das Personal durften nur mit Schutzkleidung das Zimmer betreten. Ich fühlte mich wie ein Aussätziger. So mussten sich früher die Leprakranken gefühlt haben. Spätestens nach einigen Tagen bzw. Wochen der Isolationshaft war der Spaß vorbei. Für mich als Grundschulkind war es sterbenslangweilig. Durch meinen Glaswürfel konnte ich im Korridor und wenn die gegenüberliegende Tür offen war, die anderen Jungs und Mädchen der Kinderstation sehen. Ich beneidete sie, dass sie draußen in Freiheit rumlaufen konnten. Wenn ich heute darüber nachdenke, kann ich mir nicht erklären, wie ich diese Zeit der Abgeschiedenheit so stoisch ausgehalten habe. Wahrscheinlich gibt es irgendein Notfallprogramm im Körper, das einem hilft, durch solche Momente durchzukommen. Ich war ja auch ziemlich krank und die erste Zeit bettlägerig. Irgendwann nach Wochen und zahlreichen Untersuchungen durfte ich raus zu den anderen, denn ich war nicht mehr ansteckend. Ich kannte sie ja schon bis auf ein Mädchen. Das arme Ding war ans Bett gefesselt. Sie hatte, glaube ich, Blutkrebs und war sehr schwach. Ich denke, sie musste gehen. Die anderen hatte ich ständig an meiner Scheibe gesehen. Sie hatten mir auch Fratzen geschnitten. Diese Brut kann sehr grausam sein.

Nun aber begann eine super tolle Zeit für mich in der Klinik. Ich konnte alleine auf die Toilette und musste nicht immer nach der Schwester klingen, die mir dann eine Urinflasche brachte. Es war so geil da draußen. Es gab eine Bibliothek und darin befanden sich alle Bände von Asterix und Tim und Struppi. Noch nie hatte ich so viele Hefte von meinen Lieblingsautoren gesehen. Es war unglaublich, ein Schlaraffenland, und es gab auch immer leckeres Essen. Ich habe alles gelesen, alle Bände, die es gab. Bei meinen Eltern bekam ich so etwas nicht. Sie sagten immer, das wäre zu teuer und wir hätten keine Moneten dafür. Meine Erziehungsberechtigten bauten aber auch gerade ein Haus. Ich denke die Zeiten waren andere und die Autoren Gosciny, Uderzo und Hergé waren etwas teurer als Micky Mouse. Ich habe in meiner Zeit dort wirklich alle vorrätigen Heftbände gelesen. Tim und Struppi oder, wie es im Belgischen heißt, »Tintin« liebte ich am meisten. Eines meiner Lieblingshefte war Tim in Tibet und die Zigarren des Pharao. An Tintin gefiel mir seine Unerschrockenheit, seine guten Manieren, sein außergewöhnlicher Lebensstil und seine Frisur. Schätzungsweise wurde ich wegen Tim später ein Kriminaler.

Im Spital musste ich weitere Qualen ertragen. Ich bekam Rückenmarkwasser mit langen schmerzhaften Spritzen gezogen. Insgesamt dreimal. Ich habe keines davon vergessen. Ich saß auf einem Behandlungsbett und musste jedes Mal vor Schmerzen heulen. Sie wollten so die Konzentration der Viren im Rückenmark testen oder so. Vielleicht wollten sie mich auch nur knechten. Als Sadist würde ich versuchen, in einem Krankenhaus zu arbeiten. Dies ist eine meiner vielen Theorien über das Leben, die ich u.a. durch die polizeiliche Arbeit bestätigt sehe. Als Drogenabhängiger würde ich versuchen, irgendwo in dem Bereich, der Produktion, dem Vertrieb oder der Vernichtung unterzukommen. Leute, die gerne andere um die Ecke bringen, sind in den Heilberufen und in der Pflege optimal aufgestellt. Es dauert meistens Jahre, bis ein Todesengel erkannt wird. Klar, es handelt sich auch um eine Schwäche des Systems. Jeder einigermaßen funktionierende Logarithmus würde erkennen, dass bei bestimmtem Personal die Todesrate auffallend hoch ist. Danach ist es nur noch ein kleiner Schritt, die Taten zu erkennen bzw. die Person dingfest zu machen. Als Kinderschänder geht man in die

Kirche oder wird in irgendeiner Form Betreuer. Die Liste ließe sich noch weiter ausbauen. Natürlich auch in positiver Hinsicht. Ein letztes Beispiel, dann höre ich auf. Menschen die spüren, dass mit ihrer Psyche etwas nicht stimmt, studieren genau das, um sich selbst zu heilen. Got it!

Für meine Lähmungen musste ich mit einer Physiotherapeutin zusammenarbeiten. Sie lehrte mich, meine Muskeln neu zu benutzen und vor allem wieder aufzubauen, denn die hatten sich durch die Lähmung zurückgebildet. Wenn sie mich für weitere Untersuchungen in ein anderes Gebäude, eine andere Abteilung brachten, wurde ich in einen Rollstuhl gesetzt. Ich war nicht fähig, selbst zu gehen. Das waren auch immer schöne Momente, denn ich wurde vorbei an den alten großen stattlichen Bäumen, ich glaube es waren Platanen und Linden, durch das parkähnliche Anwesen geschoben. Die Luft war gut und klar und es gab helles gleißendes ungefiltertes Sonnenlicht. Sehr wahrscheinlich gibt es die Hölzer noch. Sie werden jetzt Riesen sein.

Nach einigen Monaten durfte ich das Lazarett wieder voll genesen verlassen. Naja, ich hoffe zumindest, dass nichts zurückgeblieben ist. Für dieses Mal hatte ich Schwein gehabt. Wahrscheinlich das Glück der jugendlichen Kraft und der guten medizinischen Versorgung. Ich vermisste das Krankenhaus und die Bibliothek. Es war für mich eine Zeit der Ruhe und des Friedens.

Meine physischen Erkrankungen wechselten dann im Laufe meiner Entwicklung hin zu psychischen Störungen. Ich spürte im jugendlichen Alter, während ich auf die Realschule ging, dass etwas nicht stimmte. Ich hatte Angst und war scheu. Zeitweise hatte ich große Probleme, das Haus überhaupt zu verlassen. Ich wollte nicht im Mittelpunkt stehen. Ich hatte Komplexe. Klar ausgedrückt hatte ich das Gefühl ich bin nicht so wie die anderen, und dieser Unterschied machte mir zu schaffen. Zu meiner Problematik erzähle ich im Verlauf des Buches noch mehr.

Ich möchte nun zurück zu dem älterem Mann, Hans' Pflegefall, kommen. Er trägt ja nicht zu unrecht den Namen Charamsa.

Charamsa teilte in diesem Brief ja mit, dass man bei ihm Krebs gefunden hatte. Er sagte dies in einem denkwürdig lapidaren, aber klaren Schreibstil. Er meinte, es wäre doch nur logisch, dass man keine tausend Jahre alt werden könne. Stattdessen müsse irgendwann, irgendwoher ein Übel kommen das einen früher oder später dahinrafft. Ich würde sogar so weit gehen, dass es schon mal super ist, wenn man gesund zur Welt kommt. Das ist der Status Quo, langsam kommen nun die Befindlichkeiten angeschlichen. Es ist also eine unwiderlegbare Tatsache, dass auf der Waage der Gesundheit immer ein kleines Gewicht mehr draufkommt. Der Kampf hier ist natürlich unfair. Der Gewinner steht schon von vornherein fest. Es ist der Sensenmann oder wie immer man ihn nennen will. Aber bei manchen geht es schneller und andere haben auch verdammtes Glück, Ist es wirklich wie ein Gewinn oder ist es ein erfülltes, glückliches Leben, was das Leben verlängert? Bei Charamsa, dem Missionar, kann ich nur sagen, dass er große Freude an seinem Beruf und seiner Mission in Afrika hatte. Auch heute ist er ein sehr lebensbejahender Mensch. Er nimmt das unausweichliche Schicksal an, wie Seneca es empfahl. Was du nicht ändern kannst, solltest du annehmen, alles andere wäre töricht. Charamsa ist in gewisser Weise ein Stoiker.

Es wurde bei ihm also dieser Tumor in der Prostata entdeckt und er teilte dies in seinem alljährlichen Weihnachtsschreiben mit. Er meinte hier noch, dass es ja klar und unausweichlich sei, dass man an irgendetwas erkranken muss. Charamsa hatte in diesem Punkt natürlich absolut recht. Trotzdem möchte ich hier meine Oma Hildegard anführen. Sie wurde in ihrem Lebensherbst durch mich und meine Mutter gepflegt. Meine liebe Omi starb schlussendlich an keiner erkennbaren Krankheit. Sie war Ende siebzig und die Diagnose schlicht Altersschwäche. Sie hatte nach dem Tod ihres Sohnes bzw. von Major Nelson und ihres Ehemannes keinen Lebenswillen und auch keine Lebenslust mehr. Ich kann es ihr nicht verdenken, verstehe diese Entscheidung und respektiere sie. Alexis und ich haben sie wie gesagt bis zum Schluss unter großem Aufwand zu Hause gepflegt. Sie war früher eine immer lustige Frau gewesen. Ihr Weltbild war einfach und ihr Bildungsgrad gering. Trotzdem oder gerade deswegen war sie immer freudig und gut gelaunt. Es fällt mir schwer, mich an Momente der Trübsal bei ihr zu erinnern. Ich habe sie in guter Erinnerung.

Während meiner letzten Kur in der Dahlener Heide kam ich bei einer Veranstaltung mit einem Dorfbewohner in Kontakt. Es spielte eine Polizeikapelle im Schloss Dahlen und ich entschloss mich, dem Klinikalltag für einige Stunden zu entrinnen. Zwar war das Ende der Veranstaltung nach dem Einschluss, aber ich ließ einfach zur Sicherheit meine Balkontüre im Erdgeschoss offen, sodass ich nach Torschluss noch jederzeit reinkam. Das Schloss Dahlen ist im barocken Stil erbaut. Es ist kein sehr großes Schloss, besitzt zwei Etagen und ist auch nicht gut erhalten. Die Mauern bestehen aus Elbsandstein. Das Palais hat eine klassische Form, zwei Flügel (Ost und West) und einen Mittelbau, also sieht es von oben aus wie ein U. Daher bietet sich der Vorplatz, auch Ehrenhof genannt, optimal für Veranstaltungen an. Irgendwann im Laufe der Geschichte hausten dort sowjetische Soldaten. Die passten nicht sehr gut auf das alte Gemäuer auf. Es brannte nieder und seit der Wende kümmert sich ein Verein sehr rührend um das Anwesen. Bisher wurde unter anderem das Dach geschlossen, um den weiteren Verfall zu verhindern. Ich finde solche Bürgerinitiativen sehr gut. Das kleine Schlösschen hatte durchaus seinen Reiz auf mich. Besonders war die Parkanlage. Diese ist durchzogen von vielen kleinen Tümpeln und Weihern. Wenn ich dort umhergelaufen bin, dann versuchte ich mir in meiner Fantasie immer das damalige Leben und Treiben vorzustellen. Welche Hoffnungen hatte der Schlossherr und wie war wohl der Alltag? Ich bin damals durch einen Seiteneingang in den Palast hinein, das war eigentlich nicht erwünscht. Drinnen habe ich mich umgeschaut. Bin in den Keller und fand ein Verließ. In einigen Räumen fand sich noch altes Parket und an manchen Stellen der Mauer waren Reste von altem Putz und Wandmalereien. Der ursprüngliche Belag musste rötlich gewesen sein. An manchen Wänden hingen Teppiche zur Dekoration und auch zur Isolation. Wie ich so durch das kühle Sandsteingemäuer schlich und der Dixiemusik der Band lauschte, ertappte mich einer der Vereinsmitglieder und erklärt mir, dass es nicht erlaubt sei, sich im Schloss frei zu bewegen. Ich tat ganz höflich und naiv und erhielt prompt eine persönlich Führung von dem Vereinsmann. Er zeigte mir das ganze Herrenhaus. Erklärte jedes Zimmer und schwärmte davon, dass irgendwann einmal im Garten eine Wirtschaft betrieben werden soll. Der ganze Außenbereich lag noch im Dornröschenschlaf, obwohl es erkennbar war, dass um den Prachtbau ein englischer Garten und ein weitläufiges Parkareal in früherer Zeit erstrahlten. Es standen dort große Eichen, Moorbirken, Eiben und Blutbuchen. An den Weihern und Tümpeln hatten Trauerweiden ihre Äste bis ins grünseichte Wasser gelassen. Alles war voller Wasserlinsen. Ab und an sah man ein paar Stockenten-Paare. Sie hatten die ganze Teichwelten für sich.

Der V-Mann erzählte mir im Verlauf unseres Gespräches einen Witz über Gesundheit. Er meinte: »Es hat schon viele Flugzeugabstürze gegeben, bei denen Menschen, die vorher kerngesund eingestiegen sind, durch den Absturz starben.« Er meinte weiter: »Du brauchst auch noch Glück im Leben.« Diesen Witz musste ich mir in der ehemaligen DDR noch öfter anhören. Er wurde dort eigentlich wie eine Redewendung und eine allgemeine Weisheit gebraucht. Wie wir so umherliefen und dem Konzert lauschten hörte ich ein vertrautes Geräusch. Der Pawlowsche[46] Hund lässt grüßen. Unsere Gehirne sind schon voll in der digitalen Welt gefangen. Mir macht das Angst. Ich spüre Unbehagen, dass wir schon so symptomatisch auf zum Beispiel Handytöne reagieren. Gerade machte mein IPhone diesen typischen Sound beim Erhalt einer Textnachricht. Ich habe als Ton Marimba ausgewählt. Hans hatte mir eine Nachricht über die aktuellen Kursverluste an der Börse gesendet und ob wir den Börsenbrief von Prof. Otte[47] nicht weiter behalten sollten. Wir hatten den zuletzt zum Ende des Jahres gekündigt, denn er kostete knapp 500 Euro per anno. Nach Adam Ries[48] waren das für jeden etwa 250 Euro. Wir hatten noch eine weitere Publikation mit ähnlichen Kosten abonniert. Also in etwa 1.000 Euro im Jahr nur für zwei Druckerzeugnisse. Hierzu muss man wissen, dass wir beide sehr engagiert an der Börse sind. Wir sind keine Großkapitalisten und versuchen einfach in Zeiten niedriger Zinsen unsere paar Kröten etwas für uns arbeiten zu lassen. Außerdem bringt es Bildung und Wissen, sich mit Firmen und Geschäftsmodellen zu beschäftigen. Im Gegensatz zu mir investiert Hans auch in Rüstungskonzerne und Atomenergie. Für mich ist das nichts ich würde am liebsten nur nachhaltig und ökologisch investieren. Aber das ist leichter gesagt als getan. Es gibt meiner Meinung nach keine tatsächlich nachhaltigen und ökologischen Fonds. Ich arbeite an dieser Sache. Wenn ich jetzt Hans und mich betrachte, dann sind wir weit davon entfernt, gesunde Individuen zu sein. Aber vielleicht haben wir Glück? Liebe Leserin und Leser, dies ist das Stichwort, dass wir uns wieder Hans zuwenden wollen.

---

[46] Versuch des russischen Forschers Iwan Petrowitsch mit seinem Hund. Es geht um klassische Konditionierung, die bei Tieren und Menschen funktioniert.

[47] Professor Otte ist Autor eines value Börsenbriefes und einiger Bücher über unser marodes Finanzsystem. Sehr verständlich geschrieben.

[48] Adam Ries, war ein deutscher Rechenmeister des Mittelalters.

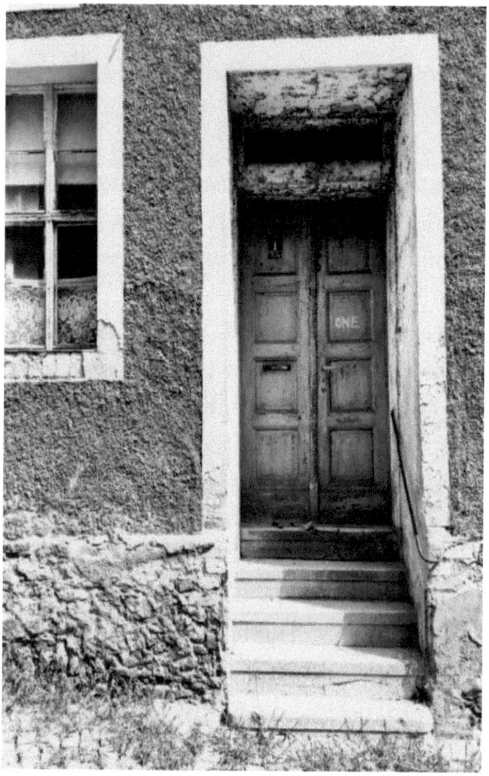

Heute war der Tag. Hans würde sich freiwillig in das Sanatorium begeben. Er war total angespannt. Und es war saukalt. Er wurde von einem netten Bekannten an den Hauptbahnhof in Mannheim gebracht. Die Eisenbahnstation der Quadratestadt Mannheim ist ein Durchgangsbahnhof mit zwölf Gleisen. Die Gleisanlagen liegen im freien. Sie sind lediglich mit Regendächern geschützt. Das alte Bahnhofsgebäude stammt aus dem Jahre 1839. Es hat eine große quadratische Glaskuppel in der Mitte, durch die das helle Tageslicht hereinströmt und die große Anzeigetafel mit den vielen lustigen Plastik Plättchen erhellt. In der Station gibt es unzählige Shops. So ein Knotenpunkt ist eine große Einkaufswelt. Der kurpfälzische Bahnhof steht in einer Linie zum angeblich zweitgrößten Barrockschloss[49] der Welt, welches in der Nähe am Rhein zu finden ist. Platz eins hätte Versailles[50] inne. Das »Monnemer« Schloss

[49] Das Schloss besitzt 6 ha umbaute Fläche.

[50] Größter französischer Palastbau und über 500 m lang.

wurde erst kürzlich zum 400. Jahrestag der Stadt restauriert und ist nun mittlerweile ein wirklich imposantes Bauwerk. Die Mauern strahlen in rotem Sandstein, der schmiedeeiserne Zaun glänzt mit goldenen Spitzen, das Dach ist schwarz eingedeckt und der aus Kopfsteinpflaster bestehende Vorplatz ist wirklich riesengroß. Hier fanden schon viele tolle Konzerte statt. Insgesamt erstreckt sich die rechtwinklige Architektur des Gebäudes auf 450 Metern. Es gibt einen Ost-, Süd- und Westflügel, zwei Ehrenhöfe und eine Schlosskirche. Das Gebäude besitzt tatsächlich mehr Fenster als Versailles. Man wollte damals ein Zeichen setzen. Klingt etwas nach Hochmut. Vom Rhein und von den vorbeifahrende Schiffen aus ist es prima zu bestaunen. Es ist hauptsächlich aus rotem quaderförmigem Sandstein errichtet und strahlt nun wieder in altem Glanz dank einer gelungen Renovierung und eines neuen Anstriches. Die Mannheimer Innenstadt geht bis an das kurfürstliche Barockschloss heran. Mannheim oder lt. Mundart »Monnem« ist außerdem so ähnlich aufgebaut wie die Quadratestadt New York, wobei M2 bereits im 16. Jahrhundert durch einen niederländischen Festungsarchitekten so aufgebaut wurde. Das System der Würfel ist zwar recht formell und uniform, es ermöglicht einem aber in sehr kurzer Zeit, den kompletten Innenstadtbereich zu erfassen. Als Taxifahrer oder Polizeibeamter ist das sehr praktisch. Mit der richtigen Erklärung oder dem richtigen Lehrmeister hat man innerhalb von fünf Minuten den Grundriss der kompletten Innenstadt erfasst. Hierzu müsste man in einer vergleichbaren Stadt, hunderte von Straßennamen und ihre geografische Lage auswendig lernen. Liebe Leserin und Leser, wenden wird uns wieder der Abreise von Hans zu.

Wie er so am Bahnsteig stand, überkam ihn ein mulmiges Gefühl. Er war nicht gerne von zu Hause weg. Seine Wohnung war seine Burg. Abenteuer waren nicht seins, zumindest nicht, wenn der Ausgang unklar ist. Ich erinnere mich, wie ich das erste mal bei ihm zu Besuch war. Er wohnte damals im angrenzenden Stadtteil Waldhof. Dieser Stadtteil hatte einen berühmten Sohn, nämlich den Sepp Herberger[51] hervorgebracht. An manchen Stellen stehen Erinnerungstafeln und Bilder. Zum Beispiel an der Schule und seinem Wohnort. Die Häuser dort stehen mittlerweile unter Denkmalschutz. Man sagt dazu auch Spiegelkolonie, denn es stand und steht dort eine große Glasfabrik. Hans wohnte also in diesem nicht so ganz angesagten Stadtteil, der durch Arbeitersiedlungen geprägt war. Er hatte hier eine mittelgroße Wohnung seiner verstorbenen Eltern übernommen. Bei dem Objekt handelte es sich um ein kleineres Mehrparteien-Anwesen. In derselben Linie standen noch mehrere dieser Reihenhäuser beisammen. Je nach Eigentümergemeinschaft sind die Objekte mehr oder weniger herausgeputzt. Hans' Appartement liegt im zweiten OG. Das Anwesen ist wirklich sehr gepflegt. Er hatte hier großes Glück. Alle Mieter und Eigentümer kommen gut miteinander aus. Vor dem großen rechteckigen Haus steht sein älterer Roller. Er besitzt auch noch einen schlichten weißen Golf sechs, Model Trendline. Betritt man seine Wohnung, dann steht man in einem kleinen Flur. Dieser verbindet alle Zimmer miteinander. Geradeaus ist linker Hand ein kleines Bad und daneben eine Toilette. Rechter Hand ist das Schlafzimmer und ein weiteres Zimmer. Diesen Raum nutzt er als Rumpelkammer. Gleich links neben dem Wohnungseingang befindet sich ein großes Wohnzimmer, an das sich eine kleine Essecke und die Küche anschließt. Vom Wohnzimmer geht es auf einen langen Balkon, der sowohl Wohnzimmer und Küche miteinander verbindet. Sein Nest hatte einen guten Schnitt. Für eine Person wirklich absolut ausreichend. Vom Balkon blickt man auf einen Grünstreifen. Ich bin immer neugierig auf die Wohnsituation der Leute. Nicht nur meiner Freunde. Auch beruflich war das so, ich

[51] Großer Fußballer und Trainer, der für das Wunder von Bern mitverantwortlich ist.

glaube an den Spruch, den ich bei mir schon erwähnte: »Zeige mir, wie du wohnst, und ich sage dir, wer du bist.«

Hans hatte also eine schöne geräumige Stätte, in einem soliden und gepflegten Anwesen und für den Waldhof in einer ruhigen und recht grünen Gegend. Leider roch die ganze Butze stark nach Zigarettenrauch. Alles war vollgequalmt. Jede waagerechte Fläche mit einer dicken Staubschicht bedeckt. Auf dem schönen Balkon stapelte sich Schrott und der Boden war mit grünem Plastikrasen ausgelegt. Die Balkonstühle waren zum Teil durchgesessen. Die Küche war der Hort des Grauens. Hier war alles mit einer dicken ockergelben Schicht aus Rauch und Fett überzogen. Ich brauche nicht zu erwähnen, dass die Badfliesen stumpf und die Armaturen total verkalkt waren. Kennt ihr diese Flecken in der Badewanne und der Toilette, wenn sie seit Jahren nicht mehr richtig gereinigt wurden. In einer Rumpelkammer, man könnte auch sagen, in der Kammer des Grauens, stapelten sich bis unter die Decke Kartons mit LR[52]-Produkten. Das meiste schon abgelaufen. Ich dachte: »Noch einer, der es mit LR versucht«. War das Mut oder Naivität? Bei vielen ist es auch Gier. Natürlich war auch überall Asche verstreut und ausgedrückte Lungentorpedos lagen dutzendweise herum. Ein Einrichtungsstil war nicht erkennbar. Der ordentlichste Platz war vor dem Fernseher. Ansonsten eine Mischung aus Ikea, XXL Lutz, Poco, Sperrmüll und Unordnung. Ein Sinnbild einer nicht vorhandenen Psychohygiene.

Ich höre hier auf, wir haben genug gesehen bzw. beschrieben. Es war einfach unappetitlich und zum Teil sogar eklig. Wobei ich anmerke, dass ich sehr penibel bin. Ich konnte mir nicht erklären, wie man als eingefleischter Single so haust. Es ist ein Anachronismus, dass manche Kerle, auf sich allein gestellt, keinen Haushalt auf die Reihe kriegen. Ich kenne viele, die keinen

---

[52] Netzwerk-Unternehmen, das heißt die Gesundheitsprodukte werden von Selbstständigen vertrieben.

führen wollen und sich dann einfach eine Putzfrau holen. Es geht also auch anders.

Was können wir nun aus der Burg von Hans schließen? Wie haben wir ihn nun kennengelernt? Möchte jemand von Ihnen eine Interpretation starten? Er legt keinen Wert auf übertriebene Ordnung und Sauberkeit. Sehr wahrscheinlich nimmt er es auch gar nicht wahr. Oder es ist im egal. Möglicherweise ist er bequem. Hans besitzt keinen besonderen Stil. Ein Gefühl für Design hinsichtlich seiner Inneneinrichtung ist in einer sehr rudimentären Form vorhanden. Denn zum Beispiel der Fernseher und das dazugehörige TV-Möbel wurden von ihm ausgesucht und gekauft. Aber es passte meiner Meinung nach nichts zueinander und aufgeräumt war die Höhle vielleicht mal im Jura, es ist also lange her. Ich habe mir oft die Frage gestellt, was das bedeutet, wenn Menschen konsumieren und sich darin dann keine Struktur erkennen lässt. Oder was ist los, wenn Appartements und Häuser vermüllt und schmutzig sind? Für mich sind diese Personen nicht klar und es fehlt an innerer Ordnung. Ihr Kaufverhalten und ihr Stil ist extrinsisch motiviert. Als Kind bekam ich viel verschiedenes Playmobil geschenkt. Mir wurde klar, dass ich es nie zu einer ansehnlichen Sammlung bringen werde, wenn ich mich nicht auf eine Epoche spezialisiere. Es hätte den Kostenrahmen meiner Eltern gesprengt. Damals entschloss ich mich für den Wilden Westen. Den kann ich auch heute noch leiden. Hier brachte ich es dann zu einer ganzen Stadt, auf die ich sehr stolz war. Mein Dorf bestand aus einer Bank, einem Salon, einem Hotel, einer Station, einem Laden usw.

Ich war schon in Wohnungen, die sahen aus wie der Ikea-Katalog. Ich will hier raus. Man muss aber so tolerant sein und anführen, dass jeder so leben und wohnen kann, wir er will. Hier will ich keinen moralischen Zeigefinger erheben. Es muss sich mit dem Nachbarn bzw. Mitmenschen und den gesellschaftlichen Normen und Werten vertragen. Ich benenne, was mir auffällt und wo bei mir ein Gespür entsteht, dass hier beim Einzelnen etwas im Argen liegt. Es riecht sozusagen nach etwas, nämlich nach einer Persönlichkeitsstörung. Es steigt leichter Qualm auf. Aber ich bin kein Fachmann und kann deshalb keine Diagnose stellen.

Hans war ja eingefleischter Single und meiner Meinung nach ist er auch ein Frauenhasser. Das bestreitet er aber. Irgendeine Wut oder ein Groll auf das weibliche Geschlecht ist bei ihm aber vorhanden. Hans kann den Zustand und die Ausstrahlung seiner Wohnung selbst bestimmen. Meines wäre es nicht und ich bin auch Anhänger des Ausspruches, nur in einem gesunden und ordentlichen Leben ist ein vitaler Geist zu Hause. Damit meine ich, dass am besten alles in geordneten Bahnen verläuft. Von Frauen hält er nicht viel und gibt sich deshalb auch nicht groß mit ihnen ab. Er ist nur gefrustet und nicht bereit, etwas auf einen anderen Menschen zuzugehen. Sein größtes Problem ist deshalb der Sex. Wie kommt er zum Schuss, das ist ein Konflikt bei solchen Kerlen, die Frauen eher aus dem Weg gehen wollen und sie doch manchmal dringend brauchen. Altruistisch[53] ist seine Haltung gegenüber dem weiblichen Geschlecht also nicht. Sie sind eher mittel zum Zweck. Er erzählte mir mal bei einem Glas Lagavulin[54] in Köln, an einer kleinen Hotelbar: »Weiß du, mit dem Geficke ist das bei uns Männern wie mit den Kühen, wenn der Sack voll ist, dann fängt es an weh zu tun und spätestens jetzt musst du schauen wie er abgemolken wird.« Genau so war es um meinen Freund bestellt, ich kannte ihn. Dieser Spruch passte auch zu seiner Einrichtung und zu seinem sonstigen Stil bzw. seinen Manieren. Ich entgegnete damals: »Diogenes von

---

[53] Beschreibt eine uneigennützige Handlungsleitung und Einstellung zum Leben.

[54] Sehr sehr torfiger aber total geiler Whisky

Sinope[55] onanierte auf dem Marktplatz von Athen, er war so minimalistisch eingestellt, dass er auch auf Weiber verzichtete. Er sagte sogar, wenn das mit dem Hunger doch auch nur so einfach wäre, etwas den Bauch reiben und dann ist es gut«.

Hans hatte in den ganzen letzten Jahren keine feste Freundin. Die Frauen gehen ihm auf den »Sack«, in dieser anderen Weise. Die holde Weiblichkeit hätte es nur auf Materielles abgesehen. Er benutzte sie deshalb nur zum Vögeln und selbst hier war er total speziell. Wie seine Wohnung ohne Charakter und Einfallsreichtum, so bumste er auch. Ich selbst bin keine Stilikone, aber ich versuche im Leben in vielen Bereichen achtsam und aufmerksam zu sein. Für mich gehört es deshalb unbedingt zu meinem Dasein, dass ich ordentlich, sauber, gepflegt und ein gewisses Niveau erreicht habe. Ein Beispiel hierzu. Ich könnte es nicht ertragen, wenn mein Reich so dreckig, einfach in einem so schlechten Zustand wäre. Die Wohnung ist Spiegelbild deiner Seele, deines Innern. In einer chaotischen Bleibe kann kein klarer Geist hausen. Hier wohnt eher ein verwirrter und bequemer Kopf. Auf meinem selbst gebauten Schreibtisch aus Paletten sieht es manchmal recht durcheinander aus. Das ist aber kreatives Chaos. Hans' Struktur ist innen so wie das Außen. Er tut mir leid und auch nicht. Das Leben ist so schön, gerade mit Partner, und hat so viel zu bieten. »Jeder ist seines eigenen Glückes Schmied«, sagte schon der römische Staatsmann Claudius[56]. Wenn Hans dann sagt, ich mag keine Frauen, dann schießt es mir durch den Sinn, welche normale Dame würde hier bleiben oder einen Fuß in dieses Loch setzen? Selbst ich als von der Polizei abgestumpfter Typ hatte schon Probleme, mich auf den Küchenstuhl zu setzen, wobei ich auch wirklich sehr kleinlich

---

[55] Sehr weiser Mann seiner Zeit und erster Minimalist. Er war Anhänger eine philosophischen Richtung, in der es um Bedürfnislosigkeit ging.

[56] Appius Claudius Caecus war Römischer Konsul und Diktator

bin, was Hygiene anbetrifft. Neulich quatschte ich mal mit der Inhaberin eines kleinen Independent-Cafés über ihr Beuteschema. »Er muss sauber sein«, mehr wollte sie nicht. Das wäre mir dann doch etwas zu wenig Anspruch und mein Kumpel ist bei ihr raus. Lacht!

Bei Hans war ich nicht oft, Sie wissen, warum. Nur wenn es sich nicht vermeiden ließ, dann bin ich halt hin, einmal, da hatte er mich gebeten, ihm beim Sortieren von alten Militärorden zu helfen.

Zur Thematik hinsichtlich der Gruppe der Frauen kann ich hier auch meine Erfahrung einfließen lassen. Ich selbst habe auch schon so gehasst, nicht unbedingt das weibliche Geschlecht, aber bestimmte Menschen. Es ist lange her. Es waren Zeiten, wo mein Inneres in Unordnung war, Zeiten, in denen meine Persönlichkeit und Charakter noch recht roh und rudimentär angelegt waren, Zeiten, in denen ich dem kompletten Wahnsinn näherstand als der Realität. S. Freud nennt hier ein Strukturmodel der Psyche. Es basiert im Wesentlichen auf drei Instanzen. Dem Es, Ich, und das Über-Ich. Dieses Model von Freud ist heute weiterentwickelt worden. Grundsätzlich besteht der Fortschritt darin, dass wir diese abstrakten Begriffe hinter uns lassen können. Puhhh! Heutzutage benutzen viele die schöneren Metaphern Bauch, Kopf und Herz. Es geht hier um den Ablauf von Entscheidungen und dass wir nicht nur dem Lustprinzip frönen können. Später kommen wir noch genauer auf dieses Model.

Bei Hans ist das auch alles noch durcheinander, da bin ich mir sicher. Ich mag ihn trotzdem. Er ist eigentlich ein netter Typ. Ich glaube, Hans ist frustriert vom Leben und hat schlechte Beziehungen generalisiert. So wie bei einer generalisierten, also einer verallgemeinerten Angststörung. Das Problem ist auch, du kriegst, was du bist. Das bedeutet dreckige Wohnung, schlampiges Leben – peng – da klopft dann halt nicht Madonna bei dir an, sondern eine Schlampe. Manche hören den Schuss nicht. Dein Partner ist dein Spiegelbild, deine Kopie. Hans stand auch tatsächlich auf »bitches«. So richtig verlebte Personen. Da wären wir bei der Spiegeltheorie. Bei mir hat die bisher immer gegriffen. Meine Fehler und Unvollkommenheit waren auch immer die Makel meiner Partnerin. Natürlich stimmt das nicht zu hundert Prozent und man darf hier die Entwicklung, also die Weiterentwicklung mit den Jahren nicht vergessen. Deshalb ist es ganz normal, dass Paare sich nach Jahren trennen. Wie zwei Bäume, sie können gemeinsam in den Himmel wachsen, Seite an Seite, manchmal sogar eng umschlungen, oder der eine wächst dahin und der andere dorthin. Wenn wir in den Wald gehen, finden wir dort viele dieser Beispiele. In unserem Käfertaler Wald finden sich manchmal Kiefern und Buchen ganz umeinander gewunden. Der Zug von Hans kommt gleich und wir wollen dieses Thema verlassen. Er ist klar durch seine »Butze« erkannt. Wahrscheinlich kennen wir ihn jetzt besser als er sich. Es bleibt festzuhalten, dass nach meinem Dafürhalten niemand in so verwahrlosten Verhältnissen lebt, wenn alles bei ihm in Ordnung ist. Es gibt keinen vollkommenen Geist, deshalb ist auch niemand perfekt. Es gibt aber einen Rubikon[57]. Wenn der überschritten, also wenn dieses Niveau unterschritten wird, dann liegt etwas im Argen. Bei Hans würde ich sogar behaupten, der Typ, mein Kumpel, ist geistig angeschlagen und sehr wahrscheinlich wirklich ernsthaft an der Psyche erkrankt. Deshalb geht er ja auch in die Klappse. Ich habe Interesse daran zu sehen was bei ihm im Dunkeln liegt und dann mit ihm darüber zu diskutieren.

Es ist 07:32 Uhr und ein weiß-grauer ICE, läuft am Mannheimer Hauptbahnhof auf Gleis 5 ein. Diese weißen Intercity-Express-Züge wirken immer schmutzig. Es liegt so ein grauer Schleier über ihnen. Einzig der rote Streifen sorgt für etwas Stimmung.

---

[57] Cäsar überschritt mit seinen in Germanien kampferprobten Truppen diesen Fluss und entfachte damit einen Bürgerkrieg, den er gewann.

Viele fremde Pendler steigen aus und ein. Die Masse wirkt hektisch, manche davon aggressiv, andere desillusioniert, ein paar unglücklich, nicht wenige ärmlich, eine gewisse Zahl ist elegant gekleidet und der eine oder andere wirkt recht zielsicher. Heutzutage in den Städten sind die Menschen irgendwie immer gehetzt, ihr Blick wirkt genervt, der Oberkörper ist leicht nach vorne gebeugt, um auf das Handy blicken zu können. Ihre Aura ist depressiv und freudlos. Wenige lächeln einmal. Diese Irren machen ihm Angst. Hans verabschiedet sich zügig von seinem Bringer, denn er will weg vom hektischen Gleistreiben. Irgendwo weint ein Kind. Er kann sich nicht konzentrieren. Es ist ihm alles zu viel. Ihm fällt der Abschied deshalb noch schwerer, nicht von seinem Bekannten, aber von seiner Routine. Zu Hause kannte er sich aus. Jetzt muss er gehen, weg aus seinem Alltag. Schon damals ist ihm die Zeit nach seinem Schulabschluss schwergefallen. Er hatte sich so an die Klassengemeinschaft gewöhnt. Die Realschulzeit an einer idyllischen Waldschule war eine seiner schönsten Erinnerungen.

Es waren die Gefühle die sich in ihm nicht richtig zeigten. Diese Leere, die ausgefüllt werden wollte, oder bildete er sich das nur ein? Hans spürte etwas, aber er konnte es nicht zulassen. Er drückte es weg. Hans zeigte eine Art Pseudo-Gefühl. Etwas, das so aussehen sollte, als wären es echte Emotionen. Er fühlte, da ist mehr, aber er konnte es nicht hochholen. Seine Sinneswelt war wie ein Schwarzes Loch. Sie verschlang alles und es drang nichts nach außen. Alles was sich ihm gefühlsmäßig näherte, wurde angezogen und absorbiert. Und mit jeder weiteren Absorption wurde der eigentliche Druck seines inneren Kerns größer und schwerer. Hans schüttelt seinem Kumpel schnell noch die Hand und huscht dann in einen der Wagen. Wie er sich nochmal umdreht, ist sein Bekannter auch schon verschwunden. Die Abfahrt hat er nicht abgewartet.

Hans arbeitet sich müßig zu seinem reservierten Platz. Der Wagen ist recht voll und die Leute stehen in den Gängen. Erleichtert kommt ihm der Gedanke, dass er einen Platz reserviert hat. Es ist ein Gefühl des Triumphes. Er, der Neuling im Bahnfahren hat einen Sitzplatz, denn er war schlau. Im Vorbeilaufen kann er auf der Titelseite einer Tagesgazette mit den vier bekannten Großbuchstaben erkennen, dass Präsident Obama im Rahmen der Lehmann-Pleite Banken verbieten will, in Hedgefonds zu investieren. Außerdem will er die Größe von Geldinstituten beschränken. Es darf nie mehr Sippenhaft für die Allgemeinheit geben. Das genaue Gegenteil davon wird eintreten.

Es dauert eine Ewigkeit bis Hans seinen Platz endlich erreicht hat. Der ICE Oberstdorf fährt hier schon eine Weile. Mit Entsetzen stellt er fest, dass sein extra reservierter und bezahlter Sitz belegt ist. Auf Hans' Platz sitzt eine Frau mittleren Alters. Sie ist gut gekleidet. Wirkt eigentlich wie eine eloquente Geschäftsfrau und sie schläft mit dem Kopf am Fenster. In diesem Trubel pennt die einfach. Er fühlt sich unwohl. Hans will die Dame eigentlich nicht ansprechen, was macht man nun in so einem Fall, überlegt er. Es ist das erste Mal in seinem Leben, dass er eine Sitzgelegenheit bestellt hatte. Es hilft nichts. Er würde stundenlang unterwegs sein und will nicht stehen. Stillstehen im Korridor, wo sich jeder an ihm reibt. Dieses Gefühl ist stärker als seine soziale Kontaktschwäche. Hans spricht die Frau höflich an: »Hallo, entschuldigen Sie, das ist, glaube ich, mein Platz«.

Sie erwiderte irgendetwas mürrisches: »Ahhh… Mi…t…Sch…ß…«

Er versteht es nicht so genau. Sie will hoch, es gelingt ihr aber nicht. Beim Aufstehversuch kann er erkennen, dass sie etwas übergewichtig ist. Außerdem bewegt sie sich recht schwerfällig. Sie macht aber alles in allem einen wachen Eindruck. Richtig geschlafen hat die noch nicht, denkt er. Ihre Bewegungen sind träge und wirken erschöpft. Wahrscheinlich war sie froh einen so geilen Flecken gefunden zu haben.

Die Lady unternimmt einen neuen Versuch sich aus ihrem Sitz zu zwängen. Hans hält ihre Tat für ein misslungenes Verbrechen und gibt ihr deshalb den Spitznamen »Bonnie«. Bonnie wirkt, seit sie nicht mehr schläft und die Augen geöffnet hat, unsympathisch. Das bestätigt sein Frauenbild und das Misstrauen gegenüber dem anderen Geschlecht. Kurz bevor Bonnie sich endlich aus der Sitzreihe geschält hat, fällt sie nochmal um und landet irgendwie verbogen auf dem Schoss eines fremden Mannes in ihrem Alter. Es ist unglaublich, sie kommt einfach nicht mehr hoch. Wie eine Robbe, denkt er sich. In seinem Kopf flucht der innere Richter: »Hau doch endlich ab, mein Gott, ich will aus dem Gang, ich will mich setzen und meinen trüben Gedanken nachgehen.« Hans denkt, wie geht das hier bloß los. Er fühlt sich doch schon wie beim Hike nach Canossa[58]. Der betroffene Typ und sein zukünftiger Sitznachbar nimmt das alles kommentarlos hin. Es würde jetzt nur noch fehlen, dass sie sein Ticket sehen will. Endlich schafft sie es raus aus der Reihe. Sie schimpft nochmal irgendwas in Teilen Unverständliches zu dem fremden Mann hin. Es klang wie eine Unterstellung, weil dieser sie hat reinrutschen lassen. Irgendwie gibt sie ihm jetzt die Schuld. Für was, fragt sich Hans, Ist das so eine Art von Hybris? Auf alle Fälle schwimmt sie jetzt davon und ward nie mehr gesehen. Er versucht, das Malheur nicht als böses Omen zu deuten. Redet mit dem Universum und teilt ihm mit, für wie unsympathisch er diese arme Frau hält. Hans will versuchen, an diese Sache einen Haken zu machen und es für immer zu vergessen. Die negative Energie wird abgeleitet.

Hans verstaut noch seinen Trolley in der Gepäckaufbewahrung direkt über ihm. Das Teil geht gerade so rein. Er bemerkt, dass ihm übel ist. Gedanklich ist er schon am Ziel der Reise und überlegt mit Schrecken, was ihn wohl dort erwarten wird. Er hofft, dass die restliche Anreise gut verläuft, und macht sich

---

[58] Heinrich IV ging nach Canossa um Abbitte zu leisten, denn der Papst war sehr erzürnt über ihn.

schon wieder viele Gedanken. Jetzt spürt er seine Reizblase und sein Kopf klingelt in lauten schrillen hellen Tönen. Seine Tinnitus-Geräusche erinnern ihn an eine kirchliche Messe. In dem Moment, wo der Pfarrer mit diesen kleinen hellen Glöckchen bimmelt. Er fühlte sich gerade total schlecht. Zum Glück sitzt er mittlerweile auf seinem Sitz. Er will abschalten, den Kopf ausschalten. Atmet tief ein und dann in seine eigenen Hände aus, um dann den verbrauchten Atem zur Beruhigung wieder aufzunehmen. Seine Gedanken kreisen immer noch und ihm ist heiß. Er stellt fest, dass er mit Winterjacke und Schal dasitzt und will schmunzeln, denn es ist doch kein Wunder, dass ihm da warm ist. Hans kann nicht lachen. Er hat keine Nerven, auch nicht für etwas Zynismus oder Galgenhumor. Den Schal zieht er aus und öffnet die Jacke am Reisverschluss. Ein Blick zu seinem Nachbarn zeigt ihm, dass dieser schläft. Hans denkt, der hat wohl schon alles vergessen. Ja so ist es recht. Den geht das nichts mehr an.

Es erklingt eine Lautsprecherdurchsage »… einen Teil unseres Zuges, die Wagen mit der Nummer … haben wir heute leider nicht dabei.«

Vor ihm lachen zwei Männer. Hans fragt sich, was um Himmels willen daran so lustig ist. Humor kann eben vielschichtig sein. Er fühlt sich müde und macht die Augen zu. Es geht ihm vieles durch den Kopf. Er flucht über seinen Schädel und will einfach mal abschalten können. Die Fahrt genießen, aber geht das überhaupt? Es ist doch keine Urlaubsreise. Die nächste Ansage kommt und sie macht ihm noch mehr Furcht. Aus den Lautsprechern dröhnt es »… deshalb haben wir ca. zehn Minuten Verspätung«. Nicht zuordenbar, wegen der Überfüllung und zum Teil unverständlich hört man das Fluchen eines Passagieres, »… verdammte Bahn.«

Sein Sorgenkarussell dreht sich schneller. Er überlegt nochmal, ich habe einen Puffer von einer Stunde, aber es beunruhigt ihn trotzdem. Hans will nicht bei Kurbeginn gleich negativ auffallen. Da ist er wieder, der innere Richter. Ständig ist der am Werten und Wettern gegen ihn. Wie so ein keifendes Waschweib, denkt er. Damned! Bewertet fast alles und ist sehr streng.

Hans flucht vor sich hin, denn er bemerkt gerade, dass er den Kofferschlüssel zu Hause vergessen hat. Außerdem noch seine Jodtabletten für die Schilddrüse und seinen USB-Surfstick für sein Subnotebook. Jetzt ist er kurz vorm Durchdrehen und fühlt sich als totaler Versager. Wie konnte ihm das passieren? Es wird ihm heiß und kalt. Kleine kalte Schweißperlen bilden sich auf seiner Oberlippe. Hans ärgert sich sehr. Er wird total mutlos und hat keine Hoffnung mehr. Sein Perfektionismus in dieser Sache ist unerreicht. Wenn er schon mal etwas anpackte, dann sollte es auch tipitopi werden. Er gleitet nun wie auf einer Rutsche abwärts. Dunkle Wolken ziehen auf. Eine wunderbare Depression beginnt. Er spürt und denkt, die Welt geht gerade unter. Katastrophendenker. Das meint, dass er immer vom schlimmsten eintretbaren Fall ausgeht. Es ist wie mit dem zur Hälfte gefüllten Glas. Für ihn wird es immer halb leer sein. Schon wieder Rückschläge und neue Sorgen. Es wird im schwindelig. Alles wirft ihn gleich aus der Bahn. Dabei meint er, wer mich so sieht, würde das wahrscheinlich nicht erkennen. Er schimpft mit sich, dass er nicht nochmal sein Gepäck überprüft hat. Hans bezeichnet sich als Idioten, aber das hilf auch nichts. Die Sachen sind nicht dabei. Das Wort Idiot wird gegen Ende noch mal etwas an Bedeutung erlangen.

Der Intercity Oberstdorf mit der Nummer 511 kommt in Ulm an. Hier hätte er in seinen Anschlusszug umsteigen sollen. Aufgrund der Verspätung ist dieser nun weg. Nervosität macht sich breit und er fühlt sich im Ulmer Bahnhof fremd. Die vielen Leute hier erzeugen wieder ein Gefühl der Überforderung in ihm. Hans leidet u.a. an sozialer Phobie. Er überlegt panisch, was er nun machen soll. Gestrandet in einer Station. Es ist wie in dem

Film »Terminal[59]« mit Tom Hanks. Hier darf dieser das Flughafengebäude nicht mehr verlassen, da er keine gültigen Papiere vorweisen kann. Hanks lebt fortan auf dem Airport. Hans könnte eigentlich hingehen, wo er will, er hat gültige Papiere, aber er ist überfordert und unerfahren im Reisen. Wir sind wirklich wie ein Doppelstück, aber die eine oder andere Sache habe ich noch als Trumpf. In ganz früher Kindheit habe ich gestottert und musste zu so einer Pädagogin, die mit mir Atemübungen machte. Durch das Aufschreiben wird einem der große Blumenstrauß an Störungen, so richtig bewusst. Irgendwie ist es ein Wunder, dass das Selbst trotzdem funktioniert. Ein Flieger wäre mit so gravierenden Defekten schon abgestürzt. Eventuell sollte man auch dankbar sein für den ganzen Müll, denn ein Mensch im absoluten Gleichgewicht ist tot.

Liebe Leserin und Leser, wir wollen an dieser Stelle den gestressten Hans kurz verlassen und über das Thema soziale Phobie reden, denn auch bei mir wurde diese Diagnose gestellt.

---

[59] Amerikanische Komödie aus dem Jahre 2004 um einen am Flughafen New York gestrandeten Tourist.

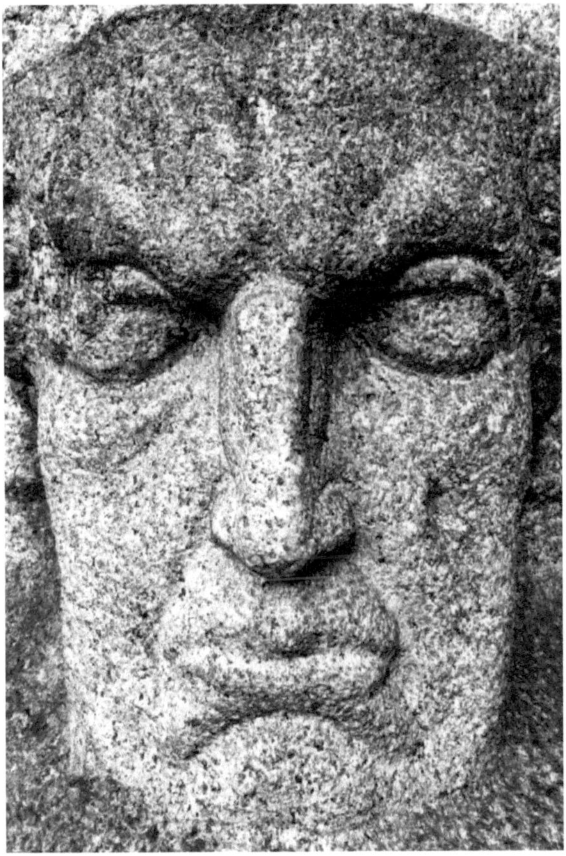

Auch bei mir wurde wie bei meinem Alliierten Hansi irgendwann festgestellt, dass ich an einer sozialen Störung erkrankt bin. Ich habe das schonmal erwähnt und glaube, dass wir uns deshalb so gut verstehen, weil wir an den gleichen Pannen leiden. In ihm erkenne ich mich, wie ich vor einigen Jahrzehnten war. Tatsächlich muss ich eingestehen, dass ich schon mindestens drei Jahrzehnte in Behandlung bin und an dieser und vielen weiteren Lädierungen leide. Weitere Störungen bei mir sind etwa Perfektionismus, Posttraumtische Belastungsstörungen,

Stimmungsschwankungen, Burnout, ADHS[60], Bindungsangst usw. Die soziale Phobie ist ein sehr persönliches Leiden und es fällt mir deshalb nicht leicht, darüber zu schreiben. Leider würde es auch den Rahmen sprengen, über all die anderen Wehwehchen zu sinnieren. Deshalb bleiben wir jetzt erst mal bei der »gesellschaftlichen Panik«. Was sagt die Wissenschaft zu diesem Knacks? Unter sozialer Phobie wird in der Regel einer Störung des Verhaltens, nach innen und außen, im Umgang mit der Gesellschaft, im sozialen Miteinander und im speziellen mit Personen definiert. Ich möchte hier nun meine individuelle Erkrankung aufzeigen. Jeder Mensch ist ein Einzeltier und ein Wunder, auch an Verrücktheit. Das Selbst und das Ich werden durch viele Ereignisse im Leben geprägt. Ich bin deshalb der Meinung, dass diese Störung bei den Betroffenen in vielen Ausprägungen auftritt und deshalb allgemein gültige Aussagen zwar getroffen werden können, diese aber nicht auf jeden zwingend zutreffen müssen. Eine Allgemeine Beschreibung der Krankheit ist wichtig, eine Subsumtion auf den individuellen Fall meistens nicht angezeigt und zielführend. Eine Untersuchung und genaue Analyse der individuellen Störung eines Patienten Y ist der richtige, aber schwierigere und in der heutigen Zeit durch die Schulmedizin oft nicht gangbare Weg. Es fehlt z.B. an Zeit, Fachkräften, Wissen und Einrichtungen. Wenn möglich, ist jeder am besten bedient, wenn er versucht, sich selbst zu verstehen und seine Erkrankung in allen Facetten, Ursachen und Wechselwirkungen zu erfassen. Blicken Sie Ihr inneres Kind direkt an. Seien sie schonungslos. Ein guter Therapeut, wie mein lieber und sehr fähiger Dr. Sokrates, ist hierbei essenziell und kann Sie in ihrer Entwicklung stark unterstützen. Leider sind Therapieplätze Mangelware und viele da draußen wahre Pfeifen vor dem Herrn. Eine Bekannte von mir wurde sogar von ihrem Analytiker angegraben. Wie immer ist aber auch eine große Portion

[60] Aufmerksamkeitsdefizit-Hyperaktivitätsstörung

Motivation und Tapferkeit notwendig, wenn Sie weiter reifen und ihre Persönlichkeit entwickeln wollen.

Mit 14 Jahren spürte ich zum ersten Mal, dass etwas mit mir nicht stimmte. Ich lernte damals ein Gedicht für die Schule auswendig. Ich tat dies gerne und war redlich motiviert. Ich konnte die Lyrik in recht kurzer Zeit perfekt zu Hause auftragen. In der nächsten Deutschstunde durfte ich es auch vor der ganzen Klasse aufsagen. Aus mir nicht begreiflichen Gründen konnte ich es nicht mehr flüssig wiedergeben. Die Note war dementsprechend. Mit Sicherheit glaubte die Lehrerin, ich hätte es nicht richtig geübt. Ich empfand diese Zensur als große Schmach und Versagen. Ich wollte es doch gut machen. Heute kann ich es anders sehen. Wäre es nicht besser, man würde einem Schüler freistellen, ob er eine Lyrik vor der ganzen Klasse aufsagen muss oder zB. ein Video auf YouTube hochladen darf. Dieses vor die Mannschaft stellen, zeigt die ganze Misere unseres Schulsystems. Es will nur bestimmte, dem System förderliche Elemente hervorbringen. Leistungsroboter ohne echte Emotionen. Wie schön hätte die Anstalt sein können. Für mich war die Penne ab diesem Moment ein Feindbild geworden.

Auch jetzt, nachdem fast 35 Jahre seither vergangen sind, löst das Schreiben dieser Zeilen in mir starke negative Emotionen aus. Damals fühlte ich mich unfair vom Leben behandelt. Ich konnte doch die Zeilen perfekt. Warum hat mein Körper das so gemacht? Er hat mich im Stich gelassen. Ich fand keine Erklärung dafür. Auch konnte ich mir nicht verzeihen. Hier trat ein weiterer unsinniger und mein weiteres Leben vergiftender Umstand auf. Ich wollte immer top sein. Perfektionismus war von nun an eine meiner unbewussten Tugenden. Da nichts vollkommen ist, musste zwangsläufig der folgende Teil meines Lebens eine Analogie des Scheiterns und Versagens werden. Mein Hamsterrad der apokalyptischen Lebensreise. Dieses einschneidende Erlebnis des Versagens löste einen Tsunami in meiner Persönlichkeit aus. Seit diesem Moment wurde ich unsicher. Ich traute mir manche Dinge nicht mehr zu. Ab da wurde es immer schlimmer. Ich wurde begrenzt. Irgendetwas in mir drückte mich unter Wasser. Meine Möglichkeiten waren nun eingeschränkt. Es ging nicht mehr um das Lernen, sondern ums Überleben und Gesicht Wahren. Ich fühlte mich minderwertig, fühlte Komplexe und mein Selbstwertgefühl ging in den Keller. Mein Zustand in Bezug auf meine Umwelt, also die soziale Interaktion, mein soziales Leben, verschlechterte sich dramatisch. Ich wollte mich in der Öffentlichkeit nicht mehr zeigen. Mehr als eine Person wollte ich nicht gleichzeitig wahrnehmen. Alle Orte, an denen mehrere Leute zeitgleich anwesend waren, wurden mir unangenehm. Das zur Schule Gehen ein andauernder Horrortrip. Von einer im Nachhinein betrachtet harmlos anmutenden Situation wie dem Vortragen eines Verses entspann sich für mich ein Leidensweg, der bis heute andauert. Aus einer Mücke wurde ein großer Dinosaurier. In einer der schlimmsten Phasen dieser Entwicklung konnte ich das Elternhaus kaum verlassen. Ich wechselte die Straßenseite, wenn Menschen meinen Weg kreuzten, und meine Augen tränten. Niemanden konnte ich mehr richtig anblicken. Konnte es nicht aushalten, wenn mich die Augen eines Mitmenschen berührten oder trafen. Aus dieser Zeit ist meine Blickhaltung nach unten auf den Boden übrig geblieben. Ich habe mir hier mittlerweile angewöhnt von Zeit zu Zeit, wenn ich bemerke, dass ich mal wieder nach unten starre, ganz bewusst nach oben zu schauen. Ich sehe dann auf die Hausdächer, die krummen Kamine, Dachrinnen, selten alte Antennen und in den Himmel.

Zu Anfangs suchte ich Hilfe bei Alexis. Ich erklärte ihr den Vorfall mit dem Gedicht. Sind nicht Eltern die ersten Ansprechpartner bei Kindern? Sie war gerade beim Putzen des Bades und meinte, das wäre doch nicht schlimm, so etwas könnte jedem passieren. Die Antwort passte mir nicht. Es war mir zu wenig. Bei einem Normalo hätte die Begründung gereicht. Ich spürte, sie hatte keine Ahnung, was in mir vorgeht, und ich konnte mich nicht richtig erklären. Wie denn auch, ich hatte ja selbst keine Ahnung, was da vor sich geht, tief in mir drin. Von nun an begann ein Spießrutenlauf. Ich versuchte mich und mein Handicap, für das ich mich schämte, durch das Leben zu lavieren. So wie bei einem Riesenslalom. Die Tore waren meine Hindernisse, Probleme, Qualen und Anforderungen. Ihnen stellte ich mich nicht, sondern versuchte, daran vorbeizufahren. Mein innerer Richter gab mir die Schuld an allem. Ich fühlte mich als Mensch zweiter Klasse, als Taugenichts und abgewertet. Ich hatte damals keine Ahnung, dass es psychische Erkrankungen gibt und wie man damit umgeht. Dass man sich für eine Pathologie egal ob psychisch oder physisch nicht schämen sollte. Niemand sucht sich das aus oder ruft: »Ja, hier, bitte, gebt mir einen gebrochen Finger und etwas Schizophrenie dazu.« Aber wo liegt die Ursache dieser und der weiteren noch folgenden Erkrankungen bei mir? Könnten wir diese spannende Frage beantworten, liebe Leserin und lieber Leser, dann wüssten wir sofort, wo wir ansetzen sollten. Auf alle Fälle vergebe ich allen, insbesondere meinen Erziehungsberechtigten. Es ist überhaupt die Frage, ob man immer die Causa wissen sollte.

Das Minderwertige wird nicht geliebt, weder von Außen noch von Innen. Ich spürte keine Selbstliebe für mich. Nahm mich nicht wahr. Mit der Zeit trennten sich Kopf und Herz. Auch der Bauch begann ein Eigenleben. Dazwischen entstanden Mauern und der Schmerz, den ich zuvor fühlte, war weg. Die Stiche prallten an den Steinen ab. Die soziale Phobie machte mich sprachlos gegenüber anderen. Ich traute mich nicht mehr so, auf Mitmenschen zuzugehen. Hatte wenige oder gar keine Freunde. Die sozialen Beziehungen gingen auf ein Minimum zurück. Ich wirkte auf andere schüchtern und verklemmt. Auf Partys stand ich abseits. Gerne hätte ich dazugehört, aber es war mir zu viel und zuwider. Irgendetwas in mir löste bei dem Versuch, so wie meine Freunde zu sein, eine Panik aus. Mein Innerstes schien extrovertiert, aber es konnte nicht raus. Diese Phase in meinem

Leben bezeichne ich als den goldenen Käfig. Goldenes Tiergehege, das klingt eigentlich gar nicht so schlecht, oder? Hier fällt mir auch sofort das Buch »Anleitung zum Unglücklichsein« von Paul Watzlawick[61] ein. Auf dem Buchcover ist ein schöner bunter Vogel in einem viel zu kleinen Käfig zu erkennen. Es ist natürlich klar, dass der Paradiesvogel unglücklich sein muss. Er hat viel zu wenig Platz oder er ist schlicht zu groß. Lacht! Er könnte ja sein Gitterhaus verlassen. Warum also ein Edelmetallkäfig?

Es ging mir materiell gut, ich hatte vieles was ich als Jugendlicher brauchte. Ich hatte genug zu essen, trinken, ein schönes Zimmer, einen guten Freund (T. Bibel+) und einen Commodore C64 (selbst durch Arbeit in den Ferien mit 13 Jahren verdient). Nur der Körper wollte nicht so recht. Es verschlechterte sich zusehends. Wenn es ganz übel kam, dann konnte ich nicht mehr sprechen, zitterte am ganzen Leib und bekam Herzrasen. Es fühlte sich an wie ein Nervenzusammenbruch. Die körpereigenen Systeme spielten nicht mehr mit. Damals waren psychische Probleme auch noch ein Tabuthema. Es gab nur wenig Literatur für die Allgemeinheit und kein Internet. Würde so etwas bekannt, dann hatte man sein Stigma[62] weg. So dachte ich zumindest damals.

Erst spät habe ich mich damit beschäftigt, wie ich die soziale Phobie wieder loswerde. Wie könnte ich sie überwinden? Zu Hilfe kam mir in diesem Moment ein sehr, sehr guter lebenserfahrener Therapeut. Zu diesem Zeitpunkt hatte ich auch schon eine Gruppentherapie, jahrelange Tiefenpsychologie und einen hoffnungslosen Selbstmordversuch hinter mir. Ich befand mich damals in meinem zweiten Studium an der Hochschule der Polizei, wobei ich wohlgemerkt das erste ja nicht geschafft hatte. Es wäre unfair, den Grund nur in meinen Erkrankungen zu suchen.

---

[61] Paul Watzlawik war ein Multitalent und Autor zahlreicher Bücher

[62] Ein zumeist negatives Zeichen, das für alle sichtbar ist.

An der neuen Uni gab es viele Momente, die ich so nicht bestehen konnte. Wollte ich aber dieses Mal bis zum Ende studieren, musste ich mir etwas einfallen lassen. Ich begann mit Entspannungsübungen nach Edmund Jacobsen, das so genannte PMR[63]. Zuvor hatte ich schon autogenes Training probiert. Progressive Muskelrelaxation sagte mir besser zu. Es half mir, insgesamt ruhiger zu werden. Meinem damaligen Seelenmasseur habe ich es zu verdanken, dass ich einigermaßen durch das Studium gekommen bin. Er ist mein Mentor und Held. Er hat mir Werkzeuge zum Überleben gegeben. Ich kann nicht sagen, was dieser Heroe für mich getan hat. Sein Name war Detlev Kommer[64]. Es gibt viele kritische Momente, denen ein Phobiker versucht auszuweichen. Es grenzt fasst an ein Wunder, dass ich alles, was ich nicht tun wollte und was mich beängstigte, irgendwie umgehen konnte. Natürlich ist es notwendig zu mogeln. Aber mit der Zeit wird man sehr einfallsreich. Es ist wie eine Fehlhaltung. Kann ich irgendein Körperteil nicht richtig benutzen, dann gewöhne ich mir eine bestimmte Haltung, einen Gang an, damit ich das Teil schonen kann. Eine Verdrängung. Wir wissen, dass dadurch nichts besser wird. Im Gegenteil, irgendwann klemmt es dann woanders, wegen der Schonhaltung. Außerdem erfordert es viel mentale Kraft und so war ich manches Mal geistig total ausgebrannt, durch meine Vermeidungen. Mit einem erfüllten Leben hat das natürlich nichts zu tun. Meine psychischen Erkrankungen verlangten viel Energie. Ich zeichne hierzu häufig ein Bild. Zwei Menschen werden geboren. Sie gehen durch ihren Lebensweg, der eine zieht eine schwere Eisenkugel hinter sich her, die ganze Zeit. Der andere geht frei.

---

63 PMR hat mir sehr geholfen. Aus meiner Erfahrung weiß ich, dass es nicht jedem hilft. Man sollte einfach vieles ausprobieren. Jacobsen war ein amerikanischer Arzt.

64 Kommer war der erste Präsident der Bundestherapeutenkammer in Berlin.

Das sagt zunächst nichts über ein »erfolgreiches« Leben aus. Alles ist möglich, das sagte schon der Generalstab. Es ist natürlich auch denkbar und es mag paradox klingen, gerade dieser Stachel kann einen im Leben zu Höchstleistungen anspornen. Wahrscheinlich ist genau das und geschieht nicht gar zu selten, dass Individuen trotz Handicap unglaublich erfolgreich werden. Glücklich und zufrieden sind sie aber nicht immer. Um das Bild nochmal aufzugreifen. Der mit dem rostigen Metallball ist manchmal schneller als der ohne. Durch die Kugel ist er trainierter und besitzt einen eisernen Willen. Er hat dieses spezielle Bewusstsein ausgebildet. Mit Sicherheit hat das pathologische Züge, aber das ist gerade das Nitro für die Höchstleistungen. Denken Sie auch nochmal an mein einfaches Model von IST und SOLL. Dazwischen hängt die Psyche und soll, darf oder muss das alles verarbeiten. Das wäre so ähnlich wie eine Hängebrücke über einem Abgrund und die beiden Fixpunkte bewegen sich auseinander. Wir wissen, was passieren wird. Die Seile werden reißen. Manche geben deshalb richtig Gas und verlängern ständig die Taue. So geht es natürlich auch. Heilung wäre aber besser.

Mir stellte sich irgendwann die Frage, wie kann ich genesen oder wie kann ich zumindest meinen Zustand, meine soziale Phobie, lindern? Hierzu möchte ich kurz den bekannten Hirnforscher Gerald Hüther zitieren. Er zeichnet ein sehr gutes Bild über die einzelnen Systeme, welche ein gutes Funktionieren unseres Körpers und Geistes in der Regel ermöglichen. Er nutzt dazu ein Zwiebelmodel. Es gibt verschiedene Gefüge in uns, welche alle einen bestimmten Zweck erfüllen. Zum Beispiel gibt es eine Einheit, welche die Atmung kontrolliert und dafür verantwortlich ist. Dann einen Komplex für die Sprache usw. Diese ganzen Gefüge sichern, wie bereits erwähnt, das gute und reibungslose Funktionieren unseres Organismus. Zum Teil auch sein Überleben. Sie sind also sehr wichtig. Kontrolliert werden diese Einheiten von einem Metasystem[65], ähnlich einer Metasuchmaschine. Die »Bündelungsroutine« sucht nicht selbst, sondern sie ist eine übergeordnete Funktion, die sich der anderen Suchmaschinen, wie Bing, Google, DuckDuckGo, metagear, Ecosia[66] oder Baidu bedient und die Ergebnisse zusammenführt und dem Nutzer präsentiert.

Unser Übersystem überprüft und kontrolliert alles. Man nennt dieses Ding das limbische System. Aufgrund von Fehlinterpretationen oder schlechten Erfahrungen, auch Traumas, Fehlern bei der Erziehung usw. kann das limbische Gehirn fehlgeleitet sein. Liebe Leserin und Leser, kennen Sie das Spiel Limbo. Das Game hat mehrere Auszeichnungen erhalten. Ich habe es zum erstmal in Karlsruhe im ZKM[67] Museum gespielt. Sofort war ich Feuer und Flamme dafür, obwohl es 20 oder mehr Jahre her ist, dass ich das letzte mal ein Computergame bediente. Hauptprotagonist in diesem Spiel ist ein namenloser Junge. Er sucht seine verlorene Schwester. Die Spielatmosphäre ist gruselig, beklemmend und oft muss der Arme qualvolle Tode sterben, weil er eine Falle übersehen oder eine riesengroße Spinne ihn mit ihren Beinen aufgespießt hat. Ich stelle mir vor, der namenlose und nur schemenhaft erkennbare Junge, das bin ich. Limbo ist mein limbisches System und die Schwester ist mein verlorenes Selbstbewusstsein und der ganze defekte Rest. Ich muss weit gehen, oft bin ich auf mich allein gestellt, ich soll Rätsel und Gefahren überstehen um am Ende geheilt zu sein. Den Side Scroller habe ich mittlerweile zu Ende gespielt. Dafür brauchte ich einige Wochen. In meinem Leben wird das Spiel so leider nie Enden. Sad!Einen finalen Punkt, an dem ich mich hinstellen

---

[65] Metasysteme sind über allen anderen liegende Systeme bzw. Programme und haben deshalb Kontrollfunktion oder bedienen sich dieser.
[66] Eine grüne Suchmaschine die für das nutzen durch User, Bäume pflanzt.
[67] Das ZKM ist eine Einrichtung für Medienkunst und Kultur. Ein Besuch gerade mit Kindern lohnt sich.

kann und behaupte »So Robocop, das wars, nun bist du geheilt!«, den wird es nicht geben. Es ist nicht schlimm, ich blicke hier gelassen drein, ich habe mich auf meinen Weg gemacht und nur das zählt. Raus aus der Komfortzone und Arsch hoch. Aufgrund meiner Erkrankungen, kann ich manches nicht von mir verlangen. Wir haben keine Flügel, also können wir auch nicht fliegen wie Vögel. Wir können aber mit unterschiedlichen Fluggeräten gleiten, das geht.

Das limbische System[68] kann überreagieren und in einen Panikmodus schalten. Zu früheren Zeiten, wo wir noch im Neandertal oder in schwäbischen Höhlen lebten war dieses Krisen Programm auch angebracht. Im Neandertal[69] gibt es ein schönes, empfehlenswertes Museum. Man ist überrascht was die Neandertaler schon alles drauf hatten. Sie machten Kunstwerke, Musik mit Knochen und hatten allerhand Gerätschaften zur Körperpflege. Eine der häufigsten Notwendigkeiten in diesen Zeiten war wohl die Flucht oder der Angriff. Je nach dem kann man in solchen Momenten auf die Sprache verzichten. Alle Energie und Aufmerksamkeit wird z.B. für das Rennen oder kämpfen benötigt. Vielleicht war das der Grund, warum ich das Gedicht nicht richtig vortragen konnte, mein Körper war im Neandertal Modus.

In der heutigen Zeit bzw. bei psychisch gestörten Individuen wird durch das limbische Gebilde dieser Notfallplan aufgerufen obwohl er vom Inhaber, also vom jeweiligen Mensch-Gehirn nicht angefordert war. Das ist ein schöner Mist! Ich würde ihn gerne abschalten. In meinem Fall sollte ich dieses Gedicht vortragen, das ich perfekt gelernt hatte und deshalb gut wiedergeben

---

[68] Sehr alte Gehirnregion die für die Steuerung der Atmung, der Triebe, des Lernens usw. Zuständig sein soll.

[69] Behandelt die Ur- und Frühgeschichte der Menschheit und die Neandertaler.

konnte, aber aufgrund einer Störung, einer Fehlinterpretation, drehte mein limbisches System gerade, wo ich dran bin, am Rad. Ich kann auf das aufwendig einstudierte nicht zurückgreifen, stattdessen könnte ich gerade davonlaufen oder zuschlagen. In meinem Fall irrt Limbi also häufiger. Nun gibt es über dem limbischen Regime zum Glück noch das Großhirn, puhhh, lacht, Glück gehabt. Dieses arbeitet mit dem Verstand, unserer Ratio, und kann aufgrund von Lernprozessen und Wissen in der Theorie, weisere Entscheidungen treffen. Es wäre also möglich, dass sich die Genialität einschaltet und sagt: »Limbi du übertreibst gerade.« Es geht nur um das Vortragen einer Poesie und nicht um den potenziellen Angriff eines Säbelzahntigers oder einer Kängururatte. Der Verstand kann somit das Verhalten der limbischen Herrschaft bewerten. Er kann es aber nicht abschalten. Schlussendlich ist das »Limbi« nicht sofort zu stoppen. Aber insgeheim weiß man, es passiert nichts. Klar die Aufregung bleibt und man fragt sich, wie lange will Limbi noch durchdrehen. Und man möchte gerne sagen, »Limbi, halts Maul und verpiss dich!« Damned!

Aber wieso funktioniert es bei der Mehrheit und bei mir nicht. Ist das fair? Schenkt man diesen Ausführungen glauben, dann ist bei mir ja wohl etwas ziemlich durcheinander. Ich gebe hierzu ein weiteres Beispiel. Wird in einer Schulstunde eine Gruppenarbeit durchgeführt, geht es bei mir in meinen Systemen total ab. Ich bekomme Phobien[70] und Panik dahingehend, dass ich nicht Vortragen möchte. Allein die Aussicht, ich könnte es sein, und der Gedanke daran lösen in mir Gefühlstürme heftigster Art aus. Dann bin ich nur damit beschäftigt, meinen kleinen Jungen zu beruhigen. Es ist keine Energie mehr vorhanden, um andere Dinge, etwa was um mich herum gerade passiert, wahrzunehmen. Fast wie wenn die amerikanische Regierung einen Government shutdown macht, weil sie sich nicht einigen können,

[70] Übertriebene Angst vor einer Situation oder etwas.

und alle Ausgaben werden deshalb reduziert und die meisten Beamten werden in Zwangsurlaub geschickt. Manchmal glaube ich, es hätte mir besser getan, ich wäre in solchen Momenten einfach aufgestanden und gegangen, statt diese Sinnesmonster immer auszuhalten. Was hat mein Limbi verkorkst? Ist es mein Anspruch und meine Erwartungen oder waren es schlechte Erfahrungen und falsch geschaltete Synapsen? Wenn ich vortrage, muss es tippitoppi sein, ich will cool rüberkommen und eine Top-Note. Dazwischen gibt es nichts. Ich setze mich selbst dadurch unter Druck. Bin also mein größter Kritiker. Was folgt, ist, dass ich solche Panik schiebe, dass es mir überhaupt unmöglich erscheint, vor die Klasse zu treten. Über die Jahre habe ich gelernt, dass sich in einer Gruppe immer jemand findet, der vorträgt. Mein übergeordnetes Metasystem, also mein Verstand, sagt mir heutzutage in diesen Situationen, ruhig bleiben, es wird sich schon jemand anderes finden. Bisher hat diese Strategie immer funktioniert. Sobald sich einer gefunden hat, spüre ich so große Erleichterung und kann wieder mitarbeiten und Limbi beruhigt sich langsam.

Abschließend will ich noch ein letztes negativ besetztes Muster anführen. Zu Beginn des Kapitels zeigte ich auf, wie das bei mir mit der sozialen Phobie gestartet ist. Ich erinnere mich, dass ich als guter Vorleser in der Klasse bekannt war. Bis zu einem bestimmten Zeitpunkt habe ich auch gerne vorgelesen. Dann kam für mich ja dieser Kulminationspunkt. Es ist so ähnlich wie bei Clausewitz[71]. Es beschreibt einen Punkt, an dem eigentlich schon eine Niederlage eingetreten ist, die sich aber erst im weiteren Verlauf zeigt. Alles läuft super, man hat das Gefühl, es geht gut voran im Leben. Man lernt, spielt, hat genug zu essen, Freunde, Ferienarbeit usw. Es scheint perfekt. Aber irgendwo wurde ein Punkt bereits überschritten, der einen erst viel später

---

[71] Carl von Clausewitz war ein Militärangehöriger und veröffentlichte das bis heute wirkende Buch vom Kriege

einholt. Du stehst am Fluss, baust dir einen Bauernhof auf. Nutzt das klare Flusswasser und hast nicht bemerkt, dass es weit weg an der Quelle einen Bergrutsch gab und das Wasser bald versiegen wird. Irgendwo in meinem Unterbewusstsein liegt diese Stelle. Wenn dann der Bach versiegt, ist ab diesem Moment das normale Leben vorbei und man fragt sich hinterher immer, wo war mein Fehler? Wie in einem Fußballspiel, wenn Bayern 3:0 führt und am Ende 3:4 verliert. Wo ist der Moment gewesen, an dem einem das Spiel entglitt? Oder ein Sportler, der kurz vorm Ziel nicht mehr kann, weil er zu wenig Kohlenhydrate zuführte oder trank.

Aber zurück zu meinen Lesekünsten. Es kam der Tag, an dem mich meine Klassenlehrerin zum Vorlesen aus einem kleinen gelben Reclam-Heft bestimmte. Ich sollte ein Stück aus *Die Leiden des jungen Werther* von Goethe lesen. An diesem Tag war es vorbei mit der Freude am Rezitieren durch mich. Wie schon beim Gedichte vortragen versagten meine Systeme bzw. gerieten außer Kontrolle. Ich zitterte am ganzen Körper, las mit weinerlicher, gebrochener Stimme und konnte mich nur schwer auf die Buchstaben konzentrieren. Mit zunehmender Dauer wurde es immer schlimmer. Ich bekam Herzrasen und nach einer gefühlten Ewigkeit hatte die Lehrerin endlich ein Einsehen und ließ mich stoppen. Wieder schämte ich mich in Grund und Boden. Alle Blicke ruhten auf mir. Die Leichtigkeit, mit der ich zuvor gelebt hatte, war verschwunden. Eine Zeitlang hoffte ich, dass es niemand so recht bemerken würde. Redete mir ein, dass die anderen das nicht mitkriegen. Es war eine Krücke für mich, damit ich weiterhin in den Spiegel sehen konnten.

Sehr grob holte mich damals ein Lehrer aus dieser zurechtgelegten Notlösung heraus. Dieser Pädagoge sprach mich damals direkt in so einer blöden Situation darauf an, ob ich krank wäre. Er gab mir keinen Tipp, sondern fragte aus reiner Neugierde. Er hatte kein Verständnis für mich. Ich hasste ihn dafür. Sein Verhalten war total kränkend. Es war der größte Schmerz, den ich bis dahin erdulden musste. Ich war fertig, dieser unbarmherzige Zuchtmeister hielt mir den Spiegel vor und nahm mir die letzte Hoffnung. Meine Würde war dahin. Ich wusste, jeder sieht es und danach wirst du beurteilt. Meine Stigmatisierung war perfekt. Keiner mag kranke Menschen. Du bist raus aus der Gesellschaft, denn du bringst es nicht.

Ich könnte noch hunderte von Beispielen und Anekdoten aus meinem Leben mit meiner sozialen Phobie schildern. Über vieles kann ich heute eher lächeln. Damned! Mit Humor ist das Leben leichter, auch wenn es nur schwarzer oder Galgenspott ist. Da ich gleich mit Hans biken gehe möchte, sollten wir auch mit seiner Geschichte weitermachen. Zuvor gibt es noch ein kleines Gedicht von mir. Es ist als Hilfe in schlechten Zeiten gedacht. Es kann für viele Situationen im Leben stellvertretend eingesetzt werden. Für Vorträge, Stress in der Partnerschaft, einem schlimmen Erlebnis, ein misslungenes Abenteuer, ein gescheitertes Projekt, einen großen Verlust usw. Die Zeilen tragen den Titel »Starke Gefühle«.

Es ist wie ein Sturm, ein tosendes und lautes Unwetter,
mit Blitz und Donner.
Da hört man die leisen und zarten Töne nicht mehr,
und wenn erst die dunklen Wolken alles verdunkeln,
dann bekommst du Angst in der Finsternis,
du willst einfach drauf los rennen,
die helfende Hand findest du nicht mehr.

Besser, du bleibst ruhig stehen,
legst deinen Rucksack ab und suchst dir einen sicheren Stand.
Wirf alles ab, was gefährlich werden kann,
und spüre, wie der feuchte Regen über deine Haut rinnt
und deine Füße nass werden.

Du geniest das Gewitter und erinnerst dich an den Sonnenschein, wie schön wird es wieder sein, wenn das Unwetter vorüber ist.
Du weißt, irgendwann, das muss so sein,
wird es am Himmel eine helle Stelle geben.
Diese beobachtest du und wirst staunen, wie sie immer größer und mächtiger wird.

Und dann plötzlich siehst du auch wieder den Weg
und nimmst voller Freude die hingereichte Hand.
Die Luft ist rein und klar geworden,
der Regen war dringend nötig.
Die Natur der Dinge hatte es so gebraucht.

Laotse sagt hierzu: »Zerfetzt sein, heißt erneut werden.«
So, liebe Leserin und lieber Leser, genug Poesie, lassen Sie uns zu Hans vom Waldhof rüber gehen und sehen, wie es dem am Hauptbahnhof im schönen Ulm Gestrandeten weiter ergangen ist. Doch zunächst möchte ich noch eine Gastvisite von ihm schildern. Während meiner dritten Kur hatte er mich nämlich auf meinem Zauberberg besucht.

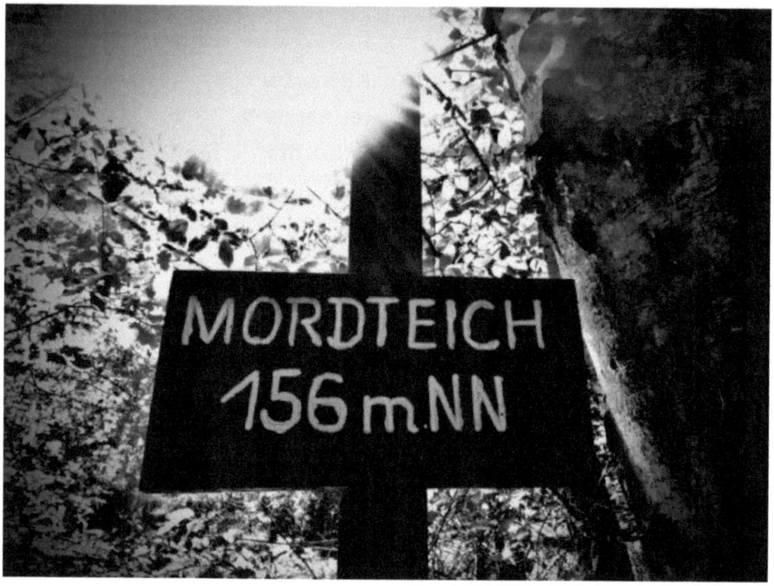

Hans trug meistens Aldi Klamotten. Zumindest sah es so aus. Nichts hatte Esprit. Die Schnitte wie bei einem Opa. Mir ist es unverständlich, wie man Kleidung tragen kann die einen in Optik und Aussehen, sprich »Look«, abwertet. Er zog sich an, wie seine Bude aussah, mit dem Unterschied, dass die Klamotten sauber wirkten. Gerade bei Single-Männern hatte ich oft bemerkt, dass mit dem Abgang der holden Weiblichkeit auch viel Geschmack, Stil und die Hygiene von Bord gehen. Viele männliche Singles haben Büschel von Ohr- und Nasenhaaren, das ist gruselig. Ich selbst habe meine Kinder beauftragt, mir jedes Haar, das sie erkennen, zu melden. Lacht! Dafür habe ich mir extra einen kleinen Haartrimmer zugelegt.

Hans trug bei seinem Besuch zu den dezenten Ohr- und Nasenhaaren eine kurze Hose und ein blaues Poloshirt im Knitter-Look, darüber eine groß ausfallende Weste in Camouflage ohne Ärmel, aber mit vielen Taschen. Sein Aussehen erinnerte an einen Soldaten oder bei näher Betrachtung einen Angler. Wobei ich immer davon ausging, dass die ganzen Taschen auch an der kurzen Outdoor-Hose leer waren. Er hatte in der einen Brusttasche der Weste Lidl-Zigaretten und in der anderen ein Bic-Feuerzeug mit einer Barbusigen darauf. Manchmal zeigte er mir voller Stolz seinen Kubotan[72] und andere Gimmicks zum Nahkampf. Keine Ahnung, in welcher Tasche der Stift steckte. Hans glaubte wirklich, er wäre eine Kampfmaschine, sportlich und attraktiv, dabei kam er schon nach kurzer Bewegung vor lauter Fluppen aus der Puste. Auch Kraft konnte ich bei ihm nur in homöopathischen Dosen feststellen. Von nichts kommt nix. Ich half ihm einmal bei einem Umzug, also bei den Vorbereitungen. Er hatte damals seine Eigentumswohnung auf mein Zutun abgestoßen und zog in eine günstigere Mietwohnung in einem viel schöneren Stadtteil. Hans war nicht in der Lage, die Möbel ein Stockwerk hinunter zu tragen. Schlussendlich ließ er die Räumung von einer Firma durchführen. Das war aber schlau!

Liebe Leserin und lieber Leser, woher kommt der schlechte Geschmack? Ich finde dass dieses Phänomen bei uns, also der Gruppe der Männer, durchaus weiter verbreitet ist als bei Frauen. Wenn du ein phlegmatischer, wenig gepflegter und unsportlicher Typ bist, was nützt es da, wenn du besser autofahren kannst oder das Marmeladenglas aufbekommst. Hans hatte auch total verfärbte Zähne vom Quarzen. Ich glaube, ich bin wieder einmal zu kritisch und pedantisch. Es ist eine Abwertung, aber leider auch die Wahrheit? So, wie er ist, akzeptiere ich ihn, das möchte ich anfügen. Ist es nicht nur natürlich, wenn man nicht die geringsten Anforderungen in Optik, Benimm und Stil mitbringt, dass es dann auch mit dem Partner nicht klappt? Zum Glück oder im Fall von Hans leider, gibt es ja die Spiegeltheorie. Es ist also möglich, zumindest die Kopie von sich selbst zu finden. Also eine Frau, die rumläuft wie eine Anglerin oder ein

---

[72] Ein Selbstverteidigungs-Gegenstand in Form eines Kugelschreibers.

Fisch und Supermarkt-Sachen trägt usw. Bitte entschuldigen Sie, ich will provozieren und ganz so war das von mir nicht gemeint. Lacht! Ich meine aber, dass mit zunehmender Bildung hinsichtlich Liebe, ich meine dies hier im Sinne der Partnerschaft und Liebe zum Leben mit allen Facetten, es mit Beziehungen auch besser klappt. Ganz wichtig ist die Eigenliebe oder Selbstzufriedenheit. Das erstere hat etwas Narzisstisches. Das zweite klingt besser. Wir könnten es auch so formulieren: »Ich bin weder besser noch schlechter als die anderen.« Bevor man mit sich selbst nicht alleine klar kommt und sich als »geilen (etwas Einbildung ist ok)« Typen erkennt, wird es nicht laufen. Ich kann es gar nicht oft genug sagen: »Sie sind total geil und ich bin ein total geiler Typ.« Ich meine das nicht unbedingt sexuell, aber schon in Bezug auf Eros[73].

Hans hält es mit sich selbst nicht aus, das hat er mir mal anvertraut. Er braucht immer Ablenkung. Man kann keine Brücke bauen ohne das Wissen darüber. So ist das auch mit Beziehungen und dem Leben. Leider ist es von Nöten, sich diese Bildung selbst anzueignen. Ein Schulfach gibt es hier nicht. Qualität in der Sprache und in der Schrift erfordern ja auch eine Grundbildung, sonst kann man nicht schreiben und lesen. Es gibt sehr sinnliche Dinge wie einen gepflegten Körper, gutes Essen und eine schöne Optik. Dafür benötigt man kein Geld, es muss nicht die neueste Mode sein oder ständig Champagner. Es reicht einfach, sich dazu ein paar vernünftige Gedanken zu machen und die Thematik zu studieren, also sich fortzubilden. Dazu muss man die Faulheit und Trägheit besiegen. Zunächst ist alles etwas mühsam und es ist ganz normal, dass man gefühlt einen Hügel hochgeht. Danach wird es aber leichter und man kommt in einen Flow, das heißt, es läuft von »alleine« super. Wichtig ist es,

---

[73] Eros ist der Gott der Liebe. Eros bedeutet aber auch Leidenschaft und Begierde zwischen zwei Polen, also Partnern.

dieses Gesetz zu kennen und deshalb Arsch von der Couch[74] und anfangen, das ist der schwierigste Moment.

Hans besuchte mich während meiner dritten Kur in Schmannewitz. Der kleine verschlafene Ort liegt in der Nähe von Leipzig. Es ist ein Teil von Dahlen. Ein netter kleiner und sehr gepflegter Landstrich. Die früher bekannten Jacob-Sisters (vier singende Brünette Schwestern) wurden hier groß. Ein Wochenende wollte er bleiben. Ich machte für ihn ein Bett in dem einzigen Hotel klar. Wir unternahmen an einem dieser Tage eine Radtour durch die schöne und einzigartige Dahlener Heide[75]. Am Mordteich kamen wir vorbei. Hier soll man früher die Verurteilten ertränkt haben, dann an der Toten Magd, die arme wurde hier von einem Blitz erschlagen und man hat ihr nun zu Ehren ein Denkmal gesetzt. Es besteht aus ein paar schönen Rhododendren, einem kleinen Jägerzaun und einer Gedenktafel mitten im Wald, gegenüber ist eine Bank zum Ausruhen. Ich habe mich hier nie ausgeruht und auch nie jemanden sitzen sehen. Ein weiteres Highlight der Heide ist die Gedenkstätte für den bekannten Zoologen Dr. Alfred Brehm. Wer hat nicht eines seiner Bücher als Kind zu Hause gehabt? Hier steht ein großer Stein mit einer Inschrift, die ihm huldigt, daneben ist eine Sitzgelegenheit, eine Schutzhütte und eine Tafel, die erklärt, dass Herr Brehm hier oft unterwegs war und ihm die Heide aufgrund ihrer Diversifikation an Tieren und Pflanzen sehr gefiel.

Es war so ein heißer Sommertag, die Luft trocken und wir kamen ganz schön ins Schwitzen. Die Heide und der Forst boten nur wenig Abkühlung und Schutz nur vor den direkten Strahlen. Wir machten im Verlauf eine Rast an der alten Jägereiche, einem bekannten Kreuzweg, der zentral in der Dahlener Heide

---

[74] Hierzu gibt es ein ziemlich aktuelles Buch von Dr. Strunz Junior mit dem Titel »Arsch hoch beginnt im Kopf«.

[75] Ca. 180km^2 großes Waldgebiet an der Elbe.

liegt. Hier kommen viele Wege zusammen. Neben der Jägereiche steht ein rundes Denkmal, das an die Jagd und daran erinnert, dass hier einmal die Grenze zu Preußen war. Außerdem wurde dort ein riesiges schönes und geräumiges Holzhaus errichtet. Dieses Log Cabin hat mir bei vielen Unwettern gute Dienste geleistet. Ich harrte hier Stunden auf das Ende des Regens und hatte viel Zeit zu sinnieren. Die Dahlener Heide an und für sich war meistens menschenleer. Ich habe noch nie ein solch einsames und trotzdem gepflegtes Waldgebiet gesehen. Überall standen kleinere und größere Schutzhütten und Bänke zum Rasten. Lediglich an der Jägereiche traf ich ab und zu eine Kindergartengruppe. Meine Mitpatienten verirrten sich nur selten so tief ins Holz, denn meistens kehrten sie schon nach kurzem Weg zurück. An diesem heißen Sommertag kamen Hans und ich nur langsam voran, denn mein Fan, der sich für einen Fighter hielt, schnaufte stark und war schnell saft- und kraftlos. Eventuell waren das schon die ersten Anzeichen…?

Einige Jahre zuvor allerdings war Hans wie berichtet selbst auf dem Weg in seine erste Kureinrichtung und in Ulm, der Stadt mit dem höchsten Kirchengebäude, der Welt gestrandet. Er hatte sich auf das große Abenteuer seiner ersten Heilbehandlung eingelassen. Jetzt hing er da im Bahnhof fest und suchte verzweifelt nach einer Lösung. Nach reiflicher Überlegung entwickelt er einen Plan B, also eine Alternative. Hierzu begibt er sich zum Service Point der Bahn. Eine junge Dame, die hier ihren Job verrichtet, kann Hans prompt helfen. Sie druckt ihm eine neue Verbindung aus und er kann es nicht fassen. Es ist unglaublich, wie ein Wunder, der Zeitverlust ist gleich null. Ein Taschenspielertrick oder wie will man das nennen? Also in Wirklichkeit nur ein paar Minuten Zeitverlust. Es grenzt irgendwie an Zauberei, denkt Hans. Sogar etwas mehr als eine halbe Stunde Aufenthalt in Ulm. Geschenkte Zeit, um sich zu sammeln und Eindrücke zu gewinnen. Sein Ärger und seine Panik weichen Ernüchterung.

Wie so oft war sein Kummer unbegründet. Im Gegenteil, er wollte doch schon immer mal Ulm sehen. Die Stadt mit dem höchsten Turm der Welt, dem Ulmer Münster[76]. Vor dem Bahnhof versucht er die Stadt in sich aufzunehmen. Den »Riesen« kann er leider nirgends sehen. Da er so langsam etwas Hunger bekommt, geht er wieder in das Bahnhofsgebäude zurück. Wo soll er hier bloß hin? Er sucht irgendetwas Unverbindliches. Etwas, wo er nicht auffällt, wo man ihn nicht wahrnimmt, wo er unbeobachtet etwas konsumieren kann. Am liebsten bewegt er sich als Phantom in der Fremde. Nach einigem Auskundschaften fällt ihm eine Bäckerei ins Auge. Etwas Abseits gegenüber der Theke setzt er sich hin, bestellt sich einen Kaffee und etwas Süßes dazu. Er beobachtet die Passagiere. Die Station wirkt alt und schäbig auf ihn. Die Verkäuferin dagegen jung und höflich. Er bestellt etwas frech, indem er zu ihr sagt: »Ich brauche etwas Süßes und einen Kaffee.«

Flirten geht immer bei Männern, egal, wie krank oder verrückt sie sind. Sie hat das mit einem Lächeln quittiert. Hans wusste, er war ausgehungert und vertrocknet in sexueller Hinsicht. Total verbrannt, wie das Death Valley. Er würde sofort, wenn die Richtige kommt, brennen. Nicht im Sinne von Liebe, mehr so wie ein Stier, der ein rotes Tuch sieht. Aufgrund seiner Probleme hatte er schon gefühlte Ewigkeiten keine sexuellen Kontakte mehr gehabt. Eine Unendlichkeit dauert bei Hans 6 bis 12 Monate. Seine schlechte Stimmung klingt ab. Ein Gefühl von Hoffnung keimt in ihm auf. Er glaubt wieder, es wird alles gut werden und weiß, dass auch vieles an ihm liegt. Wie wirkt er auf andere? Oft erhält er das Feedback er wäre teilnahmslos, hätte kein Temperament und keine Werte. Aus was besteht ein Individuum? Also der Hülle, das wäre das Selbst. Dann kommt da noch das ICH, dass das Selbst ausfüllt. Es steckt in der Hülle wie

---

[76] Es soll mit über 161 m und 768 Stufen der höchste Kirchturm der Welt sein.

die Bettdecke. Oder wie ein leeres Glas. Es kann sehr schön sein und dann kommt Cola rein und für den einen ist es widerlich süß und der andere findet es geil. Das ICH, behaupten manche, wäre unveränderbar. Naja, zumindest kann man grob sagen, dass es aus unserem Temperament, der Persönlichkeit und dem Charakter besteht. Zweifelsohne sagt die Wissenschaft, dass wir den Charakter am ehesten beeinflussen können. Unser Protagonist ist vom Temperament phlegmatisch, von der Persönlichkeit etwas einfach und vom Charakter nett und harmlos. Das war jetzt sehr knapp. Lacht!

Hans nimmt sich vor, offener und freundlicher zu wirken. Egal, ob es aufgesetzt ist. Die schwarze Brühe, die er bekommt ist verdammt heiß. Und er nimmt den Plastikdeckel ab, damit es schneller abkühlt. Währenddessen beobachtet er die Passanten und Kunden. Hans stellt sich die Frage, ob die erkennen, was mit ihm los ist. Bemerken die, dass es ihm mies geht? Ihre Blicke fühlt er und fragt sich, was das soll. Manche sind wahrscheinlich noch ärmer dran. Da schießt gerade ein Lieferant herein und bringt der Bäckerei kistenweise neue Berliner. Kurz darauf holt seine adrette Backwaren-Managerin aus dem Ofen frische Brezeln. Mit schnellen Bewegungen und großer Routine und Präzision sammelt sie die heißen Laugenteile in einem Korb. Es duftet total lecker. Alles geht bei ihr zack-zack. Ihre Hände bewegen sich so schnell. Kurz stellt er sich vor, wie die wohl im Bett ist. Wahrscheinlich muss sie auch so dranlangen hier in der Bahnhofsbäckerei, sonst kommt sie nicht rum. Nach Feierabend wird sie sehr müde sein und im Schlafzimmer geht vielleicht gar nichts mehr von ihrer Seite aus. Sie wird dann daliegen wie eine kalte Brezel und immer noch so duften und ihr Liebhaber darf sich dann schnell auf und in ihr austoben. Vielen Frauen macht das nichts aus. Schon meine Oma Hildegard meinte zu mir: »Da lasse ich Opa halt schnell ran. Es tut mir ja nichts.« Hildegard lernen wir später noch im Kapitel Chronik etwas näher kennen.

Meistens, also früher, hatte bei Hansi die »Bumserei« auch nur einige Minuten gedauert. Das ganze Thema wird zeitlich total überschätzt. Am liebsten war es ihm, er konnte so schnell wie möglich los rammeln, dann kam er nach gefühlten paar Minuten und wollte sodann einschlafen oder gehen. Dieser Traum blieb ein frommer Wunsch. Es musste Vorspiel geben und Nachspiel und dazwischen musste geleckt werden usw. Selten konnte er einfach wie ein Feldhase ran. Damned!

Die große analoge Uhr im Stationsgebäude signalisiert ihm, dass es Zeit wird. Er blickt zum hundertsten Mal auf seinen Ausdruck. »Du Kontrollfreak«, sagt er zu sich. Hans soll zu Gleis 4 gehen, Gleis 4 Süd. Was soll diese blöde Bezeichnung? Totaler Schrott, woher soll er wissen wo hier die Himmelsrichtungen sind? Das Abfahrtsgleis findet er wieder erwartet gut und wartet dort auf den RE 3937. Jetzt würde es mit alten abgewrackten Bummelzügen weitergehen. Und das war auch noch schneller. Komisch! Plötzlich wird ihm schlecht. Er könnte sich gerade übergeben. Das ist neu für ihn. Das Gefühl der totalen Übelkeit hatte er schon lange nicht mehr. Sein ständiges Ohrgeräusch drängt gerade in sein Bewusstsein. Hans hört einen schönen schrillen Sinus-Ton. Das Geräusch änderte minimal seine Klangfarbe und ging vom linken Lauscher zum Rechten und wieder zurück. Manchmal blieb der Hund einfach zwischen beiden Löffeln stehen und machte Pause. Nun hatte sich sein personalisierter Klingelton wieder verändert und wurde einfach nur schriller. Zudem signalisiert seine Blase, dass er pinkeln muss wie ein Wasserfall. Plötzlich schneit es auch noch. Was ist hier nur los, hämmert es in seinem Kopf. Kleine winzige leichte weiße Flocken fallen vom Himmel. Was Hans hier noch nicht weiß, ist, dass ihn der Schnee verfolgen wird. Von den Mitreisenden fühlte er sich am Gleis begafft. Die beobachten ihn, denkt er. Sieht er vielleicht schlecht aus? Wie ein Kranker oder wie das Leiden Christi? Endlich kommt der Zug und er kann einsteigen. Im Wagen ist es ziemlich leer. Nur ab und zu sitzt irgendwo ein einsamer Fahrgast. Alle wirken recht normal. Der Regionalzug fährt los und Hans starrt aus dem Fenster. Er sitzt in Fahrtrichtung, denn er mag es nicht wenn die Landschaft rückwärts an ihm vorbeizieht. Während der Tour schaut er sich mehrfach die Fahrplanauskunft an. In Memmingen muss er umsteigen. Versunken grübelt er über sein Misstrauen gegenüber Frauen. Die Gedanken verdrängt er.

Nach etwa 40 Minuten hält der Zug in Memmingen und er steigt um in den Regionalzug 32794. Alles klappte prima. Es war ein kleiner übersichtlicher Bahnhof mit nur ein paar Gleisen. Hans findet sich nun in einem noch älteren Waggon, dieser ist reif für das Museum. Der Wagen, in dem er sitzt, ist komplett leer. Er ist der Einzige. Was geht hier vor? Niemand will dorthin, wo er hin muss. Er sieht kurz eine Person mit Uniform auf dem Bahnsteig. War das der Schaffner oder der Zugbegleiter? Es ist ihm egal, der Zug fährt los. Wohin beschleunigt der jetzt mit ihm?, fragt er sich. Er spürt Anspannung und hat Angst durchzudrehen. Hans blickt ans Ende des Abteils und kann durch die Tür in den nächsten Waggon sehen. Hier entdeckt er zwei auffällige Kerle. Sie bewegen sich zielstrebig durch die Gänge und kommen auf ihn zu. Er merkt in der Regel, wenn an Personen etwas nicht stimmt. Das ist so eine berufliche Sache und die zwei Typen sind keine normalen Fahrgäste. Sein Gespür verrät ihm das. Beide sind jetzt fast bei ihm und fixieren ihn mit ihren Blicken. Sie halten ihn regelrecht fest damit. Er baut schon einmal Körperspannung auf und überlegt sich, dass er sitzen bleibt und dem vordersten voll ins Gesicht treten wird, dann stürzt der in dem engen Flur nach hinten und der andere kann gar nichts machen. Entweder haut er dann ab oder er steht auf und rennt über den am Boden liegenden, macht den hierbei endgültig platt, um dann den zweiten fertig zu machen. Auch könnte er eine Stange oder einen Haltegriff nehmen, um richtig auszuholen und Schwung in seine Schläge zu kriegen. Sie bleiben direkt vor ihm stehen. Hans denkt, das gibt es doch nicht wirklich, was glotzen die so? Er ist so dermaßen angespannt und könnte sofort losschlagen wie ein Berserker. Vielleicht käme ihm so eine Schlägerei auch gerade recht, um mal den Dampf aus dem Kessel zu lassen. Beide Herren geben sich als Polizisten aus. Puuhhh! Er glaubt ihnen sofort, denn das ist die Lösung. Da hätte er auch selbst drauf kommen können. Sie wollen zunächst seine Fahrkarte sehen. Hans überlegt, ob er sich als Kollege zu erkennen geben soll oder lieber nicht. Wie er so überlegt und in seinem Geldbeutel rumkramt, gibt er einem der Männer seinen Dienstausweis. Irgendwie ist es ihm aber peinlich. Ich werde nervös, wegen der scheiß Kontrolle, denkt er. Es blubbert dann doch aus ihm heraus, »Hallo, ich bin ein Kollege …, ja aus Mannheim …, zur Kur bin ich hier.«

Er kriegt sofort alles wieder und die beiden wünschen ihm einen schönen Aufenthalt. Hans beneidet sie, denn sie verrichten ihren Job im Allgäu, umgeben von Bergen und Wiesen. Wie traumhaft ist das denn, glaubt er. Vielleicht sollte er einen Antrag auf Versetzung in das schöne Allgäu stellen. Er liebt die Berge und überlegt, ob es hier wohl wirklich so besonders toll wäre, seinen Dienst zu schieben. Auch hier werden sie wahrscheinlich ihre Probleme haben. Unterbesetzung, schlechtes Arbeitsmaterial, bekloppte Abläufe, Vorgesetzte ohne Rückgrat und keine Beförderungsmöglichkeiten. Etwas peinlich ist ihm die Situation schon. Ob die wissen, dass das eine Kureinrichtung für Psychos ist? Hans vergleicht sich ständig mit anderen und wertet sich ab.

Aus seinen Gedanken gerissen, hält der Zug plötzlich mitten auf der Strecke. Er sieht aus dem Fenster, kann aber nichts Außergewöhnliches feststellen und erblickt auf den Gleisen einen Zugbegleiter. Direkt vor seinem Fenster steht der und ist zum Greifen nah. Hans öffnet sein Schiebefenster und fragt ihn, was denn passiert sei. Es ist niemand anderes zu sehen. Einsteigen wird hier wohl keiner, außer Fantomas eventuell. Es scheint, dass er der einzige Fahrgast ist. Liegt vielleicht an der alten

Bummelbahn und der langsamen Strecke. Der Schaffner erklärt, dass der Wagen hier halten müsse, wegen eines entgegenkommenden. Hier an dieser Stelle wäre die einzige Möglichkeit, aneinander vorbeizufahren. Das Tal, durch das sie fahren, ist so eng begrenzt, dass es nur eine Trasse für beide Richtungen gibt. Ihm war das bisher nicht bekannt. Es gibt Bahnstrecken, da wird in beiden Richtungen gefahren, das spart auch Eisengleis und somit Geld. Man lernt nie aus. Blöd wird es, wenn aus irgendeinem Grund nicht angehalten wird und beide Eisenbahnzüge aufeinander zurasen. Mit Sicherheit, denkt er, gibt es hierfür ein Überwachungssystem, dass dann einen Notstopp oder so einleitet. Und hier bewahrheitet sich der alte Spruch, wenn einer eine Reise tut, dann kann er was erleben. Was Hans nicht schon alles durchlaufen durfte in diesen paar Stunden und was wird wohl noch alles kommen. Lauter Mikro-Abenteuer und Anekdoten. Sie unterhalten sich noch über das Wetter und anderes belangloses Zeugs. Es klappt ganz gut mit ihm, denn er scheint ein prima Kerl zu sein, der Begleiter. Sehr sympathisch und hübsch ist er auch, wahrscheinlich schwul. Mittlerweile würde Hans sogar mit einem Mann »ficken«, so süchtig ist er nach einem Schuss. Der Zugbegleiter kommt ursprünglich aus dem Osten und wohnt mittlerweile in Ulm. Die Route hier findet er gar nicht so toll. Es gäbe schönere. Nach ein paar Minuten geht es schon wieder weiter, der junge knackige Kerl verabschiedet sich und er schließt das Fenster. Ein Triebwagen ist in dieser Zeit nicht vorbeigekommen oder er hat ihn übersehen. Etwas traurig ist er, dass sein temporärer Freund schon weg ist. Später fällt ihm auf, dass der Begleiter beim Durchfahren von Ortschaften, in Gegenden, wo die Bebauung sehr nah an die Gleise geht, die Pfeife zum Warnen und Signal geben, nur sehr vorsichtig und leise einsetzt. Das findet er sehr aufmerksam. Richtig liebenswert ist das. Seinen Beruf nimmt er ernst, nicht so wie Hans aktuell. Er mag seinen Beruf eigentlich nicht mehr. Er hatte sich abgekämpft, war müde und frustriert.

Je tiefer sie in die Berge fahren, desto höher wird die Schneedecke. Kontinuierlich steigt die langsam an. Mittlerweile sind sie bei gut 20 cm.

Irgendwann hält der Zug in Leutkirch. Hier muss er umsteigen und das Abteil verlassen. Die Schienenfahrt ist nun vorbei. Der Rest des Weges geht nur mit dem Bus. Die Haltestelle findet er dank der Auskunft des Schaffners gut. Die Anreise nach Isny soll etwa nochmal eine Stunde dauern. Bisher liegt er gut im Zeitplan. Das beruhigt ihn. Auf die Weiterfahrt mit dem Bus freut er sich. Man sieht einfach mehr im Omnibus und es rauscht nicht alles so vorbei. Ein vibrierender Stadtbus entschleunigt und fährt manchmal mitten durch Ortschaften und da gibt es viel mehr zu entdecken, Menschen, Häuser, Geschäfte, Fabriken, Tiere, Vorgärten, Blumenkästen, Fenstereinblicke, Haustiere, usw. Er wird sich ganz hinten hinsetzen, direkt über den Motor. Hier hat man den besten Blick nach draußen und das Brummen des Diesels wirkt seit jeher beruhigend auf ihn. Busfahren ist einfach besser, zumindest im Allgäu.

Hans ist ausgestiegen, steht in der Kälte und wartet auf den großen Wagen. Außerdem stehen mit ihm hier noch eine ältere Dame, zwei Jugendliche und ein Pärchen. An der Haltestelle liegen teils 40 cm Zentimeter aufgeschütteter Schnee und manche Stellen sind stark vereist. Da, wo oft Kraftfahrzeuge über die Schneedecke fahren, hat sich ein braunschwarzer gefrorener Brei gebildet. Manchmal sind die Profile der Reifen als Muster im Eis wie Versteinerungen festgehalten. Es hat leichte Minusgrade. Ihm ist kalt und er friert, denn er kommt aus dem warmen Waggon und durch das ständige Sitzen ist sein Kreislauf noch down. Ein Polizeiauto in altem grünem Design fährt vorbei und mustert die Jugendlichen eingehend. Er glaubt, die »Schmiere« hat hier nicht viel zu tun. So viele von der Pinguintruppe sind normalerweise nicht zu sehen. Das Wort steht synonym für Terrakotta-Armee. Es ist nicht böse gemeint und ich hatte es in Hans II erwähnt. Oft, wenn man die Terrakotta Armee braucht, ist sie aber nicht da. Aber hier sieht man sie wenigstens, wenn alles gut ist. Sie fahren weiter und er denkt daran, dass er in 60 Minuten in der Kureinrichtung ankommt. Das macht ihn mürrisch. Er überlegt, was dann passiert. Wird er gefoltert werden? Was werden sie bei ihm feststellen? Ist er ein hoffnungsloser Fall und muss entsorgt werden?

Endlich kommt der totmachende Diesel, seine dunklen Gedanken werden unterbrochen. Unsicher fragt Hans beim Einsteigen den Fahrer, ob er denn nach Isny fährt. Dieser nickt. Er will nichts falsch machen. Bloß kein blöder Umsteigefehler, so kurz vor Schluss. Hier ist er ein gebranntes Kind. Hans sagte dem Fahrer noch, dass er zum Kurhaus im Stadtteil Neutrauchburg muss und dieser wird ihm bescheid geben. Hans ist sich sicher, es wird laufen. Los geht‘s, der Linienbus hat sich in Bewegung gesetzt. Die Reise ist schön, der Schnee nimmt weiter ständig zu. Es geht vorbei an vielen typischen Allgäuer Bauernhäusern und kleinen idyllischen Dörfchen mit vereisten Brunnen. An einer Haltestelle ist plötzlich ein großes Geschrei. Der Omnibus hat vor einem Kindergarten gehalten. Nun ist er voll mit ca. einer Million Kindern, wenn man nach dem Getöse geht. Die Kleinen sind sehr fröhlich. Hans hatte sich getäuscht, er glaubt zumindest, dass es auch Schulkinder sein könnten. Es geht nicht weiter. Der Busfahrer ist ungeduldig. Er weist die Kinder an, sich hinzusetzen. Das funktioniert nicht. Jetzt steht er von seinem Sitz auf und dreht seinen massigen Körper in Richtung Mittelgang. Erst nun erkennt Hans, dass er eine Sonnenbrille aufhat. Vielleicht ein Schutz gegen Schneeblindheit. Damit wirkt er ziemlich unfreundlich. Wie aus so einem amerikanischen Film. Nach unzähligen Ermahnungen, die nicht fruchten, läuft er den Gang entlang und harscht die einzelnen Kinder an. Er brüllt rum wie ein General: »Hinsetzen, setzt euch hin…!« Entschlossen packt er eines und wirft es nach Hans‘ Dafürhalten etwas zu heftig auf einen Sitz. Endlich sitzen alle und die Fahrt geht weiter. An einer Haltestelle fällt ihm eine Klinik auf. Ein großes Gebäude. Es ist in seinen ganzen Abmessungen so schnell nicht zu erfassen. Er fragt nochmal unsicher beim General nach. Dieser erklärt: »Endstation ist Haltestelle Kurhaus.«

»Allagut«, denkt Hans.

So, die Endstation ist endlich da. Er steigt aus. Tatsächlich ist hier auch ein großes Gebäude und da steht Kurhaus drauf. Es sieht aber irgendwie nicht wie eine psychotherapeutische Heilklinik aus. Er überlegt, was er tun soll, und lässt seinen Blick umherkreisen. Nicht weit entfernt sieht er einen Servicepoint und geht dort hinein. Es ist so ein Tourist-Information-Büro der Stadt Isny. Die Damen sind sehr hilfsbereit und erklären, dass er hier falsch ist. Er wäre am Kurhaus. »Ahso«, Hans denkt »klar, da soll ich ja hin.« Hier gibt es Kaffee und Kuchen, aber die Klinik ist woanders. Er flucht innerlich mit sich. »Zu blöd zum geradeaus laufen, Scheiße, Kurhaus und Kurklinik sind was ganz verschiedenes«, dämmert es ihm. Die Angestellten erweisen sich aber als äußerst hilfsbereit und rufen in der Klinik an. »Herr Hans, es kommt ein Pendelbus, der holt Sie hier ab und bringt Sie zur Einrichtung. Der Wagen ist gelb«, entgegnet eine der Grazien.

Er bedankt sich höflich, zumindest versucht er das in seiner Gemütslage und ist total froh, dass er endlich sicher ankommen wird und dass er diese Hürde auch irgendwie gemeistert hat. Und er ist sich sicher, dass er trotz dieses Maleurs kurz vor dem Ziel pünktlich ankommt. Es müsste jetzt mit dem Teufel zugehen, wenn er es nicht rechtzeitig schafft. Er weiß nicht, warum ihm das so wichtig ist. Übrigens fährt der Fahrer den gelben VW-Bus wie eine Sau. Wahrscheinlich ist das ein einheimischer Bauer, der hier einen Nebenjob in der Wintersaison ergattert hat. Es gibt nur einen Fahrgast, ihn. Der Landwirt teilte ihm mit, dass direkt vor der Klinik eine Haltestelle gewesen wäre. Hans schickt einen kurzen Fluch in Richtung des Generals. Dieser Heini wusste doch, dass er zur Kurklinik musste. So ein Idiot.

Der Farmer und er fahren einige Minuten über die vereisten und von hohen Schneerändern gesäumten Straßen. Hier in Isny liegt gut ein halber Meter weißes Gold. Der ältere Chauffeur biegt links von der Straße auf ein Gelände, es sind mehrere große Gebäude zu erkennen, dann geradeaus in einen Kreisel ein, unter einem Dach und in der Nähe des Einganges hält er an. Hans ist endlich da!

Der erste Eindruck ist ernüchternd. Er sieht mehrere große längliche Anwesen. Alles wirkt zwar wie eine große Urlaubsanlage, aber nicht so schick und einladend. Müsste er eine Bewertung abgaben, dann würde er für die Außenanlage bisher drei Sterne vergeben. Aber alles in allem erweckt es doch den Eindruck eines Hotels. Er steht nun unter einem großen Holzdach, welches den Zugangsbereich schützt. Als er Richtung Pforte geht, öffnen sich zwei Glasschiebetüren leise nach links und rechts. Vorsichtig geht Hans hinein. Im Innern der Anstalt ist es sehr ruhig und warm. Links befindet sich die Anmeldung. Es sieht so aus, dass noch mehrere Gäste im Moment angekommen sind. Einer davon sticht heraus. Er ist ein Bär von einem Mann, sehr groß und in etwa im gleichen Alter wie er. Der Schwarzbär hat auch schon etwas Winterspeck angesetzt. Hans denkt sofort, das wird mein Kumpel für hier oben. Er braucht immer einen Kollegen, das war schon beim Bund so, Männerfreundschaft halt. Da er Probleme hat, Leute anzusprechen, setzt er häufig die Holzhammer Methode ein. Direkt auf die Person zugehen und ansprechen, egal, was, auch auswendig gelernte Phrasen. Hauptsache angreifen, das klappt bei Frauen und Männern gleichermaßen. Viele spüren, ob die Kontaktaufnahme ehrlich gemeint ist oder nicht. Und Frauen stehen auf authentische Männer, auch wenn es mal nicht so galant klingt. Hier oben will er einen Freund haben, also los und ran. Beziehungen können das Leben leichter machen. Das Soziale ist sehr wichtig im Leben. Der Mensch ist ein gesellschaftliches Wesen und er braucht Verbündete und gute Beziehungen. Und außerdem hatte er sich vorgenommen freundlicher und aufgeschlossener zu sein.

Noch zögert er, zum Bärenmann Kontakt aufzunehmen. Zunächst geht er deshalb zur Rezeption. stellt sich vor und erhält einige Infos und den Zimmerschlüssel. Die Dame an der Rezeption sagt noch »Herr Hans, gleich kommt eine Mitarbeiterin und führt Sie durch das Haus.«

Ok, denkt er, das muss wohl sein. Eigentlich würde er gerne lieber zwei Tage durchschlafen.

Die Angestellte kommt prompt. Sie ist mittleren Alters und zeigt mir, dem Schwarzbären, und einer weiteren Handvoll Patienten die Hotel-, respektive Klinikanlage. Die Informationen prasseln geradezu wie kalter Eisregen auf uns ein. Es schmerzt. Hans spürt, dass er etwas Ruhe brauchen könnte. Die Anreise und sein zurückliegendes Leben haben ihn ausgezehrt. Er konnte sich nicht alles merken. Schon wieder fühlt er sich überfordert. Es scheint den anderen aber auch ähnlich zu ergehen. Das ist ein kleiner Trost. Alle sind hier erschöpft. Der psychische Druck ist groß, das spürt man. Das erleichtert und beruhigt ihn etwas. Er versucht- auf LMAA-Einstellung zu schalten. Es klappt nicht, sein Gefühl wird noch schlimmer. Abkürzungen knallen in sein Gehirn, »… hier ist das BWZ[77], dort das MLZ, es gibt auch HWS und hier ist der Briefkasten usw«. Zum Abschluss erhalten alle noch eine Therapiekarte. Das ist so eine Art dickes Heft, in dem alles was man in der Kur macht eingetragen wird bzw. durch den Behandler notiert ist. Man könnte auch sagen, ein Nachweis für die Krankenkasse, dass der Patient etwas geleistet hat und die Einrichtung auch. Das Heft wird für die nächsten Wochen sein Filofax, also Terminplaner werden. Filofax ist auch eine Komödie mit James Belushi. Ein reicher Mann verliert sein

[77] Bewegunszentrum, Medizinisches Leistungszentrum und Hauswirtschaftszentrum.

Filofax und ein armer Kerl findet es. Er will es in der Millionärsvilla abgeben und wird seither für den Inhaber gehalten. Ein witziger und tiefgründiger Film zum Thema Kleider machen Leute[78]. Die Führung ist zu Ende und alle bedanken sich höflich.

Nun kommt Hans‘ Einsatz. Er bietet dem Bären Honig an oder so.

»Hallo ich bin Hansi«, legt er los.

»Ich bin der Bernie oder Bent«, redet der zurück.

»Wie bitte?« Er glaubt, dass er es nicht richtig verstanden hat.

»Bennie«, legt der nun nach.

Er versteht den Namen nicht. Verdammt! Der Barbier oder Bernd hat eigentlich eine deutliche Aussprache. Aber er blickt es nicht. Vielleicht liegt es am Ohrenschmalz. Er muss noch ein paar mal nachfragen. Es ist ihm zwar peinlich, aber es hilft ja nichts. Endlich sitzt der Name, der Zottel trägt den Spitznamen »Ben«. Geil, denkt Hans, so hieß auch der Bär von James Grizzly Adams[79]. Lacht! Das war eine seiner Lieblingsserien.

Beide verabreden sich gleich, zusammen zum Mittagessen zu gehen. Derweil geht Hans in seine Höhle. Seinen dunklen Delsey-Koffer, welchen er an der Information erhalten hat, wirft er auf das Bett, den mitgeführten Samsonite-Trolley und seine schwarze Eastpack-Umhängetasche hängt er an die Garderobe in seinem Zimmer. Das Appartement wirkt ordentlich. Es ist ca. $10m^2$ groß. Schränke, ein Tisch, ein bequemer Sessel, ein kleines Holzbett, ein geräumiges Bad mit Dusche und ein wirklich großer Balkon mit Blick ins Grüne sind Bestandteile. Im Badezimmer gibt es weiße Fließen, davor im Gang Holzparkett und um das Bett Teppichboden. Am Fenster findet sich ein bodentiefer Vorhang. Es ist alles da, was man so braucht. Die Möbel sind

---

[78] Die Serie hieß »Der Mann in den Bergen« und spielt in der Wildnis Nordamerika. James zeiht einen jungen Bären mit Namen Ben groß.

größtenteils aus honigfarbenem Buchenholz gefertigt. Er setzt sich kurz auf das Bett. Die Matratze wirkt bequem. Ihm ist mulmig, denn er weiß nicht, was noch alles auf ihn zukommen wird. Das mag er nicht, diese Ungewissheit. Zum Auspacken hat er keine Lust, selbst wenn er den Kofferschlüssel hätte. Er findet keine Ruhe und verlässt das Zimmer. Behutsam schließt er die Zimmertüre von außen und geht vorsichtig über blauen Teppichboden in Richtung seines neuen Partners Ben. Bis zu dessen Zimmer sind es einige hundert Meter Flor. Die Anlage wirkt erstmal riesig. Leise klopft er an und Ben macht sofort auf. Den Speisesaal finden beide sehr schnell. Der Eingang besteht aus einer großen zweiflügeligen Glastüre, beide Flügel sind geöffnet. Der Raum an sich ist rechteckig und sehr groß. An der Außenseite ist eine umlaufende Fensterfront, durch die das helle Tageslicht einströmt. Wer einen dieser Tische am Rande erwischt, für den zeigt sich ein super Alpenpanorama. Die Berge liegen voller Schnee. Der Blick geht ihn Richtung Adeleg und Alpen. Das Panorama ist für Bergverliebte einzigartig. Tolles Licht und klare Luft an diesem Tag und die Sonne steht über den Gipfeln und hüllt diese in pures Gold. Es sieht aus wie lauter goldglänzende Zuckerhüte. Die Luft ist klirrend kalt und die Aussicht scharf und weit. In der Mitte des Saales befinden sich zwei große Buffets. Links davon an der Wand ist ein kleines Holzregal, darauf findet sich eine Teebar. Ein Blick auf eine große an der Wand angebrachte Uhr zeigt, es wird knapp. Mittagstisch ist von 11:45 bis 12:30 Uhr. Danach wird blitzartig abgeräumt werden. Ben will wissen, wo er sitzt. Er meldet sich deshalb bei einer Servicekraft. Sie nimmt uns auf und weist uns an unsere vorbestimmten Plätze. Hans ist traurig, beide sitzen an unterschiedlichen Tischen. Wir sind getrennt, aber das hat auch System. Es wird durchgemischt. Wie auf der Arbeit. Das Frischfleisch wird zu alten Hasen gesetzt. Ben hat es gut erwischt, er sitzt an einem Tisch mit drei bezaubernden Damen, alle in unserem Alter und somit der beste Jahrgang. Hans erhält einen Platz zwischen zwei älteren Frauen und einem Herrn. Er nimmt an seinem zugewiesenen vierer Holztisch platz.

»Guten Tag, ich heiße Hans, ich bin heute angekommen und neu hier«, stellt er sich vor. Die anderen glotzen blöd und erschrocken.

Nach kurzer Zeit kommt Bewegung in sie und der Reihe nach stellen sich die anderen vor.

»Hallo, ich bin die Inge«, sagt eine kurz vor der Rente stehende und witzig aussehende Frau.

»Mein Name ist … (wir wollen ihn Casanova nennen, die Aufklärung kommt später)«, erklärt ein drahtiger und kahlköpfiger Mittfünziger.

»Und ich bin Sylvia«, kommt es leise aus einer schüchtern wirkenden älteren Frau.

Alle reden plötzlich auf ihn ein und er erhält schon wieder eine Menge Input. Eigentlich will er nur essen. Casanova ist sehr direkt. Er bringt es gleich auf den Punkt.

»Ich bin hier wegen Burnout. Ich bin im Geschäft zusammengebrochen«. Casanova ist Banker. So sieht er nicht aus. Er wirkt eher wie ein Schmalspurwixer.

Und gleich darauf fragt er Hans: »Weswegen bist du hier?«

Ohne nachzudenken erwidert Hans: »Das gleiche wie du, Burnout.«

Komisch denkt er, zu Hause ist mir das immer schwer über die Lippen gegangen. Hier sagt er das einem wildfremden Schandmaul. Noch dazu so einem Finanzaffen. Noch vor Sekunden kannte er diesen Mann nicht und der Rest am Tisch hat es auch gehört. Er kann das nicht einordnen und wischt es deshalb erstmal weg. Es kann ihm auch egal sein. Die Leute wird er später nicht mehr sehen. Das Später wird schon in einigen Wochen sein. Also scheiß drauf! Er wartet gespannt auf sein Mahl und überlegt, dass die Antwort Burnout nur einen Teil seiner Probleme umfasst. Er hat auch noch eine Angsterkrankung und weiteres, so ein schönes buntes Potpourri an Scheiße. Es ist schon komisch, dass ich mit Hans jemanden getroffen habe, mit dem ich viele Erkrankungen und Ticks teile. Ich bin ja Anhänger der Spiegeltheorie und glaube, dass man im Leben häufig auf Spiegelpartner, also eine Kopie seiner selbst trifft. Das passiert auch bei Freundschaften. Auch bei mir wurde eine Angsterkrankung festgestellt. Eine weitere Parallele für unsere Freundschaft. Verlassen wir also Hans bei Tische und wenden uns meiner Angsterkrankung und ihren Auswirkungen zu.

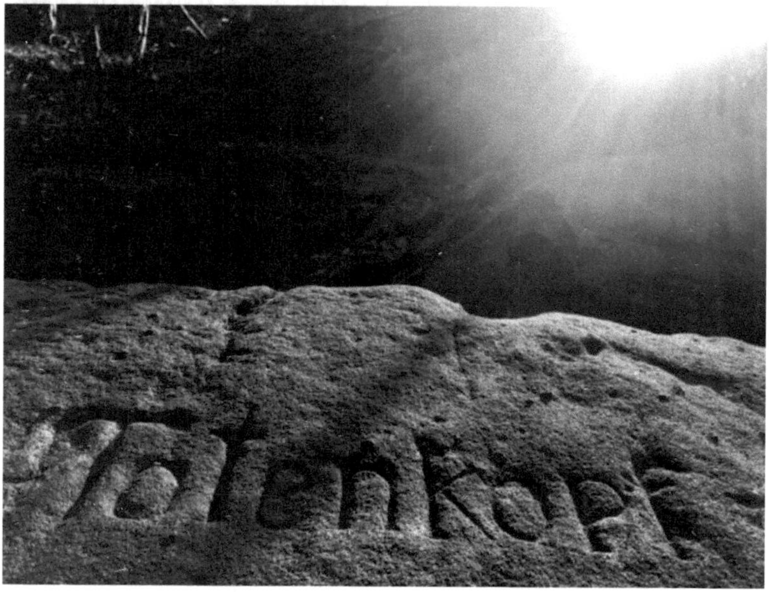

Bei mir zeigt sich Angst, manchmal mehrmals am Tag. Es kommen Panikattacken. Das Thema ist für mich mindestens ebenso schwierig wie die soziale Phobie, liebe Leserin und Leser. Der Umgang mit meiner Angsterkrankung und den damit einhergehenden Störungen ist oft nicht lebenskonform für mich. Ein unglaublicher Kraftakt, der zusätzlich zum normalen Leben und meiner Entwicklung zu leisten war und ist. Ich stoße hier in meiner Familie meistens auf Unverständnis. Hier und im Bekanntenkreis kann man es nicht verstehen, dass ich Ängste habe. Ich würde soweit gehen, dass ich meine Störungen und Panikattacken als generalisierte Angststörungen[80] bezeichne. Das bedeutet für mich, dass ich nicht weiß, woher die Furcht ihre Ursa-

[80] 5 von 100 Menschen sind hier betroffen. Menschen mit generalisierter Angststörung leiden unter einem ständigen Gefühl von Besorgtheit und Anspannung in Bezug auf alltägliche Ereignisse und Probleme.

che zieht und wann sie auftritt. Sie kommt einfach aus heiterem Himmel wie ein Blitzschlag bei strahlendem Sonnenschein. Peng, und du wirst getroffen wie die arme »tote Magd« im Letzten Kapitel. Es gibt viele Lieder über Angst, wie von Herbert Grönemeyer der Song, »Angst« (Top-Lyrik) oder von Personen wie dem Sänger der Gruppe Jupiter Jones, namentlich Nicholas Müller, der sehr emotional in dem Song »Still« und auf der Bühne über seine persönliche Angsterkrankung singt. Ein wirklich beeindruckender Typ, dem man das permanente Grauen ansieht und anmerkt. Er muss unglaubliche Dämonen in sich tragen, die ihn ständig in die Tiefe ziehen wollen, und er kämpft verbissen dagegen an, nicht unterzugehen. Er hat meinen vollsten Respekt.

Ich habe manchmal das Gefühl, dass meine Psyche an einem Konglomerat von Gebrechen leidet. Mir fällt es eigentlich schwer, die soziale Phobie, die Angststörung, den Perfektionismus und das weitere Zeugs klar zu trennen. Ich glaube, dass alles irgendwie zusammengehört. Das ist ein großer klebriger Brei aus schwarzem Pech und ständig kommt so ein Mephisto angekrochen und beschmiert damit ein Steinchen auf meiner Discokugel. Oder anders ausgedrückt, es fühlt sich an wie in einem Computerspiel, Phönix, Pacman oder Tetris, es gibt nur wenig Pause und ich bin ständig damit beschäftigt, nicht in den Status GAME OVER zu rutschen. Erholung gibt es fast keine, denn das Spiel läuft immer weiter. Du bist gefangen in einer Endlosschleife. Was ist hinter der dunklen Scheibe des Computers? Im Moment ist es so, dass mir viele Dinge starkes Kopfzerbrechen und Angst bereiten. Es ist manchmal eine vorgelagerte Furcht und dann wieder eine Neurose in einer konkreten Handlung oder Situation. Ist die Besorgnis noch in der Ferne, weil ich vor einer bestimmten Sache Panik haben, dann kann ich dieses Problem diese Handlung i.d.R. nicht ausführen. Es hängt vom Grad der Furcht ab. Wie bei einem Seismometer, ab Stärke 4 stürzen die Gebäude ein und so ist das auch bei meinem

Angstfaktor. Ab Stärke 4 wird es für mich sehr schwierig, eine bestimmte Arbeit auszuführen. Wir wollen hier die zum Teil veraltete Richterskala[81] zum Messen von Erdbeben einfach auf mein »Muffensausen« anwenden. Lacht! Die Skala ist Ihnen mit Sicherheit bekannt. Hier nochmal kurz ihre wichtigsten Parameter. Es geht bei null los und endet bei Stufe zehn. Bei null ist bei mir und auch bei jedem anderen alles in Ordnung. Es ist aber ein bisschen wie mit dem absoluten Glück, das es nicht als Dauerzustand gibt. Der Mensch steht immer in Schwingung, außer er liegt im Sarg. Bei mir ist ab der Stärke 4 schon Endphase. Hier geht schon fast nichts mehr, außer abhauen. Ab Stärke 5 und darüber ist es schier unmöglich, ein Werk durchzuführen. Es ist wie eine Blockade. Zwischen mir und der Sache steht die Angst. Zwischen der Realität und meiner Wahrnehmung steht die Panik. Manchmal gelingt es mir trotzdem, das Projekt anzupacken. In der Regel fühlt es sich dann aber an wie Teer, oder wie ein Lauf durch das Watt. Als würden meine Füße bei jedem Schritt im Schlamm versinken und ich muss sie mühsam herausziehen. Alles um mich herum ist grau, trübe und mein Blick fällt auf monotone Landschaften. Beim Laufen bilden sich überall Klumpen. Ich habe vorhin anhand der Körpersysteme erklärt, dass es möglich ist, mit dem Verstand Abläufe zu bewerten und sich bzw. die Psyche zu kontrollieren. In mir löst diese Verstandesleistung, also der Versuch, mit meiner Ratio die aufkommende Angst und die Situation in einem anderen Licht zu betrachten, häufig neue Probleme aus. Es ist wie mit dem Aphorismus »ein Schritt vor und zwei zurück«. Natürlich lässt sich hier der bekannte lateinamerikanische Tanz anführen und ein Schritt zurück kann manchmal auch sehr sinnvoll und hilfreich sein, und muss nicht zwangsläufig einen Rückschritt beinhalten.

---

[81] Sie wurde vom US-amerikanischen Seismologen Charles Francis Richter in den 30er eingeführt.

Liebe Leserin und Leser, ich möchte hierzu einige Beispiele aus meinem Leben anführen um die Sache zu verdeutlichen. Ich besitze zwei Fahrräder und fahre viel Rad, da Autofahren in mir mittlerweile einen großen Unmut auslöst und ich mich auch nicht sicher im Straßenverkehr fühle. Sie haben recht, zwei Drahtesel sind nicht top-minimalistisch. Dem schnellen Lebensfluss will ich nicht folgen, ich kann nicht mehr mithalten. Es macht mich kränker. In den Städten erkenne ich nur Menschen, die gehetzt sind. Auf mich wirken die Leute depressiv. Vornübergebeugte Gesichter erstrahlen in bläulichem LED Licht. Die Blicke, die man ab und zu aufschnappt, sind kalt und gereizt. Ich habe großes Mitleid mit vielen. Als Entschleunigter zieht man sich häufig den Groll der anderen zu, weil man nicht so schnell die Einkäufe einpackt oder als Radler ist man den Kfz im weg. Auch aus tiefer innerer Überzeugung will ich dieses Tempo nicht mehr mitgehen und das ist hoffentlich keine Ausrede. Ich habe großes Glück, dass ich fast direkt am Wald wohne. Hier ist es ruhig, die Luft tut gut und ich brauche meinen Stadtteil fast nicht zu verlassen. Alles wäre sogar auch fußläufig zu erreichen. Tippitoppi! Vieles kommt mir heutzutage zu rapido vor. Durch die Geschwindigkeit, mit der wir durch das Leben rasen, verlieren die Gegenstände ihre Konturen, man kann nichts mehr richtig erkennen oder fixieren. Wie eine Fahrt im Schnellzug, dadurch wird alles oberflächlich. Begegnungen haben keine Tiefe mehr. Sie werfen einen Stein auf das Wasser und er bleibt einfach liegen. Man findet keine Beachtung mehr. Darunter leidet auch die Aufmerksamkeit. Ich will das so nicht, denn ich spüre Interesse. Mehr Achtsamkeit wäre angebracht, die verlangt aber Ruhe und manchmal absolute Stille. Außerdem spüre ich die Nervosität und Wut vieler Verkehrsteilnehmer. Eigentlich fahre ich mittlerweile am liebsten nur noch Stahlross, denn der Straßenverkehr regt mich zu sehr auf. Irgendwie färbt dann diese zum Teil auch aggressive Atmosphäre auf mich ab. Das zieht mich runter und ich brauche positiv besetzte Erlebnisse. Neulich verlor ein Poser in Mannheim die Kontrolle über sein Auto und krachte in eine an einer Ampel wartende Menschenmenge. Es gab eine schwerverletzte Person. Die Beschleunigungsspur, also der beim Starken antreiben der Räder,auf der Fahrbahn aufgeriebene Gummibelag war siebzig Meter lang. 7000 Zentimeter hat der »Unreife« beschleunigt, und er musste an dieser Stelle eine 90 Grad Abbiegung durchführen. Es war für alle meine armen beteiligten Kollegen, die später den Müll wegräumen durften ein Novum, noch keiner hatte einen solchen Poser-Unfall gesehen. Was ist mit den jungen Männern los? Das ist doch nicht männlich. Mit keinem Auto und keinem Rennfahrer der Welt, wäre hier dieser Stunt gelungen. Rein physikalisch musste der Wagen die Fahrspur verlassen, denn die Fliehkräfte wurden viel zu groß. Wir finden für dieses und solches Verhalten, hier keine natürlichen Erklärungen mehr. Es bleibt also nur eine pathologischen Ursache übrig. Drogenkonsum wird hier in den seltensten Fällen diagnostiziert. Es bleibt festzuhalten, dass meistens junge Kerle posen[82] und unschuldige Bürger im Zweifelsfall zu Tode kommen. In Berlin ist dieses Phänomen wohl auch sehr gravierend.

Dr. Sokrates stellte mir neulich als weitere Charaktereigenschaft von mir vor, dass ich sehr sensitiv wäre. Ich glaube, der Fachausdruck heißt hochsensibel. Durch meine Filter würde viel hindurchgehen, meinte er. Das hat er nett ausgedrückt, denn es scheint, ich bin zu weich, zu sensibel, zu empathisch usw. Außerdem zeichnete er ein Rohr und meinte, bei mir wäre das wie mit einer alten Wasserleitung. Im Moment ist es ist zu und der Wasserdruck nimmt ab und es geht nur noch wenig hindurch. Das würde auch nicht so leicht weggehen. Dafür braucht es spezielle Werkzeuge und Zeit. Ich dachte in diesem Moment an so ein kleines Raumschiff, was in meine Adern eingesetzt

[82] Unter posen versteht man unnötige Lärmbelästigung und aufreizendes Fahrverhalten durch Kfz.

wird und alles genau untersucht. So eine Klempnertruppe, aber eine echte, nicht so Stümper wie bei Watergate.

»Das müssen Sie jetzt nicht gleich als neue pathologische Störung deklarieren«, meinte er noch lapidar. Das war ein netter Versuch. »Es darf auch einfach ein am Rande des Normbereichs liegender Charakterzug sein«, führte er noch weiter aus.

Ein neuer Teil meiner Selbst, dachte ich und glaube es ihm gerne. Es hat auch Vorteile. Um nochmal dieses Bild mit der Pipeline aufzugreifen, es bedeutet, dass bei mir nicht so viel Durchfluss ist wie normal. Deshalb bin ich im Moment nicht so leistungsfähig und alles dauert länger. Es fühlt sich resilient an, denn mein Bewusstsein denkt noch in den alten Bahnen, wo ich gefühlt mehr Arbeit packte. Es wäre also nötig, das Rohr frei zu kriegen oder mit weniger Flüssigkeit am Ende der Leitung zufrieden zu sein. Ich versuche überhaupt, vorsichtig damit umzugehen, was ich an mich heranlasse. Aus diesem Grund habe ich keinen Fernseher und konsumiere nur wenig Nachrichten. Die auf mich einströmenden Daten versuche ich auf Positives zu beschränken. Es geht einfach nicht anders, das passiert automatisch. Ich denke, ich habe einen OVERLOAD. Jetzt aber zu den Rädern, liebe Leserin und lieber Leser.

Leider hatte ich innerhalb von drei Tagen an beiden Fahrrädern einen Platten, einer vorne und einer hinten. Ich wollte die Reifen ausbauen und die Schläuche untersuchen und die Leckagen flicken. Das ist kein Problem, mein Opa mit dem einen Bein, der Erwin, zeigte mir das schon als Kind und ich habe das selbst schon zigmal gemacht. Aktuell konnte ich mich aber nur mit viel innerer Kraft dieser Aufgabe widmen. Ich brauchte einige Zeit und erfand deshalb wie bereits erwähnt mal wieder ein Mantra. Es wird schon klappen, du kannst das. Obwohl ich schon so oft Schläuche gewechselt habe, ist im Moment die Luft bei mir raus. Eine andere Stimme in mir sagte nämlich ständig, du kannst das nicht. Es wird diesmal schiefgehen, du wirst das Loch nicht finden. Dieser Prozess ist im Ergebnis, was seine zeitliche Ausdehnung anbelangt, von mir nicht vorherzubestimmen. Es war ein Dilemma[83]. Zunächst ließ ich deshalb beide Räder erstmal platt stehen. Lacht! Ich bin nun in meinem Leben an einem Punkt angelangt, an dem ich wirklich nicht mehr so kann. Das bedeutet, es ist fast keine Kraft und Motivation mehr da, mit meinem Verstand die verrückte Psyche zu kontrollieren. Auch die Lebensfreude ist ziemlich unten angekommen. Ich weiß, dass ich meiner Freundin damit ziemlich auf die Nerven gehe und es wenige erotisch ist, einen verrückten Partner zu haben. Sad! Es kann deshalb sein, dass es Tage oder manchmal sogar Jahre dauert, bis ich in die Handlung gehen kann. Im Fall mit den Fahrrädern habe ich Angst, bei der Reparatur zu versagen. Deshalb spürte ich eine riesengroße Lustlosigkeit, an die Demontage heranzugehen. Ich konnte mich wie früher auch nicht dazu zwingen. Jeder Mensch hat Dinge, die er nicht gerne macht. Aber gerade Sachen oder Aufgaben, die erledigt werden müssen, werden einfach angepackt. Ohne die Schlachtrösser bin ich eine Immobilie. Ich war also deshalb unter einem starken Druck, denn ich fahre hauptsächlich Fahrrad und diese Last, nicht mehr mobil zu sein und zu radeln, nahm täglich zu, denn ich brauche die rollende Öko-Mobilität. Es hilft mir auch, Stress abzubauen. So begann ich zu laufen. Die Tage gingen damit komplett drauf, denn das kostete zu viel Zeit und eines der Bikes ist mein Lastesel zum fast täglichen Einkaufen. Mehrere Tage machte ich trotzdem alle Besorgungen zu Fuß. Ich lief täglich etwa 15 bis 20 km. Laufen ist top, es hält jung, denn es werden viele Hormone ausgeschüttet, die das Wohlbefinden steigern. Aber es schlauchte mich und kostete einfach zu viel Tageszeit. Beim Gehen allerdings konnte ich viel nachdenken. Das war wiederum sehr positiv. Ich überlegte zum Beispiel, wie ich schneller in den Reparaturmodus gelangen könnte. Zu diesem Zweck sah ich

[83] Eine Situation, in der man sich zwischen zwei gleich bescheidenen Dingen entscheiden muss oder darf.

mir Videos von Radreparaturen auf YouTube an. Dann rief ich noch bei einem Fahrradladen an und fragte, was die Aufarbeitung eines Reifens kostet. Sozusagen als Notfallplan, wenn es mir nicht gelingen sollte, es selbst hinzukriegen. Der Radmann am Telefon meinte so 20 Euro, wenn es keine Komplikationen gibt. Bei einem der Räder ist ein Schwalbe Marathon Plus Mantel montiert und die sind extrem problematisch zu wechseln. Sie wollen manchmal einfach nicht von der Felge gehen. Ich sammelte also Informationen. Nach einigen Tagen war ich dann so weit. Nach vielen Stunden der inneren Zwietracht hatte die gute Seite der Macht gewonnen. Got it! Ich hatte meinen inneren Richter überzeugt. Ich konnte mit der Wiederherstellung meiner Fahrbereitschaft beginnen. Morgens nach dem Aufwachen gab es an diesem Datum einen Grund zügig aufzustehen. Das fiel mir dann selbst auf und freute mich, ein Tag an dem es schon zu Beginn positiven Flow gab. Ein Glücksfall und ich habe keine Ahnung, warum meine Psyche an diesem Morgen nicht meckerte. Ich fing also mit dem Drahtesel an, welchen ich am häufigsten nutze. Das war das Pedelec. Ich kann das hier jetzt abkürzen. Die Tätigkeit fiel mir schwer. Es war wie nicht anders zu erwarten hart. An das Meisterstück bin ich mit dem Bewusstsein aus der Vergangenheit gegangen. Hier hätte ich es wahrscheinlich in einigen Stunden erledigt gehabt. Heute gilt es, erst einmal die Psyche auf meine Seite zu ziehen, und dann muss ich meinen lieben Körper antreiben, denn der ist im Schlafmodus.

Ich habe mittlerweile beide Velos wiederbelebt, brauchte dazu aber zwei volle Tage. Beim ersten Reifen ist die Luft nach der Reparatur wieder raus. Ich denke, ich habe den Verursacher des Loches im Schlauch nicht gefunden. Er wird noch im Mantel hängen. Ich musste also nochmal ran. Die Reparatur an und für sich verursachte in mir nach getaner Ausführung einen Zustand der totalen Erschöpfung. Ich fühlte mich wie nach einer großen Anstrengung. Ich war selbst etwas überrascht, dass ich so mitgenommen war. Wann ich jetzt nochmal an den anderen Schlauch gehe, weiß ich nicht. Versuche mich hier selbst nicht weiter unter Druck zu setzen und die Zustände zu akzeptieren. Im Moment bin ich nicht richtig leistungsfähig. Komme mir aber auch etwas faul und phlegmatisch vor. Fakt ist ja auch, dass ich schon fast ein Jahr zu Hause bin und deshalb vielleicht eingerostet. Eigentlich kann das Rad auch den Rest meines Lebens platt bleiben. Es wäre nicht lebensentscheidend. Tatsächlich habe ich mittlerweile den Fehler gefunden. Das Ventil war undicht. So ein Pech. Also zusätzlich zur Leckage kam noch das Ventil. Im Internet fand ich dann, dass das Problem bei französischen Ventilen häufiger auftritt. Kleinste Partikel können die Ursache sein, dann schließt es nicht mehr richtig ab.

Was macht die Angst noch mit mir? Die Angst hemmt. Sie zehrt an meiner Energie. Sie lähmt mich. Alles wird so schwierig und anstrengend. Es ist auf Dauer schwer auszuhalten. Ist man in diesem Strudel erstmal gefangen, dann kommt es einem so vor, als ob es sich mit der Zeit verstärkt. Die negativen Gedanken befeuern den Brand noch weiter. Es braucht erst manchmal die totale Zerstörung und ein Häufchen glühender Restasche bei mir, dann geht es wieder aufwärts. Also wie bei dem Phönix[84] aus der Asche. Das Leben kostet mich deshalb so viel Potenz. Ich empfinde es als zusätzliche Energie, die ich zum täglichen Alltag aufbringen muss. Ein Joch und purer Stress. Vor was genau habe ich noch so Angst, eine kurze Liste?

»Ich habe Angst, mich mit Lebensmitteln zu vergiften, beim Arbeiten durch den Toner Staub des Laserdruckers krank zu werden, bei der Teilnahme am Straßenverkehr, beim Baden im See, vor dem Zahnarztbesuch und nach dem Zahnarztbesuch, vor dem neuen Tag, vor der Nacht, vor Menschen, vor Menschenmassen, vor engen Räumen, dass ich plötzlich sterbe, vor

[84] Die Ägypter kannten den Vogel Phönix, der zu Asche verbrennt und dann aus ihr wiedergeboren wird.

meinen Gefühlen, vor der Leere in mir, vor dem Sturm in mir, vor der Arbeit, vor meinen Kollegen, das Haus zu verlassen, vor Arztbesuchen, vor Untersuchungen, vor dem Alter, wenn es dunkel wird, beim Essen, auf der Arbeit, Flugangst, vor dem Reden bzw. Sprechen mit Menschen, dem Kommunizieren, Kino, Konzerte, öffentliche Veranstaltungen, vor manchen Tieren, vor Sex und Frauen, vor der Zukunft, davor, meinen Körper anzusehen, vor Feinstaub, vor dem Licht usw. Das waren mal ein paar meiner Ängste und die wichtigsten waren wohl auch dabei. Bei jedem Zipperlein in meinem Körper durchlaufe ich Schreckensfantasien und Todesfurcht. Ich empfange die gleichen Angstzustände bei den Menschen, die ich liebe, wenn also meine Kinder zum Zahnarzt müssen, habe ich Phobien. Ich versuche mir nichts anmerken zu lassen.

Ich könnte wahrscheinlich noch einige Zeit weitermachen und noch manche verrückte Neurose notieren. Ich finde manche der Qualen so spinnert, dass ich schmunzeln muss. Gerade bei meiner Lichtangst. Ich dusche deshalb ja immer im Dunkeln. Manchmal übersehe ich dann beim Rasieren einen Streifen Barthaare. Aber ich finde es gut so weit. Ich bin zwar nicht überrascht, dass es einiges geworden ist, stelle mir aber die Frage, wie um Himmels Willen habe ich mein Leben doch bis hierhin führen können? Denn immerhin habe ich es mit diesem Rucksack an Müll und Plagen zu einem abgeschlossenen Studium und leitenden Positionen gebracht, obwohl ich mich denkbar ungeeignet für dergleichen fühle. Ich muss etwas vor mich hinlachen. Damned! Sollten mir noch weitere wichtige Nöte einfallen, dann notiere ich sie und reiche sie Ihnen nach.

Ich habe Panik vor Höhe, vor Tiefe, vor Kellern und der Isolation. Ich würde sagen, Angst ist mehr als ein einsames Gefühl. Angst und Ängste strukturieren deinen Alltag. Du bist gefangen im Grauen. Deine volle Wahrnehmung ist verschlossen. Die Tür ist zu und du kannst sie nicht aufmachen. Die Folgen von Angst können unglaublich sein. Dein Fahrstuhl fährt abwärts. Wie im Kohleschacht. Es wird unwirtlich, schmutzig und immer heißer. Deine komplexen, sehr sensiblen und labilen Anlagen können nicht bedient werden. Gefühlsmäßig vertrocknest du durch die Furcht. Du hast kein Vertrauen zu dir selbst. Keinen Glauben an dich zu haben, bedeutet im Umkehrschluss, Misstrauen gegenüber anderen. Es wird einsam um dich. Es funktioniert nur das Notprogramm; Flucht, Angriff und Erstarrung. Das hält wohl keine Partnerschaft aus. Sad!

Liebe Leserin und lieber Leser, ich möchte an dieser Stelle ein weiteres Beispiel aus meinem Leben anführen. Ein ganz schwieriges Thema ist das für mich. Es geht um den Zahnarzt. Seit ich mich erinnern kann, habe ich Horror vor dem Besuch beim Dr. Zahn. Ich habe mir mittlerweile einen Kosenamen für den Zahnarzt zugelegt. Er soll mich beruhigen. Mit Alexis war ich als Kind bei meinem ersten Zahnarzt. Dieser Mann hatte keine Empathie. Jedes Mal hat der mich angeschrien. Mein Verhalten hat ihm nicht gepasst. Alexis saß stumm daneben. Meine Eltern haben mich in Folge Unwissenheit mit Zuckerprodukten und Fertiggerichten vollgestopft. Ich will nicht grundsätzlich behaupten, dass Karies von zu viel Süßem kommt. Ich kenne Leute, die putzen fast nie ihre Zähne und kriegen trotzdem keine Löcher. Es war halt damals in den 70ern der letzte Schrei, Zuckerlimo von Odenwald und schnelle Gerichte. Der Zahnarzt aus meiner Kindheit löste in mir ein Trauma aus. Bis heute ist dieser Schaden geblieben. Hierzu werde ich vielleicht später oder in einem anderen Buch noch mehr schreiben. Meine Ängste hinsichtlich der Zahnarztbesuche sind mit den Jahren nicht besser geworden. Im Gegenteil, sie haben sich auf jedwede Arztbesuche ausgedehnt. Vor kurzem habe ich gerade wieder mal eine Bruchbude (Siedlungshaus) komplett saniert. Es wurde eine Kernsanierung. Das ganze habe ich neben der Arbeit gemacht. Jeden Tag nach dem Dienst ab auf die Baustelle. Es hat Spaß gemacht. War ein guter Ausgleich zum 8h-Stunden Ödnis Bürojob, wobei dieser meistens 10h dauert inkl. Wochenenden. Wie es so kommt im Leben, bekam ich während der Bauphase starke Zahnschmerzen. Nelkenpulver half nicht mehr. Es wurde immer schlimmer. Dies sind die Momente, wo ein Angstgestörter den Dr. Zahn aufsucht, nämlich dann, wenn der Schmerz zu groß wird. Plötzlich geht das irgendwie doch, wenn das Leiden den Schlaf raubt. Es ist so, dass, wenn ich dann endlich mal zum Dr. Zahn gehe und der mir seit Jahren das erste Mal wieder in den Mund sieht, ich mich schäme. Ich bin mittlerweile alt genug, dass ich weiß, dass ich es nicht ändern kann. So ist meine Psyche gestrickt. Schlussendlich musste der nette Doc mir zwei Zähne ziehen. Sie waren leider nicht mehr zu retten. In diesem Zusammenhang ließ ich mir auch die weiteren Hauer behandeln. Es stellte sich heraus, dass einiges im Argen lag. Ich fluchte und beschimpfte mich, dass ich nicht eher hingegangen war. Damned! Es ist bei mir nicht so wie bei meinem Friserr, dieser kann sich noch nicht mal die Zähne putzen. Es ist unglaublich, er kann keine Zahnbürste in seinen Mund stecken. Es geht nicht. Ich kenne meinen Barbier schon mein ganzes Leben. Er ist ein total lieber empathischer Typ. Wieso er mir das über sich erzählte, weiß ich nicht. Wir haben ein gewisses Vertrauensverhältnis aufgebaut, sind befreundet, ohne wirklich etwas außerhalb meiner Besuche in seinem Salon zu unternehmen. Der Friseurmann hat einen kleinen Laden, den er von seinem Schwiegervater übernommen hat. Das Geschäft hat noch das gleiche Design wie bei der Eröffnung. Es wurde so gut wie nichts reinvestiert. Warum auch, alles passt und an den Haarschnitten würde das nichts ändern. Lacht! Der Figaro schneidet die Haare fix und nach Feierabend macht er viel Sport. Ich glaube, er hat recht. Solange alles läuft, ist es besser sich zu erholen und den Stress durch Laufen und Biken abzubauen. Aber das passt gut zu mir. Solche unverbindlichen Freundschaften kann ich gut am Laufen halten. Die soziale Phobie lässt grüßen. Noch kurz eine Sache zu meinem Haarmeister, seine Zähne sind in Ordnung. Ich putze und trotzdem ist bei mir nichts tippitoppi. So ist das Leben, du bist bei einer Sache mit vollem Eifer dabei und es klappt trotzdem nicht. Ein anderer will nicht mehr leben und lebt dennoch weiter. Für jeden hält das Leben sein persönliches Kreuz bereit.

Ich ließ mir aus einem Moment der inneren Stärke das ganze Gebiss so weit sanieren, dass es für den Moment in Ordnung war. Nach den Bauarbeiten sollte ich aber nochmal beim Dr. Zahn vorbeischauen, damit wir alles fertig machen. Manche Zähne waren nur vorbereitet. Es fehlte noch das Finish. Die Beißerchen und das Zahnfleisch waren startklar und warteten auf Implantate und Kronen. Aus dieser kurzen Wartezeit wurden über zwei Jahre. In dieser Zeit konnte ich keine festen Sachen beißen. Ich ernährte mich hauptsächlich von Brei und wenig harten Lebensmitteln. Früher kaute ich gerne Zahnpflege Kaugummis, jetzt nicht mehr. Ich wollte verhindern, dass die provisorischen Füllungen rausfliegen. Ich will hier kurz anführen, dass mir sehr wohl die Tragweite meines Handelns bewusst ist. Klar ist mir, dass das überhaupt nicht normal ist. Offenbar ist aber auch, dass ich es nicht ändern konnte. Es fehlt eine realistische Einschätzung der Umstände, das Erkennen von Prioritäten und Normen im Kopf. Eine sogenannte innere Ordnung ist sehr wichtig. Der Schlauste ist nicht lebensfähig, wenn die innere Ordnung hakt und klemmt. Mir verursacht das großes Leid und Schmerzen. Heute sind meine Zähne gemacht. Ich putze mittlerweile drei mal täglich und gehe regelmäßig, ca. alle drei Monate, zum Dr. Zahn. Das halte ich jetzt schon etwa drei Jahre am Stück durch. Für mich die bisher längste Zeit. Ist das eine Nachreifung? Wodurch es so gekommen ist, kann ich nicht sagen. Ich glaube, es hängt mit der Psychotherapie zusammen. Die Kieferoperationen verursachten bei mir im Nachhinein ein Trauma bzw. eine Angststörung, wie ich sie noch nicht kannte. Jeden Tag und jede Nacht befinde ich mich im Sog der »Zahnangst«. Die Erlebnisse beim Zahnklempner haben in mir schrecklichste Neurosen und Befürchtungen entstehen lassen, die so grässlich und so gewaltig sind, dass ich jede Nacht mit Albträumen wegen meiner Beißer und der OP aufwache. In meinen Träume fallen die Zähne gerade so heraus. Die Zähne und mein Kiefer zucken dann wild umher und ich werde wach. Im Sog der Angst will ich dann flüchten. Ich will raus. Ich drehe hier durch. Ich will auf eine Insel. Dort werde ich nie mehr zum Zahnarzt gehen und mir sollen einfach die Hauer ausfallen. Laufe ich halt mit Zahnlücken rum. Es sieht ja keiner mehr.

Ich finde, die moderne Medizin hat etwas Entwürdigendes. Seit neuestem trage ich nachts eine Beißschiene wegen der Albträume. Ich möchte hier aber ausdrücklich ein Lob an meinen Dr. Zahn aussprechen. Ein junger talentierter, galanter und rücksichtsvoller Arzt. Außerdem ein sehr gutes Team. Ansonsten könnte ich dort nicht hingehen. Beenden wir die Zahngeschichte.

Ich habe wenig Angst vor dem Alleinsein, das ist ganz neu bei mir. Damit meine ich, ohne einen Partner zu sein. Wenn ich mir einen Ort vorstelle, einsam, viel Natur, an dem ich ganz alleine bin, wäre ich froh. Es ist nicht so, dass ich ein Dasein wie ein Eremit führen möchte. Ich liebe meine Partnerin und meine Kinder, die sollen mit in die Wildnis. Ich liebe die Menschen und Kulturen. Aber ich brauche auch viel Ruhe, Natur und Einsamkeit in meinem Leben. Man könnte auch sagen, Nähe und Distanz. Meine Freundin versteht das leider oft nicht und ist dann total sauer. Obwohl ich ihr sage, dass es nichts mit ihr zu tun hat. Schon so viele Ängste habe ich durchlebt. Bisher habe ich auch alle Bedrohungen überlebt und manche abgelegt, dafür kamen dann meistens neue hinzu. Einige kommen ab und zu wieder. Andere bleiben für immer fort, dafür kommen dann die neuen. Die Dämonen geben keine Ruhe. Mittlerweile mache ich mir gar nicht mehr so einen Kopf. Schlussendlich ist es mein Leben. Ich lebe freiwillig. Es steht mir frei, jederzeit zu gehen! Auch steht es dem Universum frei, mich jederzeit zu holen!

Mein Kampf gegen meine Ängste, gegen mein gesamtes psychisch aus dem Ruder gelaufenes Inneres begann mit Ende 20.

Hier kam ich zum ersten Mal auf den Gedanken, dass etwas Gravierendes nicht passt, für das ich nichts kann, und ich versuchen sollte, dagegen anzugehen. Davor, so mit 16 Jahren, spürte ich ja die ersten unerklärlichen Vorboten und spätestens nach dem Sprung von der Brücke wollte ich mich nicht kampflos hingeben. Die größten Erfolge erzielte ich bisher mit der Expositionstherapie[85], also damit das ich mich mit der Angst einflößenden Situationen konfrontierte und mit reden. Der Kern dieser Konfrontationstheorie ist einfach erklärt. Einer hat Panik vor Spinnen und ihm wird der Kontakt mit diesem Insekt ermöglicht, damit er erkennt und fühlt, was geht. Um die Furcht weiter einzudämmen, sollte man dieses Erlebnis weiter verfolgen und wiederholen. Ähnlich funktioniert es bei Höhenangst. Ich kannte einen Therapeuten, der nach einiger Vorarbeit mit einem Patienten auf einen Turm gegangen ist. Das Ganze hat er aufgenommen und später mit dem Klienten besprochen. Der Typ war danach nicht geheilt und im Video konnte man sehen, wie viel »Schiss« er hatte, aber er ging hoch und hat es überlebt und das ist das, was das Gehirn abspeichern soll. Wie Hitchcock in dem Film Vertigo. Es ist möglich und es gibt folgende Auswirkungen. Sie machen dieses Experiment ein paar Mal und sind geheilt oder Sie sagen sich, die Angst bleibt, aber ich kann durch sie hindurch. Phobien töten Sie nicht, kein Gefühl dauert ewig, Wenn Sie das verstanden haben, dann ist schon viel gelungen.

Die Auslöser meiner Ängste sind mir bekannt aber die tieferliegenden Ursachen bleiben im Verborgenen. Ich versuche mich mit meinen Bedrohungen auseinanderzusetzen und lerne damit umzugehen. Ein ganz wichtiger Punkt ist, die Angst macht nichts und sie geht von alleine. Das müsst ihr unbedingt verinnerlichen. Die größte Hilfe hierzu ist mir mein Verstand, das

---

[85] Die Expositionstheorie stammt aus der Verhaltenstherapie. Es wird versucht die angsteinflößende Situation zu bewältigen.

Studium der Psychologie bzw. Psychotherapie[86], die Philosophie und mein Wille. Ich bin großer Anhänger von Arthur Schoppenhauer[87] und seiner Theorie der Welt als Wille in unserer Vorstellung, sehr vereinfacht von mir wiedergegeben. Ich bin fest davon überzeugt, dass man sich die Realität in seinem Kopf so zurechtrücken kann, dass sie passt, also stimmig ist. Und außerdem, dass ein starker Wille in der Regel sein Ziel erreicht. Ich empfehle hier, sich angemessene Ziele zu wählen. Ebenso ist es nicht angebracht sich zeitlich unter Druck zu setzen. Manches dauert eben Jahre. Trotzdem sollte man sich einen realistischen Blick auf die Dinge bewahren und gegebenenfalls auch mal die Reißleine ziehen. Es ist nichts so dumm wie zu bemerken, dass man auf dem falschen Weg geht, und nicht umzukehren oder zumindest an der nächsten Gabelung rechts oder links abzubiegen. Manchmal reichen ein paar Grad Abweichungen und Sie landen ganz woanders. Und das Soll ist kein MUSS. Sie dürfen und sollen und das Wort MUSS können Sie getrost aus ihrem Vokabular verbannen.

Eine weitere Möglichkeit, von der man mit Sicherheit gebrauch macht, ist die sog. Vermeidungsstrategie, um der Unsicherheit zu entkommen. Ich als Betroffener finde diese Strategie durchaus legitim und kann sie auch nur jedem ans Herz legen. Überlegt, wie wichtig euch eine Sache ist, und entscheidet dann, ob ihr die Herausforderung annehmen wollt und viel Kraft und Energie aufwendet um ein Problem zu lösen. Richtet euren Fokus besser auf Talente. Ein bekanntes Beispiel hierzu. Die Arachnophobie oder Angst vor der Gruppe der Spinnen. Es ist durchaus nachvollziehbar, dass man diese Furcht überwinden

---

[86] Bei großen und akuten Problemen finde ich den Bereich der Verhaltenstherapie am erfolgsversprechenden. Hier kann man schnelle Besserung erreichen.

[87] Großer deutscher Philosoph und Misanthrop. Lebte mit seinem Hund, den er Mensch nannte.

möchte. Aber es gibt auch den Weg, Krabbeltiere zu meiden. Wann immer in eurem Leben eine Spinne auftaucht, macht einen Bogen um sie. Das ist durchaus einen Versuch wert. Warum sich unnötig quälen und Zeit investieren. Hier in Deutschland gibt es außerdem nur harmloses Zeugs. Lasst die Gliederfüßer links liegen und nutzt die kostbare Zeit für was anderes. Zum Beispiel konzentriert ihr euch auf eure Stärken. Scheiß auf die Überwindung von Spinnenphobie oder Höhenangst. Damned! Es gibt wahrlich Wichtigeres in eurem Leben. Ok, es mag Qualen geben, die nicht so leicht zu umgehen sind, oder Ängste, die euer Leben mehr einschränken. Ängste, die euch total wichtig sind. Dann ran an die Bedrohung und versucht euer Glück. Es kann nur schiefgehen. Ihr habt nichts zu verlieren und alles zu gewinnen.

Ich persönlich ziehe hinsichtlich meiner vielen Ängste folgendes ernüchterndes Resümee. Ich möchte den ganzen Therapeuten und Ärzten und den ganzen Ratgebern und der Selbstfindungsindustrie nicht zu nahe treten. Hier ist aber auch große Vorsicht angebracht, sonst landen Sie bei einem Rattenfänger. Das Ganze ist eine riesige Geldmaschine. Ich habe schon so vieles ausprobiert und schon mehrere Jahrzehnte an Therapie Erfahrung gesammelt. Dadurch bin ich weit gekommen! Ich habe mich gut entwickelt. Meine Persönlichkeit ist gut nachgereift. Manchmal erscheint es mir wie ein Wunder. Ich lebe noch und ich habe es für meine Verhältnisse zu etwas gebracht. Ein mittelmäßiger Beamtenjob bei der Kripo. Lacht! Weiter, als ich eigentlich wollte. Deshalb versuche ich im Moment auch etwas zurückzurudern. Ich bin hoch geflogen und schon oft abgestürzt bzw. gescheitert. Das gehört dazu. Man muss nicht überall sein, wo ein Feuer brennt oder Qualm aufsteigt. Es reicht mir jetzt und ich will ein Leben ohne den ganzen Stress und Druck. Der Amerikaner würde sagen »I try to calm down, relax and enjoy the rest of my life[88].« Aber ich bin auch im letzten Lebensdrittel angekommen und für mich ist Therapie und die Arbeit an meiner verkorksten Psyche nach wie vor wichtig, aber nicht mehr die ultima Ratio[89]. Geradeheraus gesagt, ich habe keine Lust mehr auf Selbstoptimierung. Heilbehandlungen verursachen ja oft auch Nebenwirkungen. Es ist wie mit Medikamenten. Ich kenne so viele Leute, die durch Sitzungen noch verrückter geworden sind. Ich möchte jetzt einfach tun und lassen, was ich will, und hierbei will ich mir keine großen Gedanken machen. Was meiner Psyche gut tut und wie deren Befindlichkeiten sind, das weiß ich etwas. Nun will ich selbst ausprobieren, wie weit ich im Leben noch gehen kann. Wo erhalte ich Grenzen und wo bin ich bereit, diese zu überschreiten? Aber alles ohne MUSS. Welche Talente und Sehnsüchte gilt es noch zu stillen? Normal war gestern, jetzt versuche ich in einen Flow zu kommen. Es ist jetzt Schluss und ich bin raus, aber sowas von raus. Ich will nicht undankbar sein und bin für alles, was ich bis hierhin erfahren und lernen durfte, sehr verbunden. Gerade von Sternchen habe ich unglaublich viel gelernt. Aber gerade habe ich ein Gefühl, dass ich mehr auf meine innere Stimme, auf mein inneres Kind hören sollte. Ich glaube, das innere Wesen ist die Stimme unseres Unterbewusstseins. Sigmund Freud[90], der Begründer der Psychoanalyse, meinte hierzu in seinen Vorlesungen an der Clark-Universität in der neuen Welt, dass uns das Unterbewusste manchmal Dinge, die schon lange vergessen oder verdrängt waren, wie einen Pfeil plötzlich ins Bewusstsein schießt. Hier

---

[88] Ich versuche mich zu beruhigen, zu entspannen und den Rest meines Lebens zu genießen.

[89] Letzter Ausweg in einem Interessenskonflikt.

[90] Freud wurde 1856 geboren. Das Projekt Gutenberg veröffentlichte 5 Vorlesungen über Psychoanalyse die von ihm an der Clark Universität in Worcester Massachusetts 1909 gehalten wurden.

kann es dann zu Störungen und Fehlleistungen kommen. Bei mir waren es gleich mehrere Speere. Lacht!

Aus diesem Grund war ich ja seit einigen Monaten nicht mehr arbeiten. Es ist klar, die Angst ist mein ständiger Begleiter. Ich mache mir hier nichts vor. Im Gegenteil, ich neige dazu, mich selbst klein zu machen. Mein Selbstvertrauen ist nicht sonderlich groß und ich habe im Job überspielt. Aber ich habe mir auch vorgenommen, etwas zu ändern. Jahrzehnte der Therapie und mehrere Klinikaufenthalte reichen. Ich mache dieses Jahr etwas neues. Ich bin scharf abgebogen. Und zunächst war das eine weitere stationäre Kur, meine dritte. Im Kapitel Status Quo berichte ich ausführlich davon. Außerdem bin ich unter die Bastler, mein Sternchen sagt Künstler, gegangen. Ich versuche etwas in mir rauszulassen. Ich habe keine Ahnung, wohin mich dieser Weg führen wird. Aber ich habe begonnen, ihn zu beschreiten. Und ich werde auf diesem Weg vielen meiner Ängste einfach ausweichen. Ich vermeide sie zu berühren. Ich gehe dahin, wo ich mich wohl fühle.

Hierzu ein allerletzter Fall. Der Sachverhalt hätte auch gut in das Kapitel soziale Phobie gepasst. Ich war bei der Familie meines Sternchens zu einem Essen am ersten Weihnachtsfeiertag eingeladen. Alle saßen um einen ovalen Tisch herum. Das ganze Treiben spielte sich in der kleinen Küche ab. Es war ziemlich beengt. Ich bin Sternchen zuliebe mitgegangen. Wie fühlte ich mich dort?

Schon vor dem Termin plagten mich Sorgen. Eine sehr spezielle Sache ist, dass ich mich ständig durch andere beobachtet fühle. Das macht mich unsicher. Freiwillig wäre ich nicht dorthin gegangen. Es ist mir manchmal unmöglich, vor anderen zu essen. Aus diesem Grund konnte ich auf der Feier als einziger nichts futtern. Früher hätte ich auch dem Gastgeber zu liebe versucht mich zu stärken. Ich werde dann aber manchmal so nervös, dass es in mir total schreckliche Emotionen und Ängste auslöst. Auf dem Fest war die Panik in mir zu präsent, ich spürte, das klappt nicht mit dem Speisen, der Dämon wäre sofort aus seinem Verließ gekommen und hätte mir einen Gefühls-Tsunamie verpasst. Für mich ist es dann besser, nichts zu mir zu nehmen. Ich trank nur Wasser und selbst das fiel mir schwer. Mir ist klar, dass das für Normalos vielleicht nicht greifbar ist. Aber es sind echte Gefühle, die ich nicht kontrollieren kann. Aus diesem Grund stieß ich der Gastgeberin vor den Kopf und aß nichts. Es tut mir leid für sie, denn ich wollte nicht unhöflich sein. Das Mahl ist aber nur eines meiner Probleme auf solchen Veranstaltungen.

Als wir dorrt ankamen, suchte ich mir einen Platz am Ende der Tafel. Dies sind für mich die besten Plätze. Nach meiner Meinung ist man hier am geringsten im Fokus und somit fühle ich mich am wenigsten beobachtet, außerdem kann ich am Ende schneller weg, wenn ich müsste. Also flüchten. Lacht! Wenn ich das so schreibe, klingt es ziemlich irre. Leider ist es aber die Wahrheit. Alle redeten durcheinander und es gab viel Gelächter. Ich konnte den Unterhaltungen nicht folgen. Zweimal hatte ich einen Gesprächspartner in meiner Nähe gefunden. Beide Male wurde mein Talkpartner von einem »Tischräuber« entführt. Beide Dialoge kamen nicht zurück. Ich bin der Meinung, dass ich versuche, sehr aufmerksam zu sein. Ich schenke meinem Gegenüber meine volle Aufmerksamkeit. Sollte mich jemand anderes ansprechen, werde ich in der Regel versuchen, das begonnene Gespräch fortzuführen oder es zumindest sofort wieder aufzunehmen. Oft erlebe ich, dass meine Diskurspartner von anderen okkupiert werden. Ich bin dann traurig, denn ich denke, meine Botschaften waren nicht fesselnd genug.

In dieser Runde fühlte ich mich permanent unwohl. Ich hatte oft Fluchtinstinkte und wäre am liebsten gegangen. Kurzum mein vernichtendes Fazit, ich fand es schrecklich. Es war sehr langweilig. Ich konnte dem Konvent nicht folgen, denn ich konnte mich auch als Zuhörer nicht konzentrieren. Als Sozialphobiker sind solche Runden total unnötig für mich. Ich will mir nichts mehr vormachen. Es bringt mir nichts. Im Gegenteil, es ist totaler Stress und zum Teil auch demütigend. Das Beste kommt zum Schluss und deshalb möchte ich den für mich peinlichsten Moment nun aufzeigen. Die Mutter von Sternchen, welche mich mit Sicherheit gut leiden kann, fragte irgendwann über den ganzen Tisch: »Robert, warum bist du denn heute so ruhig?« Ich hätte in diesem Moment vor Scham in den Boden versinken können. So, wie mein Schampegel anstieg, so schnell konnte ich gar nicht abhauen. Es war mir total peinlich. Ich spürte selbst schon die ganze Zeit, dass ich in der Runde der ruhigste und schweigsamste war. Plötzlich wurde ich aus meiner schönen, stillen, gleichgültigen sozialen Nische herausgerissen und stand im übertragenen Sinne vor der Klasse. Mein Herz begann zu rasen. Mir wurde schwindelig und ich konnte fast nichts mehr kontrolliert wahrnehmen. Die Eindrücke wurden unscharf, unerträglich meine Emotionen. Der Richter in mir hielt ein beschissenes Plädoyer. In einem kurzen Moment dachte ich in mir, ich will die Person, die dafür verantwortlich ist, töten und ich reiße ihr die Zunge raus. Wie kann man nur so unsensibel sein? So gemein. Wie früher Alexis. Einfach nicht nachgedacht. Warum ist ein Mensch ruhig? Er fühlt sich nicht wohl. Sollte ich den anderen meine Kobolde zeigen? Die verstehen das doch nicht. Oder hatte da Mephisto gesprochen? Es gibt keinen Grund, den ich als Antwort hätte bringen können, der für die anderen nicht verstörend gewesen wäre. Ich war zu paralysiert, um die Wahrheit zu sagen. Die Wucht der Angst lähmt dich. Sie nimmt dir die Leichtigkeit. Also log ich und sagte ich wäre halt heute etwas ruhig. Ein kruder herausgepresster Satz und alle waren zum Glück mit der wenig einfallsreichen Antwort zufrieden und laberten sogleich weiter. Für eine tiefergehende Beschäftigung mit der Angst oder als Einstieg kann ich »Das

Angstbuch« von Borwin Bandelow[91] empfehlen. Der Autor ist Experte auf dem Gebiet der Angst.

Ich hatte mir ja 2018 vorgenommen etwas grundlegend anders zu machen in meinem zukünftigen Leben. Ich möchte mich transformieren. Das bedeutet für mich, dass ich nichts mehr mache, was mich in zu starken Konflikt mit meinen Sorgen oder meinen anderen psychischen Problemen bringt. Ich nehme mir dann vor, »**NEIN**« zu sagen. Dies gelingt nicht immer, denn meine Gefühlswelt ist stark durcheinander, die alten Muster hartnäckig und falsche Glaubenssätze zu präsent. Ich bin dabei, alles neu zu entdecken und umzuprogrammieren bzw. zu überschreiben. IchfFühle mich damit sehr wohl, obschon ich merke, dass das nicht jeder um mich herum den neuen Robert gut findet oder verstehen will. Deshalb sage ich auch zu meiner Arbeit im Moment **NEIN**. Und zum Essen vor anderen **NEIN**. Und wenn jemand was von mir will, häufiger **NEIN**. Und zur Mainstream-Konsum-Gesellschaft **NEIN**. Und zum Leichenteile essen **NEIN**. Und zum Fremdgehen **NEIN**. Und zu unverbindlichen Beziehungen **NEIN**. Und zu Energiestaubsaugern **NEIN**. Und eines sage ich auch noch, das nächste Mal werde ich auf so eine peinliche Frage die Wahrheit antworten. Und die Wirklichkeit wäre, dass die Gespräche so langweilig waren, dass ich nicht mitreden konnte und dass ich Ängste habe. Getreu dem Motto, Wahrheit, Klarheit und Freiheit. Ich muss mich nicht schämen. Es ist so. Ich habe meine Neurosen nicht zum Spaß. Eine solche Tischrunde, inklusive Demütigung (Eventuell sollte ich das Mantra sagen, ab heute kränkt mich niemand mehr[92]) ist für mich wie ein Marathon. Vielleicht sollte ich auch einfach fernbleiben, dann verletze ich niemanden unnötig. Zu Hause musste ich erst mal ein paar Gläser Rotwein trinken. Eine Kränkung

---

[91] Der Autor ist ein führender deutscher Angstforscher.

[92] Ist auch der Titel eines Buches der Autorin Therapeutin Doris Wolf aus Mannheim mit Strategien gegen Kränkungen.

besteht aus zwei Positionen. Einem, der sie ausspricht, und einem, der sie annimmt.

Wie ich so schreibe, schaue ich auf einen blauen Holzrahmen, wie man ihn für Bilder benutzt. Er steht im Flur. Der Inhalt ist eine gerahmte alte Aktie für Hans. Es war ein Geschenk für ihn, denn er ist ein glühender Kapitalist geworden. Leider ist er auch vergesslich und hat sein Präsent bei seinem letzten Besuch nicht mitgenommen. Zu seiner Ehrenrettung muss ich anführen, dass er mit dem Bike da war. Ich denke, ich muss ihn halt einfach nochmal daran erinnern. Er ist schon der Typ, der ein Präsent einfach nicht mehr abholt. Aus den Augen, aus dem Sinn. Auch ist er der einzige, der zu meinem Geburtstag kein Mitbringsel hatte. Ich nehme das sportlich, aber es kränkt mich schon etwas. Sein Scheitern hier ist auch mein Versagen. Wir verlieren alle immer wieder.

Mein Souvenir an ihn, diese antiquarische, in Holz gerahmte Aktie einer amerikanischen Eisenbahngesellschaft, ziert ein schönes Bild von Baumwollfeldern und einer Dampflock. Das Blau des Rahmens korrespondiert wunderbar mit den alten blauen Aufdrucken des Wertpapieres. Hans ist schon ein komischer Vogel, aber solche wie ihn gibt es viele. Überall schlägt einem die Verrücktheit entgegen. Ich finde, wir sollten uns an dieser Stelle erneut Hans und seiner Kur zuwenden, denn schließlich ist dieser endlich angekommen und sein Wagnis beginnt für ihn richtig zu laufen.

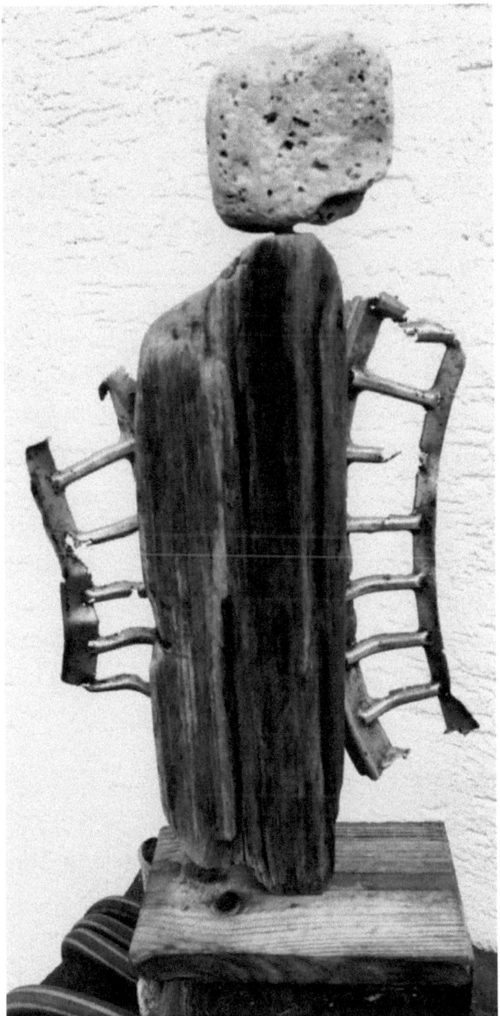

Hans ist sehr empfindlich, was Nahrung angeht. Normalerweise isst er wie viele Männer hauptsächlich tote Tiere. Ich habe schon ein paar Mal für ihn gekocht, aber das erspare ich mir lieber, denn unsere Geschmäcker sind nicht annähernd deckungsgleich.

Er kann gute von schlechter Nahrung genau so wenig unterscheiden wie ein »Schwein«. Man könnte auch sagen »Perlen vor die Säue geworfen.« Ich mag gutes Essen sehr. Bei ihm muss es in erster Linie billig sein und viel, also viel Fleisch, seinen Salat oder sein Gemüse darf ja bekanntlich ich regelmäßig essen. Meistens vergisst er es aber und bietet es mir nicht an, dann landet es im Abfall. Sein Gemüse besteht deshalb aus Schnitzel und so. Das einzige, von dem er etwas nimmt, sind die Pommes. Dazu gibt es normale Zucker-Coke, ab und zu etwas Alkohol, viel Kaffee und mind. 1 1/2 Schachteln Kippen, dazu minimalste Leibesertüchtigung. Er ist faul, bequem und sieht das total anders. Zur Arbeit und nach Hause oder zum Supermarkt fährt er meistens motorisiert. Wenn er mit mir in der Stadt zwei Blöcke geht, dann ist ihm das schon zu lang. Lacht! Sein neues Pedelec steht eigentlich nur rum. Zu seiner Ehrenrettung muss ich sagen, dass Hans neulich beim Wandern vegane Spaghetti Bolognese von mir gegessen hat und er es total lecker fand. Außerdem versucht er mittlerweile Cola Zero zu trinken. Sein Arzt riet ihm dringend zu einer Ernährungs- und sogar Lebensumstellung. Da beißt er bei ihm aber auf Granit. Zu den wirklich dramatischen Gründen kommen wir später.

Die anderen und Hans warten auf ihr Mahl. Alle haben hier immer großen Hunger. Das liegt vielleicht an der vielen frischen Luft und der Bewegung. Endlich kommt auch die Nahrung, ihm ist schon ganz zittrig. Die Mahlzeiten werden hier serviert wie in einem Restaurant. Eine freundliche Servicekraft bringt Hans Buntbarsch mit Salzkartoffeln und Gemüse. Er hätte lieber Gyros mit viel Metaxa-Sauce und paar Fritten gehabt. Am Büfett gibt es zu allem Überfluss auch noch Salat. Zum Essen trinkt er Wasser. Er wusste schon länger, dass sein Lebensrhythmus oberflächlich betrachtet nicht gut aussah. Zu einseitig und bewegungslos. Über sein Wohlergehen machte er sich wenig Gedanken und verdrängte. Noch nicht mal den Dienstsport nutzte er, obwohl der während der Arbeitszeit auszuüben ist. Kostenlos könnte er hier alles mögliche machen. z.B. Badminton, Fußball, Fitnessstudio, Schwimmen, Radfahren, Nordic Walking usw. Aber er blieb lieber in der Amtstube und machte seinen Kram. Ein geregeltes Intimleben war auch nicht vorhanden. Dafür arbeitete er viel Abends von 19 Uhr bis 6 Uhr in der Frühe. Ein gesundheitlich mörderischer Schichtbetrieb. Mittlerweile gibt es hier noch andere Modelle, auch dank der EU-Richtlinie 2003/88/EG. Liebe Leserin und Leser, eine unwürdige Behandlung hat niemand verdient. Stattdessen Work-Würde-Balance. Hans machte diesen »Dummfick« schon fast 35 Jahre mit. Das hatte ihn auch mental ausgezehrt. Jetzt reichte es ihm. Es war zu viel passiert, gerade in den letzten Monaten. Aber der innere Schweinehund war bei ihm einfach nicht zu überwinden. Er konnte und wollte keine Verantwortung für sein Leben übernehmen. Wollte einfach so weitermachen, Couching extrem, bis der Hammer fällt. Dabei war er früher sportlicher und sogar mit dem Rennrad um den großen See bei Konstanz geradelt. Doch davon war nicht mehr viel übrig, außer den schönen Erinnerungen.

Hans hatte zum Schluss, also kurz vor der Kur, große gesundheitliche Probleme bekommen, ein Herzinfarkt riss ihn während dem Vögeln bei einer Internetbekanntschaft aus seinen Träumen. Er hatte sogar einen Herzstillstand. Mit Lebensgefahr wurde er aufgefunden und aus der Liebeshöhle ins Krankenhaus gebracht. Er war bewusstlos und wachte erst wieder im »Lalülala« auf. Lacht! Er selbst trägt die Aktion mit großem Humor. Der behandelnde Notarzt erklärte ihm, dass die Chancenmehrheit gegen ihn war. Er hätte riesengroßes Glück gehabt. Sein Hausarzt legte ihm seither nahe, seine Lebensgestaltung zu ändern. Er solle sich mehr bewegen, mit dem Qualmen aufhören und sich gesünder ernähren. Hans erzählte mir hierzu, dass er eigentlich keine Lust hätte, etwas zu verändern. Der Herzinfarkt hätte nicht weh getan und er überlegt in der Kur ob er nicht gerade so weitermacht.

Schließlich wolle er nicht ewig leben. Ich erkläre ihm hierzu: »Du bist wie John Steinbeck, der berühmte amerikanische Autor. Der lebte ein aufregendes zügelloses Leben. Als er merkte, es geht ihm gesundheitlich schlechter und sein Doc ihm rät dies und jenes zu tun und zu lassen, kommt er auf die Idee, dass das nicht zu ihm passt. Stattdessen beschließt er eine letzte Reise mit dem Auto durch Amerika zu unternehmen. Er macht die Tour alleine. Belädt sein Automobil mit allerhand Fertiggerichten, Tabak und Alkohol und fährt los. Es wird für ihn ein Roadtrip in die Vergangenheit durch die beklemmende Wirklichkeit. Er ändert seine Meinung und seinen Lebenswandel nicht. Man könnte sagen, ein wahrer Stoiker. Kurz nach seinem Trip stirbt er an Herzversagen und genauso redest du gerade.«

Hans erwidert, dass er es nicht einsieht warum er etwas verändern sollte. Offensichtlich spricht hier das innere Kind bei ihm? Oder hat er recht wie Platon? Dieser meinte schon, dass wir uns vor dem Tod nicht fürchten sollen, denn wir kennen ihn nicht. Möglicherweise ist der Tod ein Wunder. Er ist eingefleischter Single und hat niemand, für den er sorgen oder Vorsorge treffen sollte. Gegen das weibliche Geschlecht hat er bekanntlich starke Vorurteile. Frauen sind für ihn nur Mittel zum Zweck. Die letzte hat ihm aber das Leben gerettet. Kinder hat er auch keine. Er lebt ein sehr bescheidenes Leben in vielerlei Hinsicht. Hans hat keine Ambitionen auf Weiterbildung, Selbsterkenntnis oder Abenteuer. Er ist ein ganz ruhiger Typ und eher unauffällig. Nur die Politik kann ihn aufregen. Ansonsten erlebe ich ihn eher empathielos, man könnte auch sagen gefühllos. Trotzdem ist er aber ein feiner Kerl und in letzter Konsequenz meistens für einen da und darauf kommt es mir an in unserer Männerfreundschaft. Dass er eine frauenverachtende Einstellung hat, lasse ich ganz bei ihm. Ab und zu, eigentlich ständig, rede ich ihm hier rein und versuche mit ihm über seine emotionslose Art zu sprechen. Bisher habe ich nur kleine Erfolge erzielt. Das Leben schickt einem immer Aufgaben, an denen man wachsen und lernen soll. Solche Projekte sind häufig als Menschen verpackt. Es können der Partner oder auch Freunde sein. Es geht darum, dies zu erkennen und motiviert an die Sache heranzugehen und den richtigen Zeitpunkt zum »close the case« zu erkennen. Es gilt natürlich auch »no face, no case«. Ich erwarte von ihm als Kumpel nicht zu viel, denn ich finde ich hätte hierzu auch kein Recht oder Ansprüche. Die gleiche Einstellung wie für den Rest meines Lebens habe ich mir hier erarbeitet. Keine Erwartungen und zu große Forderungen stellen bzw. schraube deine Prätentionen so weit herunter, wie es jetzt geht, und später noch weiter. Es ist keine Frage guten Benehmens, Höflichkeit und andere ihnen wichtige Werte sollten Sie unbedingt einfordern. Weichen Sie hier von Ihren Standards nicht ab. Zum Beispiel lege ich großen Wert auf das Einhalten von Terminen bzw. Dates und Pünktlichkeit. Ich habe schon einige Freundschaften beendet, wenn die Leute nicht zuverlässig waren Es gibt einen »Tunten-Freund« von mir, der total unpünktlich ist. Er kommt immer, das kann aber Stunden dauern. Da ist das Essen potenziell hinüber. Der Typ ist »stockschwul« und er darf das. Ihm nehme ich es nicht übel. Warum, kann ich nicht genau sagen. Wir kennen uns schon über 20 Jahre. Bei der Bundeswehr lernten wir uns kennen. Ich schützte ihn damals vor Mobbing-Attacken wegen seiner homosexuellen Art vor den anderen Kameraden. Anfangs störte mich sein zu spät kommen und er besitzt auch wenig innere Struktur. Aber man kann mit ihm Pferde stehlen, das meint, sein Charakter ist gut. Nichts fieses. Das zeichnet ihn aus. Ich entschuldige und akzeptiere seine Unpünktlichkeit. Aber ich will es hier nochmal betonen, es gibt feste Regeln bei mir und die werden eingehalten. Ich spreche das sonst an und es ist wie im Fußball. Verwarnung mündlich zweimal, gelbe Karte und dann raus. Das ziehe ich konsequent durch, aber ich würde auch bei Aufrichtigkeit vergeben, das habe ich leider noch nie erlebt. Das vorgenannte gilt gerade bei Beziehung jedweder Art.

Um wieder zu Hans zu kommen, und das ist mir gerade wichtig, er hat ebenfalls einen guten warmherzigen Charakter und das Zusammensein mit ihm ist ganz ungezwungen. Es fallen keine kränkenden Worte, wir hetzen nicht rum und wir reden wenig über Konsum. Stattdessen sind unsere Themen u.a. die Frauen, die Arbeit, die Politik, die Finanzwelt (immer unser Top-Thema) und die Wirtschaft und manchmal etwas Küchenphilosophie.

Mein Freund Hans kommt mir immer etwas deprimiert vor. Wenn ich ihn in ein Raster drücken müsste, dann passt am besten Soziopath (zu 50 Prozent). Er wirkt halt sehr antriebslos. Ein Paradebeispiel ist, dass ich immer zuerst Getränke hole. Wir chillen oft an so einer schönen Bar am Rhein, wenn von seiner Tasse Filterkaffee das leere Zuckerpapier vom Wind verweht wird, dann schaut er einfach hinterher. Das war‘s und so hält er es mit allem, was ihm runterfällt und so. Er überlässt es Mutter Erde. Aber er hat interessante Ansichten. Sehr gut passt auf ihn die Gestalt des depressiven und vom Leben gelangweilten Roboters Marvin aus der Serie »Per Anhalter durch die Galaxis«, von Douglas Adams[93]. Ich möchte ihm noch ein Zitat aus der Serie anheimstellen.

»Leben, hasse oder verleugne es, lieben kannst du es nicht!«
(Marvin)

Hans fand das Essen heute eigentlich ganz in Ordnung. Er hatte versucht, auch etwas Gemüse zu futtern. Warum eigentlich mochte er das nicht, er wusste es nicht. Er redete sich ein, Allergien zu haben. Fleisch konnte er soviel fressen, bis er platzte. Der Tod hatte sich für ihn doch ganz ok angefüllt. Es tat nicht weh! Angst hatte er keine. Es kam ihm eher wie eine Befreiung

---

[93] Total geiles Buch und witzige Serie über den Sinn des Lebens aus dem Jahre 1978. Ursprünglich aus einer Hörspielproduktion für das BBC entstandene Romanreihe mit den Charakteren Arthur P. Dent und Ford Prefect. Super englischer Humor, wer es mag.

vor. Mit den Tischgenossen unterhält er sich angeregt. Seine Nachbarn auf Zeit, findet er, sind ganz umgänglich. Das könnte klappen! Der Casanova ist etwas forsch und ein Aufschneider. Neidisch sieht er rüber zu Ben und den hübschen Frauen. Kurz geht er zu ihnen an den Tisch und verabredet sich mit Ben nach dem Mahl in der großen Halle im Eingangsbereich. Dort befindet sich ein Automatenkaffee. Es klingt schlimmer, als es ist. Das Foyer ist groß, mit einer hohen Decke und nett eingerichtet und der Cappuccino ist gut. Überall stehen leuchtend gelbe Sessel und moderne Couchmöbel zum Fläzen. Die Damen an Bens Tisch sind sehr aufgeschlossen. Sie sind alle im besten Alter und heißen Alex, Lara und Jacqueline.

Da noch etwas Zeit ist bis zum nächsten Termin, geht Hans in sein Appartement zurück. Als er vor seiner neuen Wohnung angekommen ist, schaut er gelangweilt auf die Uhr und kommt zu der Erkenntnis, dass der Weg vom Speisesaal in sein Zimmer etwa drei Minuten dauert. Die einzelnen Gebäude hier sind durch unterirdische Korridore, Flure und manchmal auch durch Skywalks miteinander verbunden. Das ist gut, denn er braucht deshalb nicht raus in die Eiseskälte. Er blickt auf seinen Zimmerschlüssel. Daran hängt ein ovales blaues abgegriffenes Plastikschild mit den Ziffern vier, acht und acht. Er ist also Roboter Nummer 488, denkt er und steckt den Schlüssel in das silberne Zylinderschloss. Danach öffnet er die schwere aus massiver Buche gefertigte Zimmertüre. Satt fällt sie hinter ihm in den Rahmen. Es hört sich an wie die Tür an einem Luxusauto. Erschöpft lehnt er mit dem Rücken an das Portal und blickt umher. Das Appartement dürfte so fünf Meter lang und an manchen Stellen zwei Meter breit sein. Das Zimmer und die Einrichtung wirken neuwertig. Alles scheint recht komfortabel. Hier wird er also die nächsten vier Wochen bleiben, denn so lange ist die Therapie bisher genehmigt worden, schießt es ihm durch den Kopf. Hans fühlt sich negativ durchströmt. Keine Spur ist davon zu spüren, dass es ihm hier besser geht. Klar, denkt er und versucht sich zu beruhigen, so schnell kann das ja auch nicht funktionieren. Alle sagen hier, du brauchst Zeit zum Ankommen. Es ist ja auch noch nicht viel passiert. Er hatte noch keine Anwendungen.

Nun will er seinen Koffer aufmachen und stellt sich in Gedanken vor, wie er ihn aufbricht. Doch es geschieht erneut ein Wunder, ein wahres Hexenwerk ist das hier. Es ist unglaublich. Er kann es nicht fassen! Ein Mysterium hat sich gerade in seinem Leben abgespielt. Das Ding ist offen. Er war nicht verschlossen. Dabei war er sich total sicher, dass er den Plastikkoffer abgeschlossen hatte, denn er gab ihn ja einige Tage vorher bei der Post auf. Da sieht man auch, wie zerstreut er ist. Das nennt man Glück im Unglück. Was für ein Dusel. »Shitegal«, warum? Es fehlt nichts und Hauptsache, er ist jetzt geöffnet. Ein Problem weniger. Hans klappt die alten Hartschalen auf seinem Bett auf. Den Trolley legt er daneben. Wie er beide Inhalte betrachtet, vergeht ihm die Lust, die Sachen auszuräumen. Seine Gedanken kreisen um das Bad. Er duscht umheimlich gerne, also, er mag das Element Wasser und am liebsten showert er nicht zu Hause, denn dann muss er die Fließen auch nicht putzen. Er liebt das Gefühl von warmem weichem Wasser, wie die kleinen Wasserkaskaden aus dem Duschkopf auf die Haut treffen und dann mit ihr verschmelzen, um als kleiner warmer Bach überall über den Körper zu laufen. Es löst bei ihm eine Reizüberflutung aus. Dieses Mal ist diese aber positiv besetzt und er vergisst dann für einen Moment alles um sich herum. In diesen Momenten, umgeben von diesem Ur-Element, geht es ihm gut. Wasser hat für ihn etwas Spirituelles und Heilendes. Wasser ist ein Stück Lebenskraft! Und ist es nicht so, dass seit Anbeginn die Wassermenge auf der Erde konstant geblieben ist. Alle Menschen haben bisher das gleiche Wasser getrunken. Hans denkt aber auch daran, dass viele Tiere in's Wasser pinkeln und sich manche Flüsse rot verfärbten, wenn darin zu viele tote Menschen trieben. Und das alles wiederholt sich seit Generationen.

Auch an die Greuel der Roten Khmer[94] und an den Film »Die Blaue Lagune« mit seiner Jugendliebe Brooke Shields muss er denken. Was gab es da für atemberaubende Aufnahmen von azurblauem Meerwasser und feinstem Sandstrand. Palmengesäumte Buchten und strahlender Sonnenschein ohne Reue. Es war noch nichts bekannt über das Ozonloch oder die Klimaerwärmung. Man konnte einfach ohne Kummer genießen. Wie er in der geräumigen Duschwanne steht und sein Kopf endlich mal Ruhe gibt, denkt er an die drei Frauen, die an Bens Tafel sitzen. Bisher hat er sie immer nur kurz gesprochen. Er konnte sie aber von seinem Platz aus gut und ungestört beobachten. Hans geht ein Stück aus dem Brausestrahl heraus, damit er sich einseifen kann. Es riecht nach Kokosnuss. Wie in der Südsee, denkt er bei sich. Hier hält die Werbung mal, was sie verspricht. Was weckt dieses Duschgel doch für schöne Assoziationen. Tatsächlich war er noch nie »unter Palmen«. Lacht! Wie er sich in seinem Schritt und seinem rasierten Geschlechtsteil wäscht, wird er total heiß. Die Seife bildet zwischen seiner Hand und der Haut so eine Art Schmierfilm, ganz glatt und weich fühlt es sich an. Als glitten seine Finger über Öl oder hartes frisch poliertes Eis beim Schlittschuhlaufen. Es flutscht regelrecht. Sein sexuelles Verlangen steigert sich ins Unerträgliche und das Hirn setzt aus. Er spürt, wie seine Hände über sein mit Schaum schon hartes Glied flutschen. Es ist unmöglich, das Teil richtig festzuhalten, geschweige denn die Vorhaut vor und zurück zu bewegen, Mütze, Glatze, Mütze, Glatze, Mütze usw. Es riecht so toll nach Karibik. Er liebt alles, was mit Kokosnüssen zu tun hatt. Die wunderbare Nuss ist ein sogenanntes Alleinlebensmittel. Man könnte gestrandet Monate mit Kokospalmen überleben. Wenn man die Samen runter und dann aufbekommt.

Er wünscht sich zu Brooke Shields in die Lagune und will dort ihr Cousin Richard sein. Sein Kopfkino kommt immer mehr auf

[94] Eines der grausamsten Regime der Welt unter Führung von Pol Pot.

Touren. Sein Verlangen schiebt er auf die Luftveränderung. Dann beugt er sich leicht in der Hüfte durch, spannt seine Muskeln an und lässt sich vom Wasser den Schaum von der Hüfte spülen. Jetzt geht es besser, er zieht seine Vorhaut zurück und genießt die harten heißen Strahlen auf seiner empfindlichen Eichel. Sie schimmert rosa und ist voller kleiner Falten. Er ist nicht beschnitten und deshalb ist seine Hammerspitze sehr empfindlich. Jetzt, ohne den Schaum, kann er endlich seine Fahnenstange richtig anpacken. Er schiebt nun auch seinen restlichen Körper wieder unter das warme weiche Wasser. Brooke Shields hat er es schon richtig im weichen Sand besorgt. Er lässt sie jetzt befriedigt in der Bucht und auf dem Atoll zurück. Er braucht neues Sexkino und stellt sich nun vor, wie die drei Damen alle gleichzeitig über ihn herfallen würden. Unter einem Vorwand haben sie sich Zugang zu seinem Kabinett verschafft. Sein Zimmer wäre für vier Personen hierzu fast zu klein, denkt er. Aber bei seiner Traumfabrik kommt es nicht auf Realitätssinn an, sondern auf perverse Fantasien. Sie könnten sich doch alle auf seine Matratze setzen. Er würde dann vor ihnen knien und eine nach der anderen zwischen den Schenkeln lecken und abwechselnd vögeln. Sie würden gewiss alle kommen, keine würde einen Orgasmus vortäuschen, wie das ständig passiert. Alle wären ihm sehr dankbar für seine grandiose aufopferungsfähige Tat.

Hans geht nun etwas in die Knie und seine rhythmischen Bewegungen mit der rechten Hand werden schneller. Er fängt an, leicht und leise zu stöhnen. Es ist fast so, als könnte er die drei richtig kosten. Mit Sicherheit würde jede von ihnen anders riechen und schmecken. Die Lust, die er ihnen geben kann, und seine Geilheit steigerte sich. Er »wichst« schneller und sein Griff wird härter. Jetzt ist er so weit und will kommen, doch noch hat er ein gutes Stück Rubbel-Strecke vor sich. Ja, es ist an der Zeit noch ein paar Kohlen draufzulegen und deshalb stellt er sich vor, wie die drei verrückt nach seinem Sperma sind. Sie wollen es unbedingt in ihre gierigen Münder gespritzt haben. Ihre Zungen kreisen um seinen Gipfel und ab und zu bekommt eine einen leichten Faustschlag, denn sie hat nicht aufgepasst und seine unkontrollierte rechte Hand hatte sie getroffen. Irgendwann würden sie es kommen hören, denn er würde brüllen wie ein Hirsch während der Brunft und fühlen, dann stecken sie ihre Köpfe zusammen und warten darauf, dass er pulsierend abspritzt. Sie wollen seine Sahne in ihre Schnuten haben und würden sie sich sogar gegenseitig ablecken und damit spielen.

Hans keucht kurz lauter auf, es klingt wie bei dem Geweihträger, es ist so ein kurzes tiefes Röhren, dann zittern die Beine. Er hat Mühe nicht einzuknicken und hält sich, um das Gleichgewicht zu behalten, an der Stange vom Brausekopf fest. »Heiß sprüht der weiße Saft aus ihm heraus.« Kann das wirklich sein oder ist es Einbildung, dass sich sein Sperma auf seiner Hand heißer anfühlt als das Duschwasser, fragte er sich. Hoffentlich werde ich nicht krank, denkt. »Bloß kein Fieber, bitte, liebes Universum«, sagt er leise, denn dann kommt es schon mal vor, dass das Ejakulat sich aufheizt. Es ist ein schönes Bild, der Samen gerinnt sofort, als er sich mit dem heißen Wasser vermischt. Größere und kleinere weiße Eiweißstücke schwimmen auf dem Boden der Dusche in Richtung Ablauf. Ein paar der Brocken kleben an seiner rechten Hand. Er isst sie und findet es lecker. Man hätte mit etwas Salz und Pfeffer nicht zwischen Hühnereiweiß unterscheiden können. Schade, denkt er, so geht es dahin, eine Verschwendung, und er atmete weiter schwer. Er muss sich kurz auf den Duschboden setzen, denn die Explosion hat seinen Kreislauf auf Touren gebracht und er bildet sich ein, dass er sein pochendes Herz spürt. Das Wasser prasselt auf ihn nieder. Hans fühlt sich erleichtert, zufrieden und in einem kurzen Moment in seiner Vorstellung hat er geilen Sex gehabt. Die sinnliche Liebe benutzt er u.a. zur Beruhigung und zum Druck ablassen. Es hat etwas zu tief entspannendes für ihn. Es ist ein kurzes Glücksgefühl. Er weiß nicht, dass die Sexualität die Sprache der Liebe ist, oder er spürt es nicht. Es schafft Bindungshormone, ist der Kit, der die Scheiben dranhält, und ein sehr wichtiges Element in einer festen Partnerschaft. Dazu gehören aber auch Mut und Tapferkeit.

Wie er sich in der Toilette umblickt, scheint es ihm, dass dieser Raum älter ist. Er wurde wohl nicht renoviert. Gegenüber dem Badezimmer Eingang befindet sich ein weißes Waschbecken. Darüber eine Ablage mit einem Spiegel. Links davon eine Hängetoilette, rechts die Dusche mit weißem Vorhang. Alles wirkt sauber und ordentlich. Der Boden besteht aus braunem Mosaik. Die Wandfließen sind weiß und rechteckig. Kurz nach dem Einschalten des Lichtes geht so ein nerviger Ventilator mit mehreren Minuten Nachlaufzeit an. Aus diesem Grund wird er versuchen, Nachts kein Licht einzuschalten.

Nachdem er nun den Staub der Landstraße runter hat und auch etwas Dampf ablassen konnte, geht er zu seinem nächsten Termin, mit Ben. Das mittlerweile getrocknete Sperma lässt er dran. Er mag den Duft. Brausen hinterlässt oft so ein Gefühl der Reinheit bei ihm. Es fühlt sich an, als wäre man neu geboren worden, gerade eben in der Duschkabine. Hans klopft bei Ben an und der kommt sofort zur Türe. Alle, die ihm jetzt die rechte Hand geben, langen in sein Sperma. Beide gehen zusammen zum nächsten Termin. Schweigend laufen sie die Korridore entlang. Die Neuankömmlinge sollen in den Speiseplan eingeführt werden. In der Kur ist das so, dass die ersten Tage mit Einführungen und Erklärungen der Abläufe und Regeln vollgestopft sind. Hier, bei Hans' erster Therapie, ist alles recht straff und streng organisiert. Bei Verstößen droht sogar als letzte Konsequenz ein Rauswurf. Wahrscheinlich muss das so sein, wegen der ganzen Psychos hier drinnen, sonst geht es ja zu wie in den »Eis am Stil[95]«-

[95] Anarchische junge Leute denken nur an Alkohol und Sex.

Filmen oder wie in dem Buch »Altern wie ein Gentleman[96]«. Die Patienten sind hier ja nicht zum Spaß.

Eine Mitarbeiterin erklärt den beiden, dass es hier Mahlzeiten für Diätisten, Allergiker, Magersüchtige und normale Speisen gibt. Sie weist uns noch auf die unbedingt einzuhaltenden Essenszeiten hin. Außerhalb dieses Zeitfensters gibt es nichts. Wer zu spät kommt, den bestraft das Küchenpersonal. Außerdem ist die Einnahme der Mahlzeiten verpflichtend. Fehlen geht nicht und zieht Konsequenzen nach sich. Ein bisschen bekommt er es mit der Angst zu tun. Das ist alles Teil eines Kontrollsystems, wie bei Big Brother. Sein Aufnahmelevel ist schon wieder erreicht und sogar überschritten. Seine innere Tankanzeige steht auf Reserve. Das Glücksgefühl hielt nur kurz. Die Eimer sind leer und er sehnt sich nach Ruhe. Soviel Input, denkt er, kann doch auch nicht gut sein, zumindest tut es ihm jetzt gerade nicht gut. Warum ist ständig alles so kompliziert? Er sehnt sich nach einem leichten lockeren Leben. Ein Leben in Luxus, wie ein Pharao. Die vielen Daten kann er wirklich nicht behalten. So langsam dämmert es ihm. Der ganze Komplex hier hat etwas von einem Gefängnis. Der erste freiwillige Knast bzw. hier sind alle Freigänger, aber wehe dem, der einen Verstoß begeht.

Alle Objekte entwickeln sich sternförmig um das Hauptgebäude. Im Zentralgebäude befinden sich die Rezeption, das Automatencafé und der Speisesaal. Er hat noch eine kurze Pause und dann kommt schon der nächste und diesmal der erste offizielle bzw. richtige Termin. Also, es wird nicht um Abläufe, sondern um ihn gehen. Hans ist angespannt, hat Angst, was werden die feststellen, was passiert mit ihm? Er steht vor der Tür und ließt auf dem Schild daneben den Namen, Dr. Groß. Hier soll er sich melden. Hans wartet auf seine Bestandsaufnahme.

---

[96] Zum Teil fiktives Buch über das Leben im Alter von Sven Kuntze aus dem Jahr 2011.

Bevor wir uns anhören, wie es ihm bei Dr. Groß ergeht, möchte ich, wie im Kapitel ICH I angekündigt, nochmal zu mir zurück kehren und versuchen, mich weiter zu erkennen bzw. Ihnen, liebe Leserin und lieber Leser, zu beschreiben.

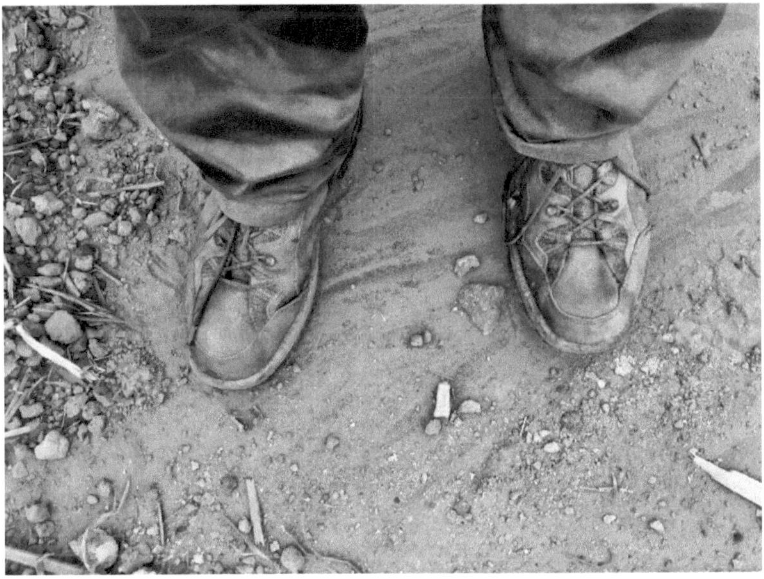

1975 wurde ich eingeschult. Im gleichen Jahr wurde auch endlich der unsägliche Vietnamkrieg beendet und in China wird die echte Terrakotta-Armee[97] entdeckt. Lacht! Meine Schule war ganz neu, so ein Waschbetonbau aus den Siebzigern. Jetzt sind die Gebäude alle Schrott. Damals der neueste Schrei. Ich fand die Anstalt prima. Gerade jetzt wurde beschlossen, dass sie marode ist und eine Renovierung unwirtschaftlich. Sie wird demnächst abgerissen. Schade, aber iss so. Meine Kindheit verlief meiner Meinung nach recht normal. Wenn ich versuche, retrograd zu erkennen, wo eventuell Fehler gemacht wurden, dann ist das nicht ganz leicht. Ich ging gerne zur Schule, ich spielte viel im Wald und wir wohnten in einer ruhigen Gegend in einem großen modernen Haus. Es fehlte mir an nichts. Zumindest ma-

[97] Große chinesische Grabanlage in Zentralchina aus dem Jahre 200 v.Chr. ca.

teriell besaß ich einiges, wenn auch nicht alles. Es gab auch Regeln und die waren eher streng. Ich hatte zwar ein tolles Kinderzimmer, bekam aber nicht alles, was ich wollte (z.B. Carrera-Achterbahn – Sad!). Immer wieder hörte ich den gleichen Satz von Alexis: »Dafür haben wir kein Geld.« Es ist auch nach meiner Sicht der Dinge nicht so, dass jeder Erziehungsfehler zwangsläufig eine Störung auslösen muss oder Ursache eines meiner Symptome ist. Sehr wahrscheinlich war ich ein ADHS-Kind, denn ich war nicht zu kontrollieren. Viele Freunde und Verwandte meiner Eltern richteten ihnen aus, dass sie jederzeit wieder kommen könnten, aber ich nicht erwünscht sei. Der einzige, der sich darüber aufregte, war Opa Fritz. Ein Dank von mir an dieser Stelle an meinen lieben Opa, der sich loyal auf meine Seite schlug. Er zeigte meiner Meinung nach das einzig richtige Verhalten auf diese Unverschämtheiten. Er blieb bei mir und ging ebenfalls nicht hin. Ihm habe ich sehr viel zu verdanken. Erziehungsversäumnisse meiner Erziehungsberechtigten hat er versucht auszugleichen. Dies tat er nicht aus Erkenntnis, sondern aus einem natürlichen Impuls heraus. Er hatte für mich gute Lebensratschläge und verbrachte sehr viel Zeit mit mir. Vielleicht werden wir über diesen ganz außergewöhnlichen Mann später noch im Kapitel Familienchronik etwas sprechen können. Er legte bei mir den Grundstein für Bildung, Naturerlebnisse und den Durst nach Wissen. Er war mutig, frech und brutal in der Jugend, aber weise, ruhig und neugierig im Alter. Opa war für mich eine Datenbank auf Beinen. Fritz wusste etwas über die Welt, denn er lebte zeitweise sowohl in Übersee als auch in Deutschland. Ein Vorbild in jeder Hinsicht. Im Krieg hatte er getötet und so manches Vergehen begangen. Nach dem Ende des II. Weltkrieges musste er ins Konzentrationslager, denn man erhob schwere Vorwürfe gegen ihn. Total abgemagert, aber rehabilitiert kam er wieder heim. Zeitlebens war er auf diese Episode sehr stolz. Er hatte ein gerichtliches Schreiben, das ihn von allen Nazi-Vorwürfen frei sprach. Ein total bauernschlauer, zäher Hund und Draufgänger war Fritz. Wobei so manches davon in seiner Familie liegen muss. Er hatte einen Bruder, namentlich den George, der war bei der Fremdenlegion und hatte wohl keine Lust mehr. So einfach desertieren konnte er nicht. Lebend würde er die Legion vorzeitig nicht verlassen dürfen. Und ob er sein Ausscheiden erleben würde, stand auch in den Sternen. So sprang er kurzerhand im Panamakanal von Bord. Hier durfte nicht geschossen werden und er war wieder frei. Er war ein begnadeter Maler und viele Bilder von ihm hängen bei uns an den Wänden. Er zeichnete mit Kohle und Aquarelle. Viele Motive entstanden in seiner Zeit bei der Legion. Es sind Gemälde, die eine Flussbiegung in Italien oder eine Häuserfront in einem kleinen Dorf in Frankreich zeigen.

Ein paar Beispiele, was ich als Bub so trieb, möchte ich Ihnen vorstellen. Alexis kam mit den Einkäufen nach Hause. Sie ging nur kurz auf Toilette. Wie sie wiederkam hatte ich das eingekaufte Waschmittel geöffnet und in der ganzen Wohnung auf dem Boden, der Couch und den Möbeln verteilt. Wir wohnten damals in einem durch die gewerkschaftsnahe Gesellschaft Neue Heimat errichteten Betonblock in Mannheim Vogelstang. Die NH ging später aufgrund eines Finanzskandals pleite. Eigentlich war es ein gutes Modell. Die Neue Heimat AG[98] gehörte der Gewerkschaft DGB und baute soziale Wohnungen. Leider bereicherten sich so manche auf wirklich unglaubliche Weise. Kurz vor der Pleite, 1982, war es der größte Wohnungsbaukonzern Europas. Das Beispiel zeigt schön, dass alle, die oben sind, das gleiche treiben, egal, was ihre Ursprungsdoktrin verlockend verlautet. Das Oben korrumpiert. Es ist einfach so. Deshalb wird es auch meiner Meinung nach nie eine weise Führung geben

---

[98] Zu ihren Glanzzeiten machte der Konzern mehrere Milliarden DM Umsatz und hatte etwa 200.000 Wohnungen im Bestand.

können. Wir sind alle zu große Streber nach den falschen Göttern. Geld und Macht ist einfach ein sehr starker Götze.

Das ganze Wohnviertel auf der Vogelstand inklusive einem Naherholungsbereich war neu errichtet worden. Und trotz dem späteren Untergang der NH war es zunächst angenehm, dort zu leben. Es gab tolle Spielplätze und sogar einen Badesee. Zu Anfangs war alles super, neu und aufregend. Heute gehören die Wohnungen zum Teil zum DAX-Konzern Vonovia. Sie sind ziemlich heruntergekommen. Ich würde sagen Schrott. Wie man damit Geld verdienen kann, ist mir schleierhaft. Hier läuft was schief wie damals (Korruption), das nächste große Ding, auf kosten der Mieter (Wucher)? Die Historie wird es uns lehren. Klar ist es dann schon zu spät. Vielleicht werden die Hausbewohner einfach nur ausgenommen. Die Suiten und die Grundrisse waren für uns damals Luxus pur. Ich hatte zum ersten Mal ein eigenes Zimmer. Es gab Parkplätze direkt vor dem Anwesen und ein großes Spielfeld, mit Sandkasten und Spielgeräten direkt davor. Es war ein goldenes Zeitalter für viele. Guter Wohnraum war bezahlbar. Die sogenannte Wirtschaftswunderzeit. Es gab Arbeit genug und sogar so viel davon, dass Gastarbeiter ins Land kommen mussten, damit der Aufschwung weiterging. Wie heute auch wurden sie nicht immer würdevoll behandelt und willkommen geheißen. Der Wohlstand nahm nicht nur ganz oben, sondern auch in der Mittelschicht zu.

Unsere Wohnung war im 2 OG. Sie war so geschnitten, dass man vom Flur in das Kinderzimmer, Schlafzimmer, Wohnzimmer, dann in das Esszimmer, Küche und zurück im Gang war. Man konnte also einmal rundherum gehen. Das war auch mein Weg bei der Aktion mit dem Waschmittel. Wir hatten noch einen Balkon mit Blick auf das Mittelgebirge Odenwald. Wir sahen eigentlich direkt auf den Ölberg und den Edelstein-Steinbruch. Eine große und weithin sichtbare Narbe.

Für die Aktion mit dem Weißen Riesen setzte es übrigens eine ordentliche Tracht Prügel und mächtiges Gebrülle von Alexis.

Es war Pulverwaschmittel und aus diesem Grund konnte es mühelos von ihr wieder aufgesaugt werden. Es war kein Schaden entstanden. Ich sehe das heute als kreative Tat und die Reaktion meiner Meisterin als übertrieben. Sie stand wohl unter Druck oder war gestresst. Geäußert hat sie sich nie groß, außer dass es ihr leid täte.

Ich habe das Gefühl, dass meine Eltern viel geleistet haben und zu wenig Zeit mit ihrem Kind, also mir, verbrachten. Major Nelson ist in meiner Erinnerung nicht präsent. Ich kann mich an einen Wanderurlaub mit ihm in Deutschland erinnern. Es war im Odenwald oder Schwarzwald, denke ich. Ich freute mich immer sehr, wenn er exklusive Zeit für mich hatte. Niemals hätte ich gemeinsame Zeit mit ihm ausgeschlagen. Aber wie gesagt, er musste meistens beruflich unterwegs sein oder, besser ausgedrückt, denn ich weiß es nicht genau, er war nicht da. Und wenn er mehr oder weniger arbeitsfrei hatte, dann schuftete er auch in seiner Freizeit weiter. Er baute später zuerst sein Haus, dann zimmerte er an den Anwesen von Freunden und Familie. Wenn er nach Hause kam, war er meistens abgespannt und musste dann noch die Launen von Alexis aushalten und ausbaden. Diese erzählte dann immer, was der freche Junge, das bin ich, wieder so alles angestellt hat. Ich denke, so mit zwölf Jahren begriff ich, dass mir das Lebensmodel meiner Eltern nicht gefiel. Meine Mutter war mir zu hysterisch, vielleicht histrionisch, und Major Nelson schuftete zu viel. Ich hatte das ungute Gespür, dass er ob seiner handwerklichen Fähigkeiten und Hilfsbereitschaft ausgenutzt wurde. Meine Wildheit legte sich mit zunehmendem Alter. Die Gründe sind mir nicht bekannt. Ich litt sehr unter der unbarmherzigen Strenge und Willkür von Alexis. Vielleicht ist bei mir aber auch ursächlich, dass ich an dieser schweren Erkrankung litt, denn ich bekam ja eine Hirnhautentzündung. Meine Eltern waren wirklich sehr fleißig, aber auch ständig beschäftigt. Um uns herum strebte jeder nach mehr monetären Gütern.

Die Bürger haben sich damals mit Sicherheit wie im Eldorado[99] gefühlt. Man musste einfach nur zugreifen. Leistung wurde belohnt. Der Kreislauf drehte sich immer schneller. Es erforderte viel persönliches Engagement, Fleiß und Härte. Für mich war definitiv zu wenig Zeit da. Dies führte dazu, dass ich keine richtige Bindung im Kindesalter aufbauen konnte. Zumindest nicht zum Vater. Für welche Werte er stand, ist mir fast unbekannt. Ich bin heute sogar der Meinung, dass ich vielleicht kein wirklich gewolltes Kind war. Zumindest fühlt es sich so an. Es war, denke ich, so eine Normsache. Von der Gesellschaft vorgegeben, so ein Balg braucht's mindestens. Man heiratet, baut sich was auf und hat Nachwuchs. Ich denke, wenn man ein Einzelkind ist, ist die Wahrscheinlichkeit, dass man nicht gewollt war, größer. Es ist auf alle Fälle ein Fakt, an dem wir nichts mehr ändern können, also wollen wir es sehen wie die hier schon oft benutzten Stoiker[100]. Später haben meine Eltern wohl versucht, das nachzuholen. Richtig darüber reden konnten sie nicht. Sie versuchten es dann durch großzügige Taten und Geschenke zu kompensieren. Es war trotzdem deutlich zu spüren, dass etwas nicht passt.

Major Nelson hat mir kurz vor seinem plötzlichen Tod eines meiner schönsten Geschenke gemacht. Er lud mich auf einen Segeltörn rund um Mallorca ein. Danach ist er leider an einer verschleppten Grippe verstorben. Die Spanne mit ihm auf dem Boot war aber eine meiner schönsten und zum ersten mal redeten wir miteinander wie gute Freunde. Und er gab mir Tipps und zeigte mir seine Lebenserfahrungen. Natürlich zu spät und das Zeitfenster schloss sich auch gefühlt rasend schnell wieder.

---

[99] Bezeichnet einen sagenhaften Goldschatz. Wörtlich das goldene Land.

[100] Die Stoa ist eine große philosophische Schule, die versucht, die Dinge so zu akzeptieren, wie sie kommen und sind. Trage dein Los und strebe nach Weisheit.

Trotzdem bin ich um jeden Tag dankbar, das habe ich mittlerweile gelernt. Dass es plötzlich so enden und vorbei sein würde, wussten wir damals aber beide nicht. Ich denke, ich bin aufgrund der Kindheit zu sehr auf die Mutter geprägt und habe zu wenig Vateranteile abbekommen. Schon mein ganzes Leben versuche ich das dadurch zu kompensieren, dass ich mir Vaterfiguren suche. Ich bin dankbar, wenn ich einen gefunden habe, der mich als seinen unehelichen Sohn annimmt. Die wissen das natürlich nicht, dass ich sie so verehre. Wobei ich heute auch keinen Hehl mehr daraus mache und es ausspreche, wenn ich einen als neues Ideal auserkoren habe. Die Männer sind mir in der Regel verbunden. Ich glaube, ich war ein guter Sohn-Vater, denn ich gab mir hier viel Mühe und schuftete mit Major Nelson viele Stunden an Bauprojekten, selbst im Urlaub. Als Mutter-Sohn bin ich weit weniger gut. Alexis kann ich bis heute nichts recht machen und deshalb nehme ich mich ihr gegenüber stark zurück. Das einzige, was sie von mir möchte, sind Huldigungen, und das am besten den ganzen Tag, und jemanden, den sie anbrüllen kann. Sie missbraucht mich als ihren persönlichen Blitzableiter. Sie kann nur innerhalb der Familie ihre negativen, oft wütenden Gefühle zeigen. Meistens schreit sie dann wie früher mit meinem Vater. Es fühlt sich für mich nicht gut an und ich kann mir nicht erklären, warum ich bei ihr bleibe oder mir das gefallen lasse. So what? Ich arbeite daran, es muss irgendetwas mit Gehorsam bzw. Pflichtgefühl und indoktrinierter Erziehung (wie mein dad – sad!) zu tun haben. Mittlerweile ist es wirklich so dramatisch, dass ich Zöglinge verstehen kann, die ihre Eltern »umbringen«, wenn diese sie ein Leben lang grausam und demütigend behandelt haben. Ich würde sogar sagen, die haben das Recht dazu, sich frei zu machen. Zum Glück sind nur meine Gedanken ab und zu so brutal und ich verfüge in der Realität über andere Kompensationsmöglichkeiten.

Hier ist eine gute Stelle, liebe Leserin und lieber Leser, um einmal zu erklären, wie unsere Gefühlswelt nach heutigem Stand der Wissenschaft funktioniert und wie wir Menschen Entscheidungen treffen. Warum schlagen wir nicht öfters einfach zu oder nehmen uns, was wir wollen? Warum folgen wir nicht einfach immer dem Lustgefühl und Bauch? Emotionen entstehen laut R. Bonelli[101] zuerst im Bauch. Nun ist man gut bedient, wenn der Kopf über dieses Magengefühl sinniert und das Für und Wider abwägt. Hoffentlich war es eine rationale Überlegung. Schlussendlich entscheidet nun das Herz darüber, ob wir nun so radikal handeln sollten oder lieber nachsichtig und verzeihend sind. Am Ende ist es wie im Existenzialismus[102] bei Camus oder Satre »Wir sind in erster Linie selbst verantwortlich für unser Leben und was daraus wird.« Besser, wir zeigen nicht mit dem Finger auf andere, denn drei zeigen zurück.

Ein weiteres Beispiel aus meiner nicht ganz optimalen Kindheit folgt sogleich. Oder wie das Sandmännchen zu sagen pflegte, »... gebt fein acht, ich hab euch etwas mitgebracht«. Das Sandmännchen habe ich immer sehr gemocht und heute finde ich das Ostdeutsche total süß. Liebe Leserin und lieber Leser, ich möchte darauf hinweisen, dass ich mit meinen Ansichten auch daneben liegen kann. Frei nach Friedrich Nitzsche führe ich an, dass jedes Sehen nur perspektivisches Sehen ist. Ich will damit andeuten, dass ich mich irren darf. Das wäre wohl bei einem Irren auch nicht verwunderlich. Lacht! Also lesen Sie meine Zeilen mit Sorgfalt und einer Portion Skepsis. Mit Sicherheit haben meine Eltern nicht mit Absicht so gehandelt. Sie hätten es tatsächlich aber besser wissen können. Eventuell hätte etwas weniger Arbeit und mehr wahres Leben geholfen. Hier nun ein weiterer Sachverhalt aus meiner Kindheit Ich komme wie so oft aus der Grundschule nach Hause gelaufen. Das Leben auf der Vogelstang, man sagt umgangssprachlich zu den Men-

---

[101] Facharzt für u.a. Psychatrie und psychotherapeutische Medizin.

[102] Die beiden Gallionsfiguren, Albert Camus und Jean Paul Satre, dieser philosophischen Strömung waren sich nicht grün.

schen, die hier leben und wohnen, »Hochhausbarackler«, änderte sich mit den Jahren. Der Satellitenstadtteil Vogelstang wurde zusehends asozialer und schmutziger. Es lebten einfach sehr viele auf engem Raum zusammen. Es kam zu sozialen und zwischenmenschlichen Spannungen und Konflikten. Die damals beste Freundin meiner Mutter, sie wohnte direkt unter uns, trennte sich von ihrem prügelnden und trinkenden Ehemann. Dies hatte zur Folge, dass der Ex regelmäßig bei ihr die Eingangstüre, manchmal auch die Balkontüre eintrat und sich so Zugang zu ihr und den beiden Kindern verschaffte. Ich weiß noch, dass sie ziemlich große Brüste hatte und nicht schlecht aussah. Sie war auch wirklich ein nette Person, aber total schlampig und desorganisiert. Es war dann immer ein Riesen-Tohuwabohu im Anwesen und Major Nelson und die Polizei eilten zu Hilfe. Mein Vater war ein kräftiger mittelgroßer Kerl. Früher hatte er geboxt und war deshalb schlagkräftig gebaut. Als Kind kann man solche Zustände nicht einordnen, ich spüre nur, dass sie lebensprägend waren. Sie bleiben in der Erinnerung erhalten wie die Tatsache, was man am 11. September 2009 gerade getan hat, als die Flieger in die World Trade Center einschlugen. 20 Jahre davor war ich auf einem der Twin Towers als Tourist gewesen. Es war beeindruckend. Besonders die Stelle, auf der man durch ein dickes Glas auf dem Boden, an der Fassade bis nach ganz unten blicken konnte. Die Muschi, so wollen wir die Freundin meiner Mutter titulieren, hatte große Probleme mit sich, ihrem Mann und dem Leben. Heute denke ich, sie lebte das falsche Leben. Sie hätte es so gut haben können. Sie hatte eine Anstellung bei einer angesehenen Rechtsanwaltskanzlei in der schönen noblen Augustanlage in Mannheim und verdiente ordentlich Kies. Aus irgendeinem Grund geriet ihr Leben mit zunehmender Dauer aber in Schieflage. Es gab große Defizite in ihrem Dasein, welche sich zum Beispiel in einer total unordentlichen und verdreckten Wohnung zeigten. Wir wollen Muschi gleich wieder verlassen, nur soviel sei noch zu ihrem weiteren

Lebensweg erwähnt. Der große Sohn, ein super Typ, intelligent, nett und abenteuerlustig, ist mittlerweile an den Folgen von exzessivem Drogenkonsum gestorben. Der jüngere Sohn lebt von Hartz IV und so ab und an kommt mir über ihn nichts Gutes zu Ohren. In meiner Vogelstang-Zeit war der jüngere der beiden mein bester Freund. Wir hatten sogar den gleichen Namen. Nur andersrum, also er als Vornamen und bei mir der Nachname. Ich will nicht unbedingt aufzeigen, dass eine mangelhafte Erziehung oder doofe Kindheit einen schlechten Menschen aus einem macht. Ich bin im Milieu groß geworden und aus diesem Grund kann ich nur diese Beispiele bringen. Muschi wäre vielleicht der Ibiza-Typ gewesen. Ich denke, sie hätte es als Hippie dort ausprobieren sollen.

In meiner Familie waren sie alle fleißige Malocher und linientreue Sozialdemokraten. Noch nie hatte hier auch nur irgendjemand studiert. Die meisten Männer sind im Krieg gefallen. Manche im Alkoholdelirium von der Straßenbahn überrollt worden oder im Graben auf dem Feld erfroren. Selbst im entferntesten Bekanntenkreis war keine studierte oder wirklich gebildete Seele zu finden. Das klingt jetzt etwas hart, ist aber leider so. Nur Opa Fritz hatte sich autodidaktisch einiges an Bildung und Wissen beigebracht. Wenn ich zu Hause bei 4.-Klasse-Mathematik saß und Fragen hatte, konnte mir niemand helfen. Zum Besseren Verständnis, ich rede wirklich vom kleinen Einmaleins und den Grundrechenarten. Ich kann mich an eine Situation erinnern, wie ich über den Zahlen brüte und ein Erwachsener schaut mir über die Schulter und sagt, das geht so und so. Ich war dermaßen perplex, ich blickte zu dem hoch, als wäre er ein ägyptischer Pharao. Ein Wesen aus einer anderen Zeit. Ich war sprachlos. Möchte gleich das schon länger angekündigte Beispiel zeigen. Nur noch ein paar Sätze über meine Zucht. Nach meinem Dafürhalten haben meine Eltern zu wenig mit mir geredet, sich zu wenig tatsächlich mit mir abgegeben, sie haben beide zu viel anderes gemacht. Zu viel Hamsterrad und Egozentrik.

Es fühlte sich so an, als wäre man das fünfte Rad am Wagen. Meiner Mutter war aufräumen immer wichtiger als das Wohlergehen der Familie. Vielleicht hatte sie keinen Bock auf Algebra oder flüchtete lieber und dekorierte unser Heim. Es ist eigentlich so, dass jeder unter den Eskapaden und Stimmungen von Alexis gelitten hat. Major Nelson hat mich manchmal, wenn ich nach Hause kam, an der Haustür abgefangen und auf die schlechte Befindlichkeit meiner Mum vorzubereiten versucht. Es macht mich heute noch traurig. Da stand dieser starke Boxer am Eingang und wusste sich nur dadurch zu helfen, dass er mich bat, auf die miese Gefühlslage der Mama Rücksicht zu nehmen. Diese verrückte Erziehung seitens Alexis. Man wusste nie, wann sie ausrastet und wie schlimm es kommt. Walking on eggshells. Nicht nur ich konnte es ihr nie recht machen. Es war ein täglicher Ritt auf der Rasierklinge. Der Flow des unbeschwerten Lebens geht so verloren. Sad! Man ist immer irgendwie auf Habacht. Ich hatte als Kind keine stabilen Richtlinien, keine festen Grenzen, an die ich mich halten konnte, und keinen Vater, der präsent war oder mal mit der Faust auf den Tisch haut. Scheiß auf die Ritterlichkeit. So bin ich zu dem Schluss gekommen, dass meine frühste Entwicklung für meine labile Persönlichkeit mitverantwortlich ist. Ich fühle mich minderwertig, mein Selbstwert ist gering und ich versuche deshalb immer zu glänzen. Wir kommen etwas später beim Kapitel Status Quo wieder darauf zurück.

Liebe Leserin und lieber Leser, entschuldigen Sie, hier kommt nun endlich das lange angekündigte weitere Exempel. Ich kam von der Schule heim und hatte etwas Gebasteltes dabei. Ich war wie jedes Kind sehr stolz darauf und wollte es meiner Mutter zeigen. Major Nelson war ja eh nie da, wenn ich von der Penne kam. An diesem Tag klingelte ich vergeblich. Alexis war noch nicht da. Sie hatte sich verspätet. Für diesen selten eintretenden Fall sollte ich einfach warten. Das tat ich auch. Ich setzte mich auf eine der am Spielplatz vor dem Wohnblock aufgestellten

Bänke und blickte sorgenfrei und unbeschwert umher. Es war ein trockener Sommertag. Spielen wollte ich nicht, denn ich konnte mein filigranes gebasteltes Werk doch nicht irgendwo abstellen. Es war so ein Schiff mit Segeln aus Stoff und einem Körper aus Balsamholz. Sehr schön und sehr zerbrechlich. Ich war mächtig stolz auf mein Werk. Es konnte sogar richtig schwimmen. Das meiste war geklebt. Ich muss dazu noch sagen, dass ich als Kind eher schwächlich war. Ich traute mir nichts zu und ging deshalb Streitigkeiten und Konflikten mit anderen Kids aus dem Weg. Ich vermied es zu raufen. Mein anfängliches und frühkindliches abenteuerlustiges Temperament wich so langsam, durch meine Wahrnehmung, einem schüchternen und ängstlichen Charakter.

Dieser Tage war Opa Fritz zu Besuch aus Amerika gekommen. Er merkte sofort, dass ich mir zu viel gefallen ließ. Er nahm mich, wann immer ich heulend vom Spielen hoch kam, auf die Seite und erzählte mir, wie es früher zu seiner Zeit war. Ich lauschte mit großen Ohren. Da wurde noch viel heftiger gekämpft als heute. Die Kinder hauten sich dermaßen auf die Mützen, dass regelmäßig Blut floss und die Kleidung zerstört war. Fritz gab mir einige wenige wichtige Tipps, wie ich mich verteidigen sollte. Der alte Fritz hatte ein gesundes Gespür, wie Erziehung geht, und mehr noch, was ein ängstlicher Bub, wie ich einer war, brauchte. Er sagte zum Beispiel, »tritt dem anderen auf den Fuß, und wenn er nach unten schaut, dann hau ihm die Faust in das Gesicht, mittenrein«. Er meinte, »wenn du angegriffen wirst, ist es nur recht und billig, dass du dich heftig wehrst«.

Ich saß so unschuldig und voll Vorfreude auf Alexis wartend auf meiner Bank. Ich dachte an nichts Böses. Wollte nur, dass meine Mama kurz stolz auf mich ist und ich ihr genüge. Wenn mir auch klar war, dass dieser Moment bei meiner Mutter sehr kurz sein würde und für mich deshalb total kostbar schien. Einmal ganz kurz wird sie mit mir zufrieden sein. Vielleicht? Für eine kleine Sekunde, gegebenenfalls. Ich freute mich. Ich war glücklich und betrachtete mein tolles Boot mit seinen Leinen aus Nähgarn. Wie ich mir alles so ausmale und ganz ungeduldig bin, sehe ich einen guten Freund von mir und einen weniger guten. Mit dem einen hatte ich öfters Stress. Er provozierte und verprügelte mich manchmal. Beide kommen auf mich zu und bauen sich vor mir auf. Sie unterhalten sich, ich kann nicht alles verstehen. Nur etwas höre ich raus, der Rüpel sagt zu meinem Kumpel etwas leise, »geh hin und mache ihm das Teil kaputt«. Ich war entsetzt. Mein ganzer Körper spannte sich an. Ich war im Überlebensmodus. Ich wusste nicht, was ich tun sollte. Mein Inneres kam in Wallung, plötzlich fühlte ich mich wie der echte grüne Hulk. Irgendwie ging mein Kopf auf off. Ich spürte nur noch Angst, Bitternis und Furor. Aus heiterem Himmel war Hulk über mich gekommen. Ich war Hulk, nicht mehr fähig zu sprechen, mein ganzer Körper war im Attacke-Modus. Zwei gegen einen, ich hatte eigentlich keine Chance. Mein Schicksal und das meiner Bastelei schienen besiegelt. Mein Kunstwerk würde gleich zerstört sein und Alexis würde dann sagen, »ach, die haben es sicher nicht so gemeint, vielleicht hast du auch was dazu getan«. Kein Lob, dafür aber blöde Sprüche von meiner Mama. Wie mein Freund sich in Bewegung versetzt und einen Schritt auf mich zumachte, stand ich blitzschnell auf, hielt mein Stück mit der Linken und haute ihm mit der Rechten voll in sein Gesicht. Ich vergaß die Sache mit dem Fuß, aber die Wirkung war trotzdem unglaublich. Sein ganzes Gesicht war rot. Das Blut lief ihm aus der Nase und er schrie. Er schien große Schmerzen zu haben. Ich war sehr erschrocken, dachte mir, dass er vielleicht sterben würde. Er taumelte und fiel kurz auf seine Knie. Rüpel war ebenfalls so perplex, ich glaube er hatte zum ersten mal Angst vor mir, zumindest war sein Gesicht ganz fahl. Rüpel half Uwe, so hieß mein Kumpel, wieder auf die Beine. Beide liefen dann schnellen Schrittes weg. Uwe heulte jetzt und der andere stützte ihn. An seinem Körper lief so eine Mischung aus Blut, Rotze und Tränenwasser zu Boden. Pech für ihn, dachte ich. Mitleid spürte ich nicht, eher Triumph. Ich war außerdem total überrascht. Mein Werk war noch ganz und ich fühlte, dass ich in Notwehr so handeln musste. Ich fand, ich war der moralische Sieger. Ich kann mich nicht erinnern, dass ich jemals mit Absicht versucht hätte, außer Sandkuchen, einem anderen etwas aus Neid oder Frust zu zerstören. Moralisch lag die Sache für mich klar. Ich durfte mich wehren. Opa hatte das ja auch so gesagt. Uwe hatte sich von dem anderen für dessen abscheuliches Werk einspannen lassen. Warum hatte Uwe das getan? Er war doch mehr mein guter Freund. Eine große Lektion hatte das Leben hier gegeben. Ich hatte noch keine Ahnung von der Verhältnismäßigkeit der Mittel. Ich war mir sicher, das war ok und auch meine Eltern würden das so sehen. Immerhin waren die zu zweit und wollten mein Kunstwerk angreifen. Ich hatte mich nur verteidigt. Über den Schmerz und die Verletzung meines Freundes hatte ich nichts gefühlt. Später erfuhr ich, dass seine Nase gebrochen war. Ich fand, es geschah ihm recht. Außerdem wurde in der Regel immer ich verprügelt. Da hat sich auch niemand aufgeregt, hat mir geholfen oder ist für mich eingetreten. Jetzt hatte ich mich seit Jahren endlich mal gewehrt und meinen Mann gestanden. Dank, Opa Fritz aus Amerika.

Es kam natürlich anders. Die Eltern meines Freundes meldeten sich umgehend bei meinen Erziehungsberechtigten. Ich musste schildern, was passiert ist, und meine Eltern, insbesondere Alexis, meinte, ich müsse mich dort entschuldigen. Ich weiß genau, hätte er mir das Stück zerstört, wäre es meiner Mutter im Traum nicht eingefallen, dort Rabbatz zu machen. Im Gegenteil, sie hätte dann irgendeine Ausrede gefunden, wie »das wollte der nicht, wahrscheinlich hast du auch etwas gemacht« usw. Ich bin also mit Alexis da hin und habe mich höflichst entschuldigt. Mein Freund hatte einen riesigen Verband auf seiner Nase. Das gefiel mir. Von da an war das Tischtuch zwischen uns zerschnitten. Solche Freunde brauchte ich nicht. Schade, denn seine Schwester war sehr hübsch und mochte mich. Ich glaube, sie mochte mich noch mehr, seit ich ihren blöden unehrenhaften Bruder verprügelt hatte.

Ich kann es nicht erklären, aber dieser Moment, insbesondere die unfairen Behandlungen auch in ähnlichen Situationen durch meine Eltern hinterließen in mir ein schales Gefühl. Wie abgestandener Gerstensaft. Freunde, denen man nicht vertrauen kann. Eltern, die von Fairness und Gleichbehandlung keine Notiz nehmen. Es zerstörte etwas in mir. Es gab keine Gerechtigkeit für mich. Es bildeten sich Narben. Ich musste mich klein machen, um Liebe zu erhalten. Wenn Gefühle nicht sein dürfen, dann werden sie verdrängt und abgespalten (darauf kann eine Persönlichkeitsstörung folgen). Liebe Leserin und lieber Leser, ist hier der Grund für mein Leiden an einer zu ausgeprägten Sensitivität zu suchen, wie Dr. Sokrates sagt, oder liegt das Problem wo anders? Wir lassen es soweit erstmal gut sein. Selbst beim Schreiben wühlen mich die alten Sachen noch auf. Wenden wir uns etwas Erfreulicherem zu, nämlich wieder meinem oder mittlerweile vielleicht auch Ihrem Freak-Freund Hansi und seinem ersten Tollhausbesuch. Welche Lehren wird er aus seinem Aufenthalt ziehen?

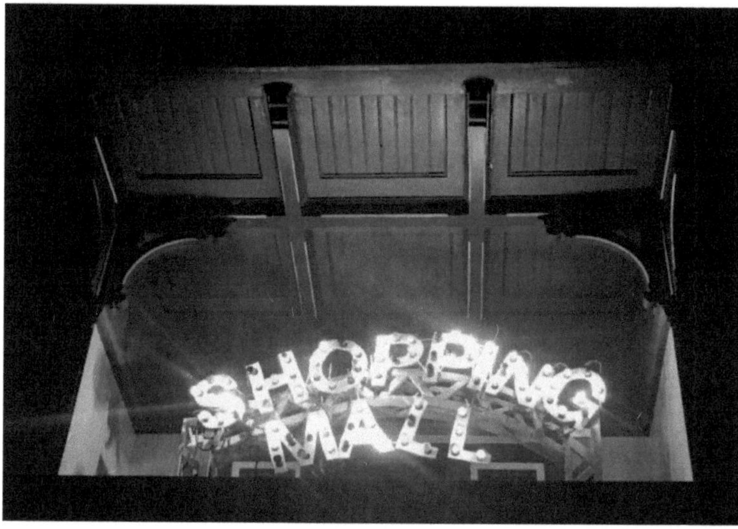

Hans ist ja meiner Meinung nach immer eher underdressed, ich meine damit, schlecht gekleidet. Also nicht, dass die Klamotten dreckig sind, verknittert sind sie schon. Das ist es nicht. Es ist aber so ein besonderer Stil. Ich konnte diesen bisher meistens bei Single-Männern antreffen. Manchmal erinnert es auch an einen military look, aber von einer total schlecht ausgestatteten Truppe. Schlecht sitzende Blue Jeans mit zerknitterter Oberbekleidung, dazu ein paar vergammelte und abgelaufene längst aus der Mode gekommene Schuhe. Das sah nicht gut aus. Um Himmels Willen, wie will man so auf die Damenwelt Eindruck schinden? Es tut mir leid, er bleibt wirklich unter seinen Möglichkeiten. Dieser Typus Mann reagiert auch nicht darauf, wenn du ihm das Kleidungsdrama schilderst. Es ist, wie Guido manchmal sagt, »das tut ihr jetzt nichts«. Schotter für Klamotten wäre ausreichend da, aber guter Geschmack lässt sich nicht kaufen. Schlau ist, wer sich helfen lässt. Manche sind aber auch einfach stur bei der Wahl ihrer Erscheinung, wie auch im Leben.

Schlechte Textilien, schlechte Lebensmittel, schlechter Lebenswandel, schlechte Bildung und schlechte Grundhaltung. Pfui! Damned! Mit Achtsamkeit, Einsicht und Interesse könnte man etwas erreichen. Und wie würde ihn das verändern? Wäre er dann auch noch mein liebenswerter ausgeflippter Hans? Er soll erstmal so bleiben, denn das macht ihn, glaube ich, aus. Meinen Respekt haben alle Frauen, die mit ihren Typen und deren Optik so unglaublich tolerant sind. Die Forschung und Hans teilen hier mit, dass für Frauen das Aussehen nicht so wichtig ist wie der Status. Ein echter Kerl wirkt anziehend wegen seines Images (Macho) bzw. seines Prestiges. Die normalen sind langweilig.

Hans klopft vorsichtig an der Türe von Dr. Groß.

»Herein«, klingt es nach draußen. Sodann tritt er ein.

Das Arztzimmer wirkt einladend. Es ist ein rechteckiger Raum. Am Ende befindet sich ein großes Fenster, durch das das helle Tageslicht flutet. Vor der Scheibe steht ein Bürotisch, darauf ruht ein Desktop. Außerdem befindet sich an einer Wand eine Liege. An der anderen steht ein kleiner runder Tisch mit zwei Stühlen. Herr Dr. Groß begrüßt ihn freundlich. Er wirkt noch recht jung, Hans schätzt ihn aber trotzdem auf Anfang bis Mitte vierzig. Der Therapeut ist groß von Gestalt und schlank von Statur und hat schwarze kurze Haare. Er bittet ihn zum kleinen Tisch. Von Anfang an findet Hans ihn sympathisch. Vielleicht handelt es sich hierbei um das Stockholm-Syndrom, denn er findet irgendwie fast alle nett hier im Allgäu. Ist er so angespannt, dass er jeden seiner Geiselnehmer bzw. Wärter als freundlich empfindet? Es ist ja auch total egal, Hauptsache, das Gefühl ist großartig. Dr. Groß spricht ruhig und vermittelt Gelassenheit. Hans schießt es nochmal durch den Kopf, dass er nicht glauben kann, dass man ihm hier helfen wird.

Dr. Groß fragt nun mit einfühlsamer Miene: »Wie geht es Ihnen?«

Hans erklärt: »Mein Kopf und meine Gedanken fühlen sich wie ein zäher Brei an. Es ist wie Marmelade. Ich kann keine

Grenzen erkennen und mein Leben ist zügellos in jeder Hinsicht.«

Es sprudelt geradezu so aus ihm heraus. Er ist überrascht darüber, wie das alles aus ihm wabbert. Sein Behandler will wissen, was ihn am meisten belastet.

»Ich habe keine Lebensfreude mehr in mir«, gibt er an. Der Job würde ihn fertig machen. Auch der Zeitdruck und die Menge an Fällen. Hans fühlt sich von niemandem unterstützt. Die Frauen kapiert er nicht und sich selbst auch nicht. Er fühlt sich dünnhäutig und zweifelt am Lebenssinn. Zu vieles kränkt ihn, er zaudert schon zu lange und hat keine Power mehr. Der Antrieb ist fast erloschen. Die letzte Stufe seiner Trägerrakete ist gezündet. Er erzählt dem Seelenklempner aus seinem bisherigen Leben. Sein Vater ist vor einigen Jahren verstorben, dann wurde auch seine Mutter krank. Er hat sie zu Hause gepflegt, dann ist auch sie irgendwann gestorben. Nun lebt er in der verrauchten Wohnung der Mutter. Er selbst hatte mal eine Freundin, die nachts an einem Asthmaanfall verstarb. Niemand bemerkte dies damals. Sie lag einfach morgens tot im Bett. Es war dramatisch.

Hans musst schluchzen. Die Tränen schießen aus seinen Augen. Er fühlt sich im eigenen Körper fremd. Seit mindestens zehn Jahren hat er nicht mehr geweint, denn er dachte immer, er hätte keine Zeit dazu, und er wollte keine Schwäche zeigen. Auch hatte er Furcht, wenn er seinen Gefühlen freien Raum lässt, dass er dann zusammenbrechen würde. Mittlerweile heult er hier in den Bergen vor Dr. Groß wie ein kleines Kind. Seine Gesichtszüge entgleiten ihm. Sein Antlitz hat sich in eine heulende leidverzerrte Fratze verwandelt. Hans schämt sich dafür und verbirgt deshalb sein Gesicht in seinen Händen. Auch alles andere ist ihm peinlich, er will dem Arzt nicht die Zeit rauben und versucht sich zu kontrollieren. Es gelingt ihm nicht. Die Schleusen sind erstmal geöffnet. Groß reicht ihm eine Box mit Taschentüchern hin. Tuch über Tuch landet in seiner Maske. Irgendwann ist die Sitzung rum und er hat eigentlich nur geflennt. Tränen bestehen zum Großteil aus Wasser, schießt es ihm durch den Kopf. Er hat Durst. Mein armer Kumpel Hans fühlt sich miserabel, die starken Emotionen machen ihm schlagartig klar, dass er wohl zu Recht hier ist. Er fühlt sich krank, sehr angegriffen. Der einfühlsame Dr. Groß wendet sich zum Abschied noch ein mal mit einem eindringlichen Appell an ihn.

»Herr Hans, denken Sie an Suizid?«, fragt er mit durchdringendem Blick.

Er überlegt was die Frage jetzt soll. Um Himmels Willen, was soll er darauf antworten? Er entschließt sich bei der Wahrheit zu bleiben. Wen soll er denn schonen? Er antwortet mit einem zögerlichen »Ja« und fügt gleich an, dass er aber zunächst alles auf den Kopf hauen wollte und dann irgendwo eine Klippe runter – Fischfutter. Dr. Groß ermahnt ihn, dass es in allen Zimmern Notrufe gibt und er im Fall der Fälle, wenn die dunklen Wolken kommen, diese unbedingt benutzen soll. Er solle sich sofort melden und nicht abwarten, ob das Gewitter von alleine aufklart. Dieser Punkt ist ihm sehr wichtig.

Hans geht zurück in sein Appartement und wartet auf das Abendessen. In der Einrichtung ist er noch nicht so richtig angekommen. Fühlt sich noch fremd, alleine und hilflos. Noch spürt er wenig Besserung. Das Klima und die Atmosphäre hier sind aber angenehm. Heute, nach dem »Abendmahl«, geht er total erschlagen ins Bett.

Die erste Nacht ist rum und Hans hat großen Hunger. Er freut sich auf das Buffet. Leider geht der Stress hier für ihn schon wieder los. Er weiß nicht mehr, wann die Frühstückszeiten sind. Verkrampft und nervös sucht er in seinen Unterlagen. Auf seinem kleinen Schreibtisch in seiner »Zelle« liegt schon ein kleiner Stapel von Papier. Wie auf seinem Schreibtisch in der Amtsstube. Es ist eine Zettelwirtschaft. Er hat keinen Plan, was er mit dem ganzen Zeugs machen soll. Lesen oder gleich wegwerfen? Er flucht »Scheiße, verdammter Dreck«, denn in den ganzen

Unterlagen findet er keinen Hinweis auf die Essenszeiten. Und dann gibt es doch auch noch diese Anwesenheitspflicht. Hans versucht tief durchzuatmen und redet mit sich. »Bleib ruhig, versuche, still zu bleiben. Alles wird gut. Es passiert nichts Schlimmes.«

Immer ist es das gleiche, normale Emotionen wie Liebe fallen ihm total schwer. Das verrückt machende Zeugs fliegt automatisch zu einem. Er kommt zu dem Schluss, dass es schon irgendwie laufen wird. Seine Erfahrung mit Fortbildungen und Lehrgängen bei der Polizei kommen ihm hier zu gute. Es fällt ihm ein, dass am Anfang immer alles neu, ungewohnt und fremd ist. Das ist wohl normal und er will versuchen, davor keine Angst zu haben. Aus seinem Innern dringen Begriffe wie Gefängnis, Irrenanstalt und Krankenhaus in sein Bewusstsein. Locker bleiben, sagt er sich. Er entschließt sich, sich in Wasser zu verwandeln. Das wird helfen. Morgens duschen findet er super, danach ist man richtig wach, erleichtert und sauber. Nachdem er geshowert hat, begibt er sich auf gut Glück in den Speisesaal und, Bingo, alles passt. Im Eingangsbereich desinfiziert er seine Hände an so einem Standteil mit Drücker. Wenn man alles richtig macht, dann schießt hier eine durchsichtige, stark riechende Flüssigkeit auf die Hände. Ein Teil davon spritzt immer daneben auf den Boden. Der dürfte um das Gerät auch super hygienisch rein sein. Hier steht noch ein Schild, dass das gegen die Schweinegrippe sei. Vom Frühstücksbüfett nimmt er sich eine große Schüssel Früchtemüsli, mit Haferflocken und Trockenobst. Das ist neu für ihn. Normalerweise isst er morgens immer ein Süßes Teil vom Bäcker. Auf der Arbeit gibt es den ganzen Tag Filterkaffee. Es stimmt schon, er ernährt sich nicht vorbildlich und will das ändern. Er würde gerne so viel verändern. Seine persönliche Schwingung hat ihn voll im Griff. Viel Käffchen muss aber sein heute morgen. Das ist für ihn wie Wasser. Er hat überhaupt keinen Ahnung, was er heute machen soll. Wie wird der Ablauf der Kur sein? Selbst seinen Delsey hat er noch nicht ausgepackt. Der liegt jetzt mittlerweile auf dem Zimmerboden.

Hans fragt seine Tischgenossen: »Was passiert mit mir heute, ich habe keine Plan?«

Casanova antwortet prompt »... also, deine Therapiesitzungen erhältst du von deinem Therapeuten. Den Rest, wie Anwendungen und so, von deinem Allgemeinarzt.«

Er denkt »Gemeinarzt, bei dir war ich ja noch nicht«. Es scheint so, dass er irgendwann im Laufe des Tages einen Termin bei seiner Gemeinärztin oder seinem Gemeinarzt bzw. seiner Internistin erhält und diese regelt dann alles für ihn. Darauf ist er sehr gespannt, was er wohl alles machen soll, und auch mulmig ist es ihm. Später wird klar, die Mediziner tragen hier den Fachnamen Körperärzte. Seine heißt Frau Glück-Stern. Sie hat so einen bescheuerten Doppelnamen. Alle Frauen mit langen Hornamen, die jeder freiwillig herschenken würde, sind ihm suspekt. Der Termin bei ihr ist jetzt gegen 10 Uhr. Der Begriff Körperärztin erinnert ihn an den schon etwas älteren Film »Invasion of the Body Snatchers[103]«, ein wirklich sehr beängstigender Streifen. Hier werden Menschen durch äußerlich identische aber gefühllose Körper bzw. Kopien ersetzt. Irgendwie passt das gerade. Vielleicht ist er so ein Wesen und gar nicht mehr er selbst. Irgend so ein Ding hat ihn ersetzt und er kann gar nichts für seine innere Leere. Oder die Transformation wird hier durchgeführt, direkt im Allgäu. Weit weg und dann landen die Leiber der ausgetauschten Personen im Moor. Was werden die hier tun, wenn sie es rausbekommen?

Hans geht ins Haus Adelegg. Alle Häuser und Gebäude hier sind nach umliegenden Bergen benannt. Frau Dr. Glück-Stern hat das Zimmer A103. Sie hat die schönsten strahlendsten Augen die

[103] Deutscher Titel »Invasion der Körperfresser.« Aliens streben die Weltherrschaft an.

ihm hier bisher begegnet sind. Ein helles und strahlendes Blau mit helleren Streifen. Sie muss ein Alien sein. Außerdem ist sie super nett und sieht gut aus. Schon wieder freundlich, das ist doch nicht normal, denkt er. Die strahlt richtig, wie als ob sie flirten wollte. Naja, die wissen halt, wie‘s geht. Wenn nicht hier, wo dann? Das muss ja so sein, sinniert Hans. Vielleicht nehmen die Drogen oder irgendwelche Gemütsaufheller Pillen. Lacht! Weiskittel Glück-Stern will nach einem kurzen Plausch, dass er sich entkleidet. Ups, das ist ihm nicht so recht. Es ist noch viel zu hell. Sie hat sich seine Probleme kurz angehört. Wie er dann so in Unterhosen vor ihr sitzt, meint sie, er solle sich mehr bewegen. Mehr Sport machen. Sie verordnet ihm deshalb viele Bewegungskurse (Yoga, Tai-Chi, Qigong, Federball, Gymnastik, Aqua-Jogging usw.). Es ist ihm sehr unangenehm, so begutachtet zu werden. Das ist wie auf dem Sklavenmarkt des Bey von Algier. Nur das er nicht Hark Olufs ist, ein kühner junger Mann, sondern ein erfolgloser, gescheiterter, psychopathischer Beamter mit einem langweiligen Leben. Die etwas kalten Händen der Frau Doktor fühlen sich aber gut an. Er versucht das Abtasten zu genießen und denkt sich etwas hämisch, wenn die wüsste, was bei mir gerade für ein Kopfkino abgeht ... Hans denkt schnell an alten gammeligen Fisch. Er muss sich ablenken, denn vor lauter Fummelei will das Blut in seine Fahnenstange schießen. Ob das wohl häufiger vorkommt, fragt er sich, dass Patienten bei ihr eine Erregung bekommen. Klar, neulich erzählte ihm ja sein Kollege und Freund, dass er bei seiner Untersuchung einen Harten bekam und der Ärztin sagte, das sei ihre Schuld. Die quittierte das mit einem Lachen. Wie soll es auch anders sein, wenn die leibhaftige Barbie an einem rumfummelt.

Es fällt ihm leicht, sehr offen mit ihr zu kommunizieren. Außerdem soll noch ein Labor, also Blutentnahme, am kommenden Montag, in aller Herrgottsfrühe, natürlich nüchtern, gemacht werden. Furcht steigt in ihm vor den Laborergebnissen auf. Er malt sich aus, dass er ja doch auch körperlich krank sein könnte. Ja, er könnte sogar todkrank sein. Da ist sie wieder, diese verdammte innere Stimme, die immer nur vom negativsten ausgeht. Ausblenden, verdrängen, seine Spezialdisziplin!

Da er bis zu seinem nächsten Termin noch etwas Zeit hat, geht er zum Automatencafé und trifft dort auf Alex. Er kennt diese Geschichten von solchen Einrichtungen und Kurschatten nur aus Erzählungen. Bisher hatte er ihnen keine Bedeutung beigemessen und sie ins Reich der Märchen geschoben. Bei Alex hat er aber das Gefühl, dass die ran geht wie ein SWAT-Team. Sie will wissen, wann er den nächsten Termin hätte und ob sie ihm die Gegend zeigen soll. Unbedingt möchte die mit ihm zusammen sein, das fühlt er. Hans hat etwas Zeit. Noch hat er nicht so viele Termine. Eigentlich hat er ja Probleme mit Leuten und damit auf andere zuzugehen, aber Alex macht es ihm leicht und er möchte höflich sein und das Angebot die Umgebung von einer kundigen Führerin gezeigt zu bekommen, findet er auch gut. Er willigt ein und beide verlassen das Kurhaus durch den Haupteingang.

Leise schnurrend gleiten die Glastüren auseinander. Sie gehen durch einen Durchgang zwischen den Gebäuden in Richtung dem Naturschutzgebiet Bodenmöser mit seinen vielen Mooren und Wasserwegen. Es ist traumhaft. Er liebt Moore und Moose. Das Sternmoos ist sein liebstes. Es ist so schön weich, dunkelgrün und besteht aus tausenden von kleinen Sternen. Alex und er reden ganz offen über ihre Probleme. Sie hat Schwierigkeiten zu Hause mit ihrem Mann. Es läuft nicht mehr alles so rund. Alex hört sich nun geduldig seinen »Scheiß« an. Er kennt sie ja noch nicht so lange, aber sie kommt sehr sympathisch rüber. Vielleicht etwas zu redselig, also zu vertrauensselig, aber das könnte auch an der Situation hier liegen. So eine Anstalt ist wie eine Käseglocke. Alle sind darin irgendwie von der realen Welt abgeschirmt. Viele reden ziemlich offen über die Gründe ihres Aufenthaltes. Hans gibt alles von sich preis, auch dass er schon lange keinen richtigen Sex mehr hatte. Bei ihr ist das ähnlich. Zuhause bei ihr stimmen die Pole nicht mehr. Abgeschmolzen?

Freundschaft und Erotik liegen brach. Der Ehemann sei langweilig. Alex wirkt ausgehungert. Sie macht auf ihn den Eindruck, als bräuchte sie mal einen anderen Kerl, der es ihr so richtig besorgt. Vielen Frauen geht es danach besser. Diese Erfahrung hatte Hans schon oft gemacht. Irgendwie geraten die Weiber in Unordnung, ohne richtige Vögelei, dann werden sie zickig und leidig. Da sind sie doch alle gleich heutzutage. Zum Glück sind auch die Damen mittlerweile viel umgänglicher geworden. Sie trauen sich mehr und sind sexuell viel leistungsfähiger als die Gruppe der Männer. Er teilt ihr seinen ganzen Seelenmüll mit. Gibt auch zu, dass die Kureinrichtung befremdlich auf ihn wirkt. Alex ist schon etwas länger hier und erklärt ihm, dass er sich Zeit lassen muss. Es dauert, bis man in so einer Einrichtung ankommt. Da vergehen schon mal eine Woche oder auch zwei.

Sie sagt: »Du bist nämlich deswegen hier, weil du in deinem Leben zu lange Vollgas gegeben hast.«

»Vollgas oder Rückwärtsgang?«, denkt er.

Der Spaziergang ist sehr schön. Es geht zum Teil mitten durch das Ried. Damit man nicht darin versinkt oder wichtige Fauna zerstört, sind kleine Bretterstege angelegt. Die sind so schmal, dass man bei Gegenverkehr kaum Platz zum Ausweichen hat. Überall blüht es, es gibt große Flächen mit Süßgräsern und ab und zu eine Moorbirke. Die Luft riecht angenehm nach den Hormonen und Ausdünstungen der Bäume und Gräser. Alex kennt sich hier wirklich gut aus. Es war gut, denkt er, dass ich mich darauf eingelassen habe. Das ist nämlich eigentlich keine Stärke von ihm – Spontanität. Ihre mahnenden Worte klingen ihm noch im Kopf und er findet, sie hat Recht. Er will versuchen, langsamer zu machen. Das wird aber ein Problem. Wie soll man sich ändern? Seine Persönlichkeit wandeln. Das geht doch gar nicht, hört man die Unkenrufe. Hat er nicht immer versucht, sich mit irgendwas zu beschäftigen? Bloß keine Stille! Jetzt soll er einfach weniger machen. In seiner Freizeit macht er ja schon fast nichts, außer abhängen. Etwas zur Ruhe kommen, also innerer Frieden, das wird schwierig. Denn dann kommt das Grübeln. Es kommen Dinge hoch, die er nicht sehen möchte. Es löst Frust und Leid aus. Die ganzen verpassten Chancen im Leben und viel ist davon eh nicht mehr übrig. Wenn er nachdenkt, dann geht die Rolltreppe abwärts. Oder um es mit den Worten von Dr. Groß zu sagen: »... dann kommen die dunklen Wolken«.

Alex, sein netter und höflicher Kurschatten, ist so Anfang bis Mitte vierzig. Sie hat eine athletische Figur, blonde Haare und wirkt kräftig. Sie ist recht groß gewachsen und ihre Brüste sind rund und vom Volumen wie Handbälle. Er tippt auf D. Die größte Körbchengröße, die er bisher hatte, war Doppel-G und die hat damals ständig versucht, ihre Monstertitten zu verbergen. Alles an Alex scheint fest und prall. Ihr Gesicht hat eine rosige und zugleich hellbraune Färbung mit einigen kleinen Falten.

Der Rundgang war sehr schön und Hans kennt nun auch etwas die Gegend um die Klapse. Die Zeit mit Alex floss leicht dahin und es tat gut sich über seine Sorgen zu unterhalten und zu erkennen, dass alle hier Nöte haben. Darüber reden alleine hilft wohl schon. Es gibt so viele unterschiedliche Sorgen und Miseren der Menschen. Es ist gut, dass es solche Einrichtungen gibt.

Zum Abschied hat sich Alex mit ihm gegen Abend im Schwimmbad verabredet. Sie meinte, es gäbe vom Hallenbad aus einen super tollen Blick auf die Alpen, das müsse er einfach sehen.

Hans geht zu seinem nächsten Termin bei der Stationsschwester. Hierzu muss er in das Haus Grünten. Also da, wo er auch aufbewahrt wird bzw. pennt. Die Krankenschwester sagt ihm, dass sie die einzige Vollzeitpflegekraft hier ist. Sie scheint darauf sehr stolz zu sein. Sie erklärt ihm nochmals die Abläufe in der Klinik, das meiste hat er schon gehört. Es gibt Wiederholungen. Das ist gut so. Er will nur raus. Es ödet ihn an. Seine Ruhe will er haben vor dem Geschwätz. Vor lauter Langeweile stellte er ein paar Fragen. Sie erwidert, dass sie immer für ihn da ist.

Wenn nicht sie direkt, dann jemand anderes vom Personal. Also, es würde sich in der Not immer irgendwo ein Ansprechpartner finden lassen. Genauso wie Dr. Groß will sie, dass, wenn die »schwarzen Wolken« kommen, man sofort bescheid gibt. Es ist klar hier sind wohl schon manche über den Jordan gegangen. Das kann in einer solchen Therapieeinrichtung, die vollgestopft ist mit Geisteskranken, ja auch gar nicht anders sein. Es wird sich auch nicht immer verhindern lassen. Das zeigt auch das Beispiel von Robert Emke, dem Fußballer. Man solle nicht erst abwarten, ob sich das aufziehende Gewitter von alleine wieder legt oder ob es nur ein laues Lüftchen wird, sondern sofort kommen. Nach dem Aufbau der Klinik befragt, erklärt sie in ein paar Worten, was er schon längst wusste. Er will nun wissen welche Abteilungen und Einrichtungen hier in Waldburg Zeil, so heißt der Überbegriff, untergebracht sind. Sie erklärt, dass es die Kliniken Alpenblick 1 und 2, die Klinik Schwabenland, die Kliniken Argental 1 und 2, ein Zentrales Verwaltungsgebäude und das BWZ (Bewegungszentrum) die wesentlichen Komponenten hier sind. Seine Klinik, die Alpenblick 1 setzt sich wiederum aus dem zentralen Haus mit dem Namen Säntis zusammen. Beim Säntis handelt es sich natürlich um einen 2501 Meter hohen zerklüfteten Berg in den Alpen. Vom Gipfel aus kann man 6 Länder erkennen. Um das Haus Säntis liegen die Häuser Grünten, Hochgrat und Adelegg. Hier sind hauptsächlich die Patientenzimmer. Alle Anwesen und Komplexe sind unterirdisch über Gänge und Korridore miteinander verbunden. Einen Radkeller mit direktem Ausgang gibt es auch. Wie ein großes Bunkersystem, denkt er. Es ist aber auch sehr vorteilhaft, denn man muss jetzt im strengen Winter und bei »Shit-Wetter« nicht hinaus ins Freie um zu seinen Terminen oder zum Schwimmen zu kommen. Hans ist soweit und er erzählt auch der Pflegerin seine Geschichte in Kurzform. Er findet, es ist angebracht. Reden hilft ja, wie wir mittlerweile wissen. Sie hört sich alles geduldig an, irgendwie sympathisch. Dann ist die Einweisung beendet.

Jetzt überlegt er, was er nun mit dem Rest des Tages machen soll. Pflichttermine hat er heute keine mehr. Er denkt an die Worte von Dr. Groß und geht in das BWZ, um dort an den Fitnessgeräten etwas Sport zu machen. Probieren geht über studieren. Leider wird sein erster Elan gleich wieder durch Bürokratie gebremst. Es ist ihm im Moment nicht erlaubt, an den Fitnessmaschinen zu trainieren. Das darf er erst nach einer kurzen Einweisung durch das Fachpersonal. Er soll zur dortigen Anmeldung und sich einen Termin geben lassen. Ok, denkt er und findet es ziemlich blöd. Für was er alles Einführungen braucht. Und das müssen die bei jedem Patienten machen. Die erste Woche geht für Einweisungen und die Verhaltensregeln drauf. Was für eine Zeitverschwendung.

Hans geht also zur Anmeldung. Hinter dem Tresen sitzt eine sehr junge Frau, sie wirkt fast wie ein Mädchen. Er gibt ihr einfach seinen »Filofax« hin und lächelt dabei. Jetzt erlebt er sein blaues Wunder. Zum ersten Mal ist eine der Angestellten nicht freundlich. Im Gegenteil, diese noch recht junge Dame, schwarzhaarig, schlank, mittelgroß und äußerst hübsch, ist geradezu schnippisch. Sie behandelt ihn total von oben herab. Déjàvu denkt er, kennt sowas aus seinem Beruf und reagiert mit aussitzen darauf. Einfach weiter höflich tun. Je zickiger die Lady wird, desto charmanter wird er. Ihr Zustand bleibt, zumindest on top, herrisch, er ist aber zumindest nicht noch schlechter geworden. Sie gibt ihm gleich mehrere Termine und trägt diese ordentlich ein. Kurz durchzuckt ihn der Gedanke, dass das Mädchen vielleicht eine Patientin ist (hat sich nur zum Spaß da hingesetzt) oder einen ordentlichen Ritt bräuchte. Innerlich schüttelt er den Kopf. Sein Planer ist nun schon etwas befüllt. Wie könnte ich jetzt noch zu etwas Bewegung kommen, geht es ihm durch den Schädel. Er geht erstmal zurück zu seinem Zimmer.

Als er an der Rezeption vorbeikommt entdeckt er eine Stelle mit vielen Flyern und Infos. Eigentlich hat Hans ja Zeit und schaut sich deshalb alles genau an. Auf einem der Prospekte sind

Spazierwege, Nordic-Walking-Routen und Joggingstrecken eingezeichnet. Um nicht noch mehr Zeit zu vertrödeln, nimmt er sich vor, den Nordic-Walking-Weg-Nr.-5 zu laufen. Auf seinem Zimmer zieht er sich warm an, denn draußen hat es so minus zwei Grad, und legt festes Schuhwerk an. Sein Weg ist rot markiert. Es liegt viel Schnee. Er hat überhaupt noch nie solche weißen Massen gesehen. Naja, da, wo er lebt, im Oberrhein–Graben, ist es sehr warm. Im Sommer erinnert die Gegend in der Kurpfalz an die Toscana. An den geräumten Wegen liegt der Schnee über einen Meter hoch. Die Luft ist klar und eiskalt. Mit so extremem Winterwetter hat Hans never gerechnet. Seine Schuhe sind nicht optimal für solch eine Wanderung unter diesen Bedingungen. Unter seinen Füßen knirscht es dumpf und ab und zu spürt er den kalten Schnee an den Fesseln. Immer dann, wenn ein paar Schneekristalle in seine Sneakers rutschen. An einer Fichte, deren Äste vom Schnee ganz gebeugt sind, kreisen aufgeregt einige Kohl- und kleinere Blaumeisen. Irgendjemand hatte dort einen Futterknödel im gelben Plastiknetz aufgehängt. Meistens bleiben die Netze dann leer zurück. Zweimal muss er den Gebirgsbach Arge über kleine rutschige Holzbrücken queren. Das Wasser der Arge ist glasklar und eiskalt, das zeigt die Fingerprobe. In ihrem Flussbett liegen hauptsächlich große Runde Kiesel in allen Farben. Nasse bunte Steine im klaren dahinfließenden Wasser sind wie ein Aquarellgemälde.

Gegen Abend kommt er erschöpft und ausgepowert gerade rechtzeitig zurück. Er ist glücklich und spürt Freude, denn er hat einen schönen Tag in der Natur verbracht. Nur ab und zu hat er ein paar Wanderer getroffen. Die Gegend hier um Isny ist wirklich sehr schön. An diesem Abend fällt er todmüde in sein Bett. Die frische Luft und Bewegung haben ihr Übriges getan. Mit seinen letzten Gedanken keimt Hoffnung in ihm auf. Die angsteinflößende Einrichtung und ihre strengen Abläufe verlieren an Kraft. Alex hat er kurz eine Textnachricht geschickt und gesagt, dass er heute nicht mehr kommt. Sie war sehr verständnisvoll und wünschte ihm eine gute Nacht. Ihre Message endete mit einem Kuss-Emoji.

Es ist Sonntag und es stehen keine Termine an. Die Klinik liegt ruhig und entspannt da. Sein erstes Wochenende und er beschließt, die Gegend weiter zu erkunden. Am Wochenende erlaubt es die Anstalt, dass die Patienten später aufstehen. Es gibt sogar einen Brunch. Ben hatte sich angeboten, dass er mit seinem Auto nach Lindau fährt. Sie wollen einen Ausflug machen. Ben fährt mit seinem Fiat 500, den er Romeo nennt, dorthin. Der Bär ist so voluminös und passt fast nicht in das Miniauto rein. Aber stylisch ist es. Auf der Fahrt nach Lindau und beim Stadtbummel erzählt Ben, wo bei ihm der Schuh drückt. Er wirkt so groß und ausgeglichen. Lediglich an seinem starken Übergewicht lässt sich erkennen, dass bei ihm etwas aus dem Lot ist. Ben ist Fotograf bei einer großen Firma. Er hat Probleme mit seiner Partnerin und mit seinem Arbeitgeber. Er ist sehr lustig und auch vertrauensselig. Sexuell läuft es zwischen ihm und seiner Freundin nicht gut. Das sagen alle. Außerdem reibt er sich bei seinem Job auf. Er ist sozusagen in seiner Firma der Haus- und Hof-Fotograf. Ben ist der einzige fest angestellte Kameramann dort. Klingt eigentlich nach einem Top Job. Keine Konkurrenz und man ist unentbehrlich. Das Unternehmen stellt Lebensmittel und Fertigprodukte her. Hans ist total erstaunt, dass ein Lebensmittelhersteller einen eigenen Fotografen mit Atelier unterhält. Er findet Bens Beruf eigentlich toll. Klingt irgendwie nicht nach Arbeit. Aber Ben leidet unter den Abläufen dort. Er hat zu viele Fototermine und seine Forderungen werden nicht erfüllt. Er wünscht sich besseres Material und mehr Entlohnung. Beides gibt es aber nicht. Deshalb hatte Ben schon viele Gespräche mit seinem Chef. Er erzählt, dass er schon mehrmals auf der Arbeit geweint und einen Nervenzusammenbruch bekommen hat. Es klingt ziemlich dramatisch. Er kann es gar nicht glauben, dass ein so großer stattlicher Mann in aller Öffentlichkeit seine Empfindungen raushaut. Im Dienst weinen usw., da wäre Hans aus seinem Beruf sofort raus. Sie würden ihn in die Besenkammer sperren. Geholfen hat es Ben auch nicht. Es hat den Anschein, er will die Dinge erzwingen. Zweifellos ist er ein cooler Typ und macht super Bilder. Die ganze Zeit ist er am fotografieren. Knipst die Patienten, die Natur und zeigt dann jedem die Bilder. Hans fragt sich, wie er bei den ganzen Fotos den Überblick behält. Ben hat hohe Erwartungen an seinen Arbeitgeber und die müssen unbedingt erfüllt werden. Es könnte aber auch etwas Kindliches daran sein. Bekommt er nicht, was er will, dann rastet er aus und bricht im Berufsalltag zusammen. Die Probleme im Privaten helfen da nicht, im Gegenteil. Ben will auch mit den großen »kacken«, das ist sein Antrieb – Konsum. Die Gier nach Glamour und Anerkennung.

In Lindau laufen beide einmal um die Insel herum, sie ist nicht sehr groß, und sehen sich die schöne Altstadt an. Zum Teil ist der Bodensee um das Eiland gefroren. Hans wirft ein paar Steine auf das gefrorene Wasser. Die Kiesel gleiten weit und schnell über die Eisfläche und verursachen diesen hellen eindringlichen Pfeifton beim Gleiten. Es ist ein ganz einzigartiges Geräusch, wie ein Didgeridoo. Ben macht mit. Beide sind total begeistert davon, das Element Stein auf das zugefrorene Wasser zu werfen. Wie die Kinder. Das Eis singt für beide. Es war spannend, auf Lindau zu sein, und gut, dass Ben gefahren ist, denn mein Freund Hans drückt sich vor neuen Routen und Auto fahren mit Fremden.

Am nächsten Tag hat Hans seinen Labortermin. Ihm ist übel. Er hofft, dass alles ok ist. Er schickt tausend Stoßgebete zum Himmel. Das Aufstehen fällt ihm deshalb schwer. Die Nacht war nicht so gut. Er hat nur mäßig geschlafen, ist oft aufgewacht und hat viel gegrübelt. Schon beim Einschlafen kamen viele bedrückende Gedanken. Es ist immer das gleiche bei ihm, Arbeit, Frauen und er selbst. Hans ist unglücklich mit seinem Leben. Unzufrieden sind sie hier alle irgendwie. Dabei könnte oder sollte er glücklich sein, er hat genug zu essen, er kann sich viele Wünsche erfüllen und trotzdem ist er deprimiert. Auf der Welt sterben so viele Menschen und Kinder (alle 50 Sekunden verhungert's – sad!). Die hätten viel mehr Grund, traurig zu sein. Was in Herrgottsnamen ist nur los mit mir?, denkt er. Heute früh fühlt er sich aus irgendeinem unbekannten Grund schuldig. Als hätte er etwas angestellt. Ihm ist schlecht. Sein innerer Richter sagt zu ihm: »Mann, bist du kaputt.« Er geht erstmal duschen, um auf andere Gedanken zu kommen. Das Wasser hilft wie meistens. Es geht ihm besser. Die negativen Gefühle schwinden und er freut sich sogar auf den angebrochenen Tag. Nimmt sich vor, nach der Blutabnahme etwas spazieren zu gehen. Schwimmen und Sauna wären auch gut. Hans versucht durch das Setzen von positiven Marks Energie für den Tag zu gewinnen. Er muss lachen, denn er weiß, es ist wie ein Taschenspielertrick. Aber besser als Trübsal blasen. Außerdem hat er heute einen Termin bei der Halswirbelsäulengymnastik. Eine Einführung, schon wieder! Er spürt, dass dieses Date wahrscheinlich für ihn ohne Ängste ablaufen wird. Das entspannt ihn. Ein Tag, an dem er nicht planen muss, wie er am besten vermeidet mit seinen Phobien in Berührung zu kommen. Neurosen verursachen Stress. Das Überwinden von Gefühlsbergen kostet viel Kraft. Es könnte also eigentlich ein positiver Tag werden. »Let's do it«, sagt er sich.

Möglicherweise ist es sogar so, dass er vor den meisten Dingen keinen Bammel hat. Aber das wenige, was in ihm Beklemmungen auslöst, ist unglaublich mächtig und sehr heftig. Es wäre zumindest eine andere Art, die Sachen zu betrachten. Er zieht sich an und geht vorher am Stationszimmer im Haus Säntis vorbei. Hier kann man selbstständig seinen Blutdruck und Gewicht messen und es in einer Tabelle in der Therapiekarte eintragen. In der Regel wollen sie hier, dass sich die Werte im Verlauf der Kur verbessern. Also Gewicht und Blutdruck runter. Das klappt wohl bei den meisten. Er überlegt kurz und zieht heute seine schwarze alte Jogginghose, ein T-Shirt und ausgelatschte Turnschuhe an. Da man sich in der Therapie viel sportlich bewegt und auch über den Tag verteilt viele Meetings hat, ist das Joggingoutfit Pflicht. Das ständige Aus- und Anziehen geht dann schneller. Sein Puls ist heute bei 90 Schlägen. Die Waage zeigt 117,69 Kilogramm an. Zum Frühstück nimmt Hans, wie die letzten Tage, Müsli. Hier wird jeden morgen so eine Art Bircher-Müslibrei serviert. Es ist nach Auskunft des Personals frisch zubereitet. Es schmeckt total lecker und es sind viele Früchte darin und etwas Sahne.

Zum Ende der Malzeit ist der Tisch von Ben und seinen drei Damen ziemlich verwaist. Nur noch Jacqueline sitzt dort. Hans entschließt sich, etwas für sein Sozialkonto zu tun. Er geht zu ihr, das wäre rein formal Tisch 6, und setzt sich zu Jacqueline. Sie ist eine tolle Persönlichkeit. Sehr sanft in ihrer Ausdrucksweise und Körpersprache. Total grazil wirkt sie, erhaben und elegant in allem, was sie macht. Sie hat etwas von einer Königin oder Yoga-Lehrerin. Jacqueline ist Ende vierzig, groß, sehr schlank, hat helle Haut wie Marmor mit vielen Sommersprossen und lange rote Haare. Beide finden sofort ein Gesprächsthema und erzählen sich ihre Probleme. Das ist unglaublich, hier fällt es vielen Patienten sehr leicht über ihre Störungen zu reden. Wieso ist das im wirklichen Leben nicht möglich, dass sich Menschen so offen begegnen können. Liegt das an den Regeln, hier und dort? Ist das hier im Moment menschlicher bzw. würdevoller und das dort ein Leistungsmoloch?

Zwischenzeitlich stört das Personal die Szene, denn es wird abgeräumt. Beide dürfen aber noch sitzen bleiben. Jacqueline hat eine so tolle Ausstrahlung, es ist nicht zum Aushalten. Man will sie sofort berühren. Er vergisst alles um sich herum und hängt an ihren türkisfarbenen Augen. Ihre Pupillen erinnern an das Mittelmeer, diese azurfarbenen Strände. Als Jaqueline auf ihn einredet stellt er sich vor, dass er mit ihr in einer Bucht im Sand liegt. Sie lieben sich. Sie sitzt mit ihrem Schoß auf seinem Gesicht. Er leckt sie und sie wird ganz feucht. Es tropft aus ihr heraus und sie windet ihren Körper in der Sonne. Er bohrt seine Zunge tief und rhythmische in sie und kostet ihr »Aqua de Vulva«. Sie wäre vielleicht die Frau, die es zu schätzen wüsste, wenn er ihr in den Mund spritzt. Sie würde es genießen wie einen guten Tropfen und sie wollte immer mehr davon. Jäh wird er aus seinen Träumen gerissen.

Plötzlich stört eine riesengroße Frau die Idylle. Sie kommt an ihren Tisch. Die Monsterdame kennt er bisher nur vom Sehen oder vom gleichnamigen Disney Movie »Monsters«. Alles an ihr ist riesig. Irgendwie kommt ihm das Lied »Claudia« von den Ärzten in den Sinn. Er muss innerlich schmunzeln. Claudia ist eine unangenehme Person, zumindest beim ersten Eindruck. Jacqueline und Hans wünschen sich, dass die woanders hingeht, die soll verschwinden. Es gibt hier ja schließlich Sitzregeln und Frühstück ist vorbei. Außerdem ist Claudia noch sehr wortkarg. Das Gespräch mit Jacqueline ist dadurch unterbrochen. Jacquelines Miene spricht Bände. Claudia sitzt jetzt bei ihnen. Sie nimmt sich sogar von dem Kaffee auf dem Tisch ohne zu fragen. Das Verhalten von Claudia wirkt total unhöflich bzw. unmanierlich. Sie spricht eine Servicekraft an und sagt der, dass man sie bitte, bitte nicht melden solle. Wohl weil sie nach der offiziellen Frühstückszeit kam. Wahrscheinlich ist das bei ihr schon ein paarmal vorgekommen. Jetzt fängt sie plötzlich zu reden an. Es kommt aber leider nur sinnloses Zeugs raus. Es ist klar, die hat heute keinen good day, sondern eher einen bad hair day. Sie wirkt schlampig, wie ohne Toilette. Vielleicht ist sie auch immer so. Oder ihre Nacht war mies und sie ist auf legalen medizinischen Drogen. Jacqueline reicht es, sie sagt Claudia: »Du, hör mal, wir wollen alleine sein, bitte geh wieder.«

Hans ist total baff. Das war ziemlich direkt, im Zusammenspiel mit der Mimik von Jacqueline wirkt es wie ein Donnerschlag. Claudia, die große Claudia, schluckt, sie steht auf, führt ihre Kaffeetasse nochmal zum Mund, nimmt die Kanne mit und geht.

Jacqueline hat sie dabei nicht aus den Augen gelassen. Hans glaubt, das war Stutenbeißen. Jacqui will ihn. Es war so ein Moment, in dem die Luft vibriert und man spürt, ein falsches Wort oder eine unbedarfte Geste und es knallt fürchterlich. Seine Diva wollte sich das nicht bieten lassen und recht hat sie. Er ist beeindruckt und wäre jetzt gerne mit ihr alleine im türkischen Dampfbad. Verwundert merkt Hans, dass seine Libido hier mächtig in Fahrt kommt. Es drängt ihn und er sagt Jacqueline: »Das hast du aber toll hingekriegt.« Sie fühlt sich geschmeichelt und wird wieder weicher, sie will wissen, ob es zu hart war. Er erklärt ihr, dass es absolut in Ordnung geht. Wie es in den Wald hineinruft, so schallt es heraus. Claudia hat sich nicht gut benommen, deshalb war das Niveau der Erwiderungen gerade recht, redet er schleimend. Jetzt freut sie sich und wirkt auch ein wenig stolz. Schamhaft denkt er darüber nach, dass er sich das nicht getraut hätte. Er will das auch können. Der Wunsch, für sich im Leben einzustehen, keimt in ihm auf. Die eigenen Interessen und Gefühle zu vertreten. Tapfer und nicht feige sein. Das will er hier lernen. Er weiß, es gibt viel zu tun, denn er spürt oft nichts. Kopf und Herz haben keine Verbindung bei ihm. Erschrocken fällt ihm sein Termin heute morgen wieder ein. Der ist jetzt vorbei. Vor lauter Gequassel und Aufregungen hat er den nun vergessen. Er sollte heute gegen 8:45 Uhr bei Dr. Groß vorbei. Dieser wollte ihm die Laborwerte mitteilen. Das ist ihm ganz arg, wenn er ein Date verbummelt. Er ärgert sich und sein innerer Richter will gerade anfangen, ihn zu beschimpfen. Aber sein Verstand sagt ihm, das geht morgen noch genauso gut. Dafür müssen die hier Verständnis haben. Er ist Patient und krank und da kann man nicht mit normalen Abläufen und Handlungen rechnen. Genau, einfach mal gehen lassen. Hans verbringt den Rest des Tages in der großen Lobby, beim Eingang. Er gammelt einfach auf den bequemen orangenen Sofas rum. Im Automatenkaffee holt er sich ab und an einen Kaffee aus Plastikbechern in allen Variationen und kleine Snacks. Er beobachtet die Patienten und das Personal. Er observiert gerne Leute. Es fühlt sich heute gut an. Hans ist froh, nicht mehr auf die Arbeit zu müssen, zumindest für die nächsten Wochen, und keine Überforderung durch Fälle, Überstunden und Sondereinsätze, denn er ist in der frohen Stimmung, dass die Tagesabläufe und Anforderungen in der Kur für ihn zu schaffen sind. Er fühlt sich gut. Er kommt an und spürt Hoffnung. Ein zartes Pflänzchen wächst gerade in ihm. Wie bei Wall E, sein Mindsetting wird wieder grün. »Juhuuuuu«, springt es in ihm an.

Mittlerweile ist es kurz nach 11 Uhr. Er war schon ein paar Mal an seinem Postfach, aber da war nichts drin. Jeder Patient hat ein Fach und auch die Ärzte. Dort sollte man mehrmals am Tag reinschauen, denn es könnte was drin sein. Eine Nachricht, ein Zettel oder ein Brief. Am Ende der Woche liegen darin zum Beispiel die neuen Therapiepläne für die kommenden fünf Tage. Außerdem wartet Hans noch auf ein Paket. Er hat seinen Kumpel gebeten, ihm die vergessenen Sachen nachzusenden. Jetzt schlägt seine Gefühlswelt in Traurigkeit um. Seine Box ist immer noch leer. Er möchte, dass etwas in diesem Kasten liegt, irgendwas.

Hans überlegt, was er heute noch machen kann, und kommt zum dem Entschluss, dass er sich bewegen will. Schwimmen geht leider nicht mehr. Dafür ist die Zeit zu knapp, also die Öffnungszeit. Er muss auch irgendwann mit Alexa den versprochenen Hallenbadbesuch nachholen. Sauna, das ginge eventuell noch.

Hans geht mit einem großen Handtuch um seinen Leib und seinem Kulturbeutel in das BWZ. Der Weg dorthin ist recht weit. Viele laufen hier halbnackt rum, deshalb schämt er sich auch nicht. Es geht durch viele Gänge. Das Bewegungszentrum ist ein schönes, wenn auch schon in die Jahre gekommenes Gebäude. Bei der Anmeldung gibt er seine Therapiekarte ab und sagt der Dame, dass er beabsichtigt, in die Sauna zu gehen.

»Sauna ist aber nur bis 12 Uhr«, entgegnet diese.

»Ich mache nur eine Durchgang« , erwidert er lakonisch.

Die Sauna ist herrlich. Er liebt die Hitze. Das Schwitzen fühlt sich gut an. Es hat auch etwas Sinnliches und ist für ihn ähnlich wie beim Duschen. Leider ist man natürlich selten alleine in der Schwitzhütte und man kann sich deshalb nicht so gehen lassen. Es war ein guter Entschluss, in das Schwitzbad zu gehen. Er freut sich. Es war genau das richtige jetzt. Der Eingang liegt im Keller. Die eigentliche Sauna dann im Freien. Man muss kurz über einen gepflasterten Weg zu einer Blockhütte gehen. Auf einem Schild steht, dass die Holzhütte eine ehemalige kleine Scheune war. Sie wurde abgetragen und hier als Log Cabin Sauna wieder aufgebaut. Das Dach ist mit Dachwurzeln und niedrig wachsenden Sukulenten begrünt, die durch den Schnee schimmern. Es sieht sehr gemütlich aus. In der Hütte ist nochmal ein kleiner Vorraum zum Aufhängen des Bademantels. Der eigentliche Schwitzbereich besteht sogar aus zwei Ebenen. Er ist ganz beeindruckt. So einen schönen Wellnessbereich hat er noch nicht gesehen. Links und rechts führt eine Treppe auf einen Rundgang, der ganz außen rum geht und am anderen Ende ebenfalls über Stufen wieder nach unten führt. Hier oben ist es natürlich wärmer als unten. Alles ist aus altem wurmstichigen Holz gefertigt. Die Balken sind zum Teil mächtig dick und verzogen und riesig. Aber es ist ein schöner Anblick und es duftet prima nach Harz und Nadelholz. In der Mitte steht ein mächtiger ca. ein Meter hoher aus Bruchsteinen gefertigter Ofen. Auf dem Boden verteilt liegen Fichtenzweige. Hans setzt sich oben hin. Gleich nach der Holztreppe auf der rechten Seite. Er will lieber in der Nähe des Ausgangs bleiben, einfach zur Sicherheit. Sein großes schwarzes älteres Handtuch legt er auf die Holzbank und setzt sich dann darauf. Er blickt umher und sucht eine der üblichen Sanduhren. Auf einem analogen Thermometer liest er so 95 Grad ab. Nach einigen Minuten fängt er stark an zu schwitzen und streift sich den Schweiß immer wieder vorsichtig ab. Gegenüber sitzt ein sehr dicker Mann. Dieser schleudert beim

Abreiben seine Schweißperlen auf seine Nachbarn. Diese blicken angewidert umher. Sie trauen sich aber wohl nicht, etwas dazu zu sagen. Jacqueline hätte sich das nicht gefallen lassen.

Nach etwa 15 Minuten geht Hans raus. Draußen, abseits vom Weg, liegt Schnee. Er läuft mit nackten Füßen durch die weißen Kristalle. Es ist eiskalt und trotzdem herrlich. In der Ferne kann er die Alpen und die schneebedeckten Gipfel erkennen. Es ist ein harter Winter dieses Jahr. Viel Schneefall und niedrige Temperaturen. Hans überlegt ob er schon jemals so viel weiße Pracht gesehen hat. Seine Zehen sind jetzt Eisklumpen und er geht schnell wieder rein. Es ist spät geworden und er beeilt sich zum Mittagstisch zu kommen und begibt sich deshalb direkt von der Sauna in den Speisesaal. Hier darf er sich die Abenteuer seiner Tischgenossen anhören. Casanova erzählt voller Stolz und Inbrunst, dass er eine Bürstenmassage bekommen hat. Er war mit der Referentin alleine. Inge und Sonja frotzeln. Sie mögen Casanovas sexistisches Geschwätz nicht. Irgendwie ist der bei denen unten durch. Wahrscheinlich wirklich wegen seines Machogetues oder weil er sie beide nicht anbaggert und sie deshalb gekränkt sind. Man kann eigentlich davon ausgehen, dass es letzteres ist. Frauen sagen tausendmal nein und dann beim tausendunderstenmal ja. Sie wollen von ihm wissen, was denn alles gebürstet wurde. Alle müssen laut lachen. Casanova ist bestimmt nur wegen des Frauenüberschusses hier.

Hans erkennt, dass es Lara vom Nachbartisch heute nicht so gut geht. Er macht sich ein paar Vorwürfe, denn er war gestern mit ihr sehr lange spazieren. Sie hat hierbei von ihren Problemen zu Hause mit ihrem Ehemann und der Arbeit erzählt. Vielleicht hat sie das aufgewühlt. Wir brauchen nicht zu erwähnen, dass es zu Hause im Bett nicht klappt. Wie bei allen. Von allen, mit denen er hier bisher gesprochen hat, hat sie seinem Dafürhalten nach die größten Defekte. Natürlich ist er nur Küchenpsychologe, aber belesen und voller Lebenserfahrung. Lara ist psychisch sehr instabil. Sie hat erzählt, dass sie aufgrund ihrer ganzen Probleme und exzessiver Sportsucht magersüchtig wurde. Mittlerweile hat sie die Magersucht wieder im Griff, ist aber immer noch recht dünn. Es stand tatsächlich sehr ernst um sie. Lara kam auch auf der Arbeit nicht mehr klar. Sie ist bei der Stadt angestellt und kann ihre Verfahren und Fälle nicht mehr ordentlich und vor allem in einer angemessenen Zeit betreiben. Es fällt ihr schwer, Entscheidungen zu treffen. Wenn man seinen Job nicht erledigt bekommt, dann wird der Berg und der Stress jeden Tag größer. Er kennt das ja aus eigener Erfahrung. Außerdem überfordert sie die Situation zu Hause. Sie und ihr Mann haben mehrere Objekte gekauft und diese vermietet. Ständig gibt es hier etwas zu erledigen. Zu ihrem Ehegatten sind die großen Gefühle verschwunden. Eros ist fort. Er liebt sie noch immer sehr stark. Die Liebe ist also einseitig geworden. Keine Ahnung, warum, aber die Leute sind hier halt sehr, sehr offen, manche zumindest oder ihm gegenüber. Lara hat auch erklärt, dass ihr Intimleben nicht mehr passte. Es gab sozusagen nur noch eine einseitige Leidenschaft.

Nach dem Essen setzt sich Hans zu Ben an den Tisch. Das ist mittlerweile schon fast so eine Art Ritual geworden. Dieser Platz ist irgendwie lebendiger und die Damen sind so reizend. Wir überlegen zusammen, was wir heute Abend nach Feierabend, also wenn die ganzen Termine rum sind, so treiben können. Zunächst wollen wir uns alle vor dem Abendessen zum Schwimmen treffen. Nach dem Nachtessen gehen wir dann zu einem Vortrag über Afrika. Es gibt in der Kureinrichtung ein tägliches und sogar wöchentliches Programm. Dort finden sich Ausflüge am Wochenende, Bastelkurse, Vorträge, Kino, Tanz usw. es wird immer etwas angeboten. Man dürfte auch in die Stadt gehen. Muss aber zum Einschluss gegen 22 Uhr wieder zurück sein. Jetzt verabschiedet Hans sich und geht zum nächsten Date.

Heute Nachmittag hatte er nur Massage und die war sehr gut. Er fühlt sich total entspannt. Der Masseur hat ganze Arbeit geleistet. Hauptsächlich hat der ihm den Rücken durchgeknetet. Manchmal musste er sogar schreien. Jetzt hatte er sich noch 30 Minuten auf seinem Zimmer ausgeruht und will nun zum Baden. Er läuft wieder zum BWZ durch die Flure und gibt seine Karte bei der Anmeldung ab. Das geht mittlerweile alles ganz automatisch. Er hat die Abläufe verinnerlicht. Es sind Rituale für ihn geworden. Die Dame an der Rezeption wird eintragen, dass er schwimmen war. Hans geht zur Umkleide und zieht seine Jogginghose aus. Eine Unterhose hatte er nicht angezogen, sondern gleich die Badehose. Die Kabinen sind leuchtend orange. Wenn man das Hallenbad betritt, fällt einem sofort ein großes aus Kacheln gefertigtes Wandbild auf. Es ist in dunklem blau und orange gehalten. Manche Kacheln haben erhabene Strukturen und erinnern an Berge und Täler. Eigentlich findet er diese 80er-Jahre-Mosaiks oder Wandbilder aus Fliesen immer recht hässlich. Dieses hier hat aber etwas. Die Glasurfarben verlaufen ineinander und es entstehen zusätzlich noch rote Töne und viele hellere in blau und orange. Ein spektakulärer Farbverlauf von links nach rechts und die Farben glänzen grell und leuchten wie Stabilos. Vor der Mega-Keramikwand steht eine lange beheizte Marmorbank. Darauf legt Hans seine Sachen ab und stellt die Flipflops darunter. Das ganze Schwimmbad besteht hauptsächlich aus einem großen Raum. Es ist kein wirklich großes Bad, aber es gibt sogar die Möglichkeit, Bahnen zu schwimmen. An der Decke gibt es sogar Markierungen und einen Spiegel zum Rücken schwimmen. An der gegenüberliegenden Wand vom Mosaik befindet sich eine große bodentiefe Glasfront. Vom dortigen Beckenrand hat man einen grandiosen Blick auf die Alpen. Er ist begeistert. Im Wasser warten bereits Ben, Lara und Alex. Wir schwimmen und reden dabei wie die Senioren im örtlichen Hallenbad. Es ist wie eine Therapiesitzung im Wasser. Wir sind eine gute Truppe. Keiner spielt sich in den Vordergrund. Keiner versucht irgendwie besonders toll rüberzukommen. Jeder ist offen und zeigt seine verletzliche Seite. Es ergibt sich, dass Hans mit Alex zum Beckenrand schwimmt.

Sie lachten sich an und Alex sagte; »Du bist sehr sympathisch und ich fühle mich bei dir wohl, Hans«

Er erwiderte etwas schüchtern: »Du bist auch nett und mir geht es genauso mit dir.« Er ist sich nicht mehr sicher, aber er sagte wohl noch sowas ähnliches wie, dass er sich von ihr angezogen fühlt. Ihre Augen sprühen Funken. Das will sie hören. Sie ist »angetriggert«. Alex ist ganz aus dem Häuschen. Zumindest kann man das ihrem Strahlen entnehmen. Sie weicht nun nicht mehr von seiner Seite. Er hat das ungute Gefühl, dass sie ihn mit ihren Blicken auszieht. Hans weiß aus Erfahrung, die Damenwelt ist heute total krass drauf. Siehe Fifty shades of grey. Ein fast reines Frauenbuch. Und der Beweis, Weiber stehen auf Narzissten, Gewalt oder geile Arschlöcher. Sie wollen dominiert werden und haben keine Moral. Wie die Gruppe der Männer eigentlich. Schlussendlich geht es nur um Macht und Dominanz, so wie in der Weltpolitik oder im Job. Lacht!

Alex ist sehr anhänglich geworden und das löst bei ihm ein komisches Gefühl aus. Irgendwann wird es auch Zeit zu gehen. Das Abendessen wartet. Der bisherige Heilbehandlungsverlauf, führt ihn zurück ins Leben. Die Freude wächst und kehrt etwas zurück. Er und Alex gehen zusammen aus dem Wasser. Die anderen reden noch am Beckenrand und blicken zu den vereisten Gipfeln. Beide müssen in die Geschlechterwaschräume, wobei Alex ihm lange hinterherblickt und so eine Geste mit ihrem Daumen macht. Ihre Aura hat etwas frivoles.

Nach dem Duschen geht Hans zu den orangefarbenen Umkleidekabinen. Im Gang trifft er erneut auf Alex. Sie ist schon fertig mit Abduschen und es hat den Anschein, als ob sie dort auf ihn gewartet hat. Alex stellt sich vor ihn und sieht ihm tief in die Augen. Ihm ist klar, was nun passieren könnte. Überhaupt braucht er nichts weiter zu tun und denkt kurz an seinen letzten echten Sex in der Heimat. Es ist schon eine Weile her. Auf der jährlichen dienstlichen österlichen Gangparty, lernte er eine Staatsanwältin kennen. Sie hatte große Brüste und besonders lange Nippel. Nach reichlichem Alkoholgenuss hatte er die in seinem Büro zwischen seinen Akten ordentlich durchgevögelt. Er wusste von ihr nichts außer ihrem Arbeitsbereich und den Nachnamen. Die Amtsanwältin arbeitete im Bereich Familienrecht, war verheiratet und hatte wohl zwei Jungs. Auf ihrem Schreibtisch stand zumindest ein Urlaubsbild von allen vieren am Strand mit untergehender Sonne. Sie hatte sich auch nie wieder gemeldet. Eventuell war er zu schlecht. Nur bedankt hatte sie sich an diesem Abend. Ihre Worte klingen gerade durch seinen Kopf. »Du hast mich aber eben schön gefickt, vielen Dank.« Die war so süß. Er war damals etwas aufgeregt, es funktionierte nicht so, wie er sich das vorstellte. Da hatte sie ihm kurzerhand einen geblasen. Dann stand er irgendwann. Auf seinem Bürostuhl sind heute noch die Flecken erkennbar. Jeder, der darauf Platz nimmt, setzt sich auf die Mischspur.

Aber Tatsache ist auch, dass er im Moment sexsüchtig wie ein trockener Schwamm ist. Er ist so bereit zu bumsen. Er will unbedingt seine Leidenschaft und seinen Sexualtrieb ausleben. Je stärker der Druck, desto geringer werden die weiteren Skills gewichtet. Von Kuren hat er in dieser Richtung so viel gehört, dass es ihm vorkam wie Sodom und Gomorra oder Rudelbumsen. Zum letztgenannten gibt es so einen geilen Film mit dem Namen »Die Idioten[104]«. Es ist ihm total wichtig, wieder einmal Verkehr mit einer Frau zu haben. Zu Hause hatte er die letzte Zeit keinen Erfolg mehr gehabt.

Alex schiebt und drückt ihn nun in eine der Kabinen. Hans ist total angespannt und hat Furcht und Vorfreude zugleich. Es ist schon so lange her, dass er Haut berührt hat. Sie lacht leise –oder ist es ein Stöhnen? – und schließt die Kabine an dem Umlenk-

---

[104] Film des dänischen Kultregisseurs Lars von Trier aus dem Jahre 1986.

hebel zu. Hierbei dreht sie sich zur Tür und bückt sich kurz. Er kann einen kurzen Blick auf ihren recht großen aber festen Po erhaschen. Sie ist eine ehemalige Schwimmerin und macht viel Sport in ihrer Freizeit. Das sieht man ihrer Figur an. Dann dreht sie sich um und kommt lächelnd auf ihn zu. Er trägt noch seine naßen Sachen. Sie stoppt ganz nah bei ihm, hält inne und öffnet ihr schwarzes Bikini-Oberteil. Hierbei beißt sie sich leicht auf die Oberlippe. Ist das Absicht oder nicht? Gehört es zur Show für ihn? Sie lässt ihren Bikini über ihre Brüste nach unten gleiten. Zum Vorschein kommen zwei Handbälle. Zu seinem Erstaunen sind beide Nippel gepie rced. Es sind so silberne Knochen. Also ein Stab mit zwei Kugeln. Ihm ist nicht klar, was er jetzt am Besten anstellen sollte. Ihre nassen langen dunklen Haare kleben auf ihren Brüsten. Es fallen ihm Vergleiche ein wie beim Fasching. Ist es in der Kur wirklich so? Lauter notgeile irre Leute. Ein Frauenüberschuss ist auf alle Fälle auch für den Laien klar erkennbar. Alex hat nun komplett die Führung übernommen. Sie wirft ein Handtuch auf den Boden. Direkt vor seine Füße und kniet sich darauf. Er ist irgendwie noch etwas paralysiert.

Auf dem Handtuch liest er den Markennamen Joop. Meiner Meinung nach ist der ein total cooler Typ. Viele werden ihn gerade deswegen nicht mögen. Ich finde die Ausstrahlung von Herrn Joop sehr interessant. Wobei ich auch anführen möchte, dass ich es mittlerweile im Leben eher wie die Kyniker[105] halte. Weniger ist mehr und ich brauche eigentlich nur wenig Luxus. In meinem Leben und bin gerade an einem Scheidepunkt angekommen. Davon möchte ich nun im nächsten Kapitel kurz berichten und deshalb müssen wir meinen Freund Hans in seinem grell orangenen »Traumschiff« etwas warten lassen.

---

[105] Kynizismus meint eine Lehre der Bedürfnislosigkeit. Diogenes und Anthistenes waren Schüler dieser Leere. Leitsprüche waren »Ich besitze nichts, also werde ich auch nicht besessen und zurück zur Natur.«

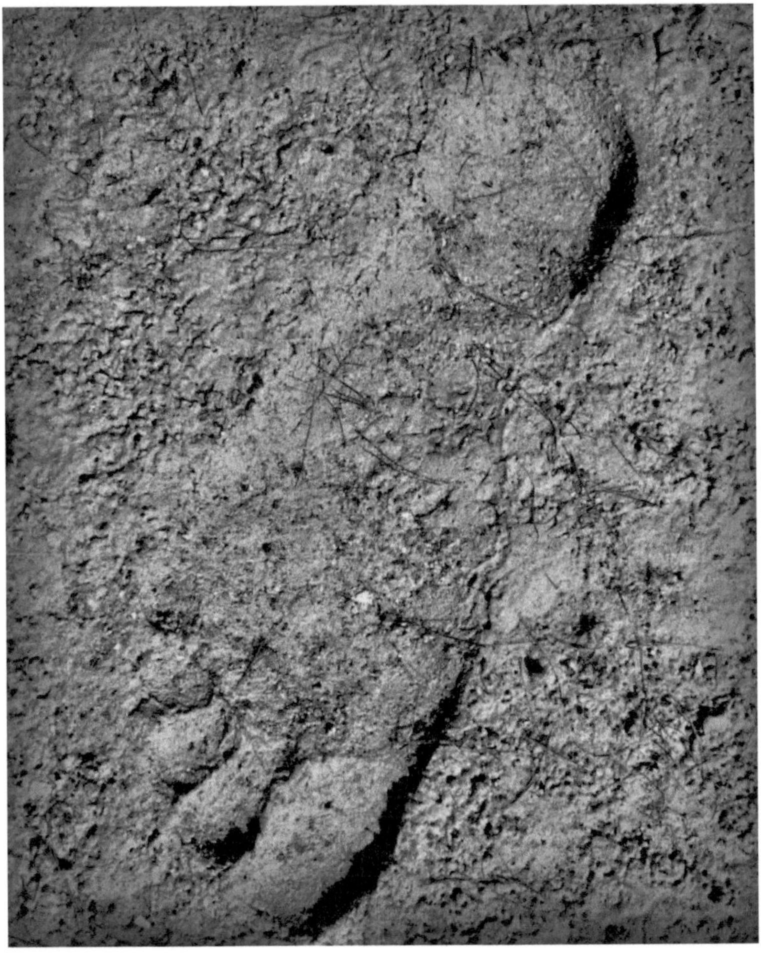

Ich finde, es ist an der Zeit, liebe Leserin und Leser, eine kurze Chronologie meiner Familie aufzuzeigen. Es ist schon eine Weile her, da war ich mit dem Rad auf Rügen und habe die Insel abgefahren. Ich hörte von einer sehr alten kleinen sehenswerten Kirche und hatte sie dann auch schnell gefunden. Die Decke des Kirchengebäudes bestand aus alten Holzstücken und darauf war ein schöner Engel aufgemalt. Leider fehlten einige Bretter, aber das ist eigentlich auch nicht schlimm. Es ist halt so, könnte ja auch alles weg sein. In dem Gotteshaus roch es etwas muffig feucht und irgendwo stand ein witziger Behälter, daneben lagen kleine Steine und darauf die Bitte. Jeder Besucher solle einen Stein hinein werfen. So wolle man überprüfen, wie viele Touristen hier aufschlagen. Die Idee ist so praktisch. Ich habe für mich gleich zwei reingetan. Lacht! Ich war von dem unscheinbaren Gebäude sehr angetan. An diesem Tag war ich der einzige Tourist und im Laufe meiner Radreise auf Rügen traf ich keinen Insulaner, der das Kleinod kannte. Das Deckengemälde im Innern begeisterte mich richtig. Ich habe große Ehrfurcht vor alten Sachen. Es wurde vor fast 1000 Jahren auf Holzbalken aufgemalt und zeigt uns noch heute seinen Glanz. Dargestellt ist ein Engel, wie er in eine Trompete bläst, außerdem Wolken. Will der Engel die Toten aufwecken? Mich begeistern solche kleinen Entdeckungen und es macht mich demütig, dass hier soviel Geschichte die Zeit überdauert hat. Ich liebe alte Kultur. Mein Herz ging auf in diesem Moment und ich spürte große Lebensfreude und Dankbarkeit, dass ich hier mit dem Fahrrad bei schönem Wetter unterwegs sein durfte. Was wäre passiert, wenn ich den Kiesel in den Behälter gelegt hätte und ein Geist, ähnlich wie Jeannie herausgeströmt wäre. Diese schöne und immer nette Jeannie hätten wir dann zum Gemälde, seiner Chronik und Herkunft befragen können. Jeannie hätte es auch wieder repariert. Aber das ist ja leider nicht möglich.

Jeder sollte seine Wurzeln kennen. Ich kenne meine nur sehr rudimentär. Aus diesem Grund habe ich mich aufgemacht, um sie besser kennenzulernen. Wenn die Großeltern und Alten von den vergangenen Zeiten redeten, dann klebte ich an ihren Mündern. Keine Ahnung, warum, aber ich liebte ihre alten Geschichten. Natürlich wollte ich nicht jede mehrmals hören, aber es gab welche, die ich fantastisch fand und bei denen ich immer wieder gerne lauschte. Das war zum Beispiel wenn Opa Fritz einfach jemanden verprügelte der aus einem Geschäft kam, weil er wollte, was dieser gerade käuflich erworben hatte. Ich konnte das nicht fassen und traute es meinem Opa auch ehrlich nicht zu. Aber es musste stimmen, denn Fritz hat mich nie belogen und alles, was ich von ihm weiß, deutete auf eine äußerst brutale Persönlichkeit hin. Früher hätte man gesagt, der Mann ist ein harter Hund. Der alte Herr fackelte wohl nicht lange, sondern schlug erstmal zu. Von seinen jungen Jahren blieben mir nur seine Erzählungen. Im Alter und so, wie ich ihn kennenlernte, war er der weiseste unter den Erwachsenen um mich herum. Da er die meiste Zeit bei uns wohnte und sich viel mit mir abgab, hatte er einen sehr großen Einfluss auf meine Erziehung. Ich bin heute der Überzeugung, dass meine philosophische Affinität und mein Drang nach Wissen bei ihm seine Wurzeln hat. An dieser Stelle möchte ich ihm nochmal dafür danken. »Vielen Dank, lieber Uropa Fritz.« Außerdem möchte ich ihm für die viele Zeit ihm Wald, beim Schachspielen und die Weitergabe seiner Daten danken. Das gilt natürlich auch für alle anderen Großeltern.

Von Oma Hildegard, Opa Erwin und Uropa Albrecht hörte ich gerne Erzählungen über den Krieg. Zu all dem späte mehr.

Außerdem möchte ich Bilanz ziehen, hinsichtlich unserer Familie. Ich will gleich zu Beginn selbstkritisch sagen, dass ich nicht ganz zufrieden bin, wie es bisher gelaufen ist. Leider habe ich einige Fehler und sogar dumme und große Missgeschicke begangen. Aber der Reihe nach. Wir haben Zeit und es gibt einiges zu berichten. Ich denke, es ist nicht leicht, auch nur einen einigermaßen vollständigen und sinnvollen Abriss über mein Sein und Werden zu geben. Aber ich versuche es und gebe als Laienschriftsteller mein Bestes. Ebenso wird der Ausflug in die Familienchronik nur eine kurze Reise werden. Ich denke, es schadet nicht, ein Bild zu zeichnen bzw. einen Umriss zu skizzieren. Wahrscheinlich haben manche von Ihnen ähnliche Geschichten.

Meine Kindheit und Erziehung war, davon bin ich überzeugt, von meinen Eltern gut gewollt, aber nicht optimal ausgeführt. Ich bekam viel zu viel raffinierten Zucker und schlechtes Essen in Form von Fertigprodukten. Es ist ein Wunder, was der Körper alles aushalten kann, oder vielleicht war es nur Glück oder so eine Abhärtungssache. Während meiner Kindheit machten sich meine Eltern auf alle Fälle keine sichtbaren Gedanken über gesunde Ernährung. Das kam erst viel, viel später. Ich bin aber auch der Meinung, dass man ihnen hier keinen Vorwurf machen kann, denn sie selbst sind beide Kriegskinder. Die modernen Errungenschaften, hierzu zählt freilich auch der Anstieg des allgemeinen Lebensstandards, insbesondere der freien Verfügbarkeit von billigen Nahrungsmitteln, waren damals enorm. Zu dieser Zeit kamen die ersten Fertigprodukte aller Couleur in Mode. Es war natürlich auch technischer und wissenschaftlicher Fortschritt mit im Spiel. Und die Leichtgläubigkeit und Naivität der Menschen. Haben meine Großeltern Zeiten der Mangelernährung gekannt, so waren meine Eltern unfreiwillig ausgewogen und gesund ernährt worden. Eine süße Schneckennudel vom Bäcker gab es zum Beispiel für meine Mutter nur am Geburtstag. In der Zeit dazwischen stand viel Bewegung und Nahrung aus eigenem Anbau und gedüngt mit Pferdemist auf dem Plan. Der Kartoffelkäfer wurde mit der Hand abgesammelt. Spritzmittel waren zu teuer oder nicht verfügbar. Klingt wie Bio. Meine Eltern waren also irgendwie in der gleichen Lage wie die Indianer im wilden Westen. Ihre Lebensqualität war top, einfach so. Doch dann kam der Fortschritt und mit ihm eine gehörige Portion Dummheit oder skrupellose Energie. Ich erinnere mich nur zu leicht an Werbebotschaften, die tief in meiner Persönlichkeit eingebrannt sind. Wie die Werbeslogans »Die Milch macht's« oder »Fleisch ist ein Stück Lebenskraft«. Heute denke ich nur, was für ein Mist und wie sind wir alle verarscht worden. Hinterher kann man immer schlau tun! Aber besser so als gar nicht.

Gerne probierten die Bürger und im Speziellen meine Eltern, damals aus, was es Neues gibt. Ich diente ihnen hierbei wohl als Versuchstier. Lacht! Die Kenntnisse über gesunde Ernährung, so wie sie heute bekannt sind, waren nicht vorhanden. Außerdem bin ich mir sicher, dass auch die heutigen Essgewohnheiten rückwirkend als mit Fehlern behaftet erkannt werden. Damals, würde ich sagen, wurde der Grundstein für das Verschwinden von Gemüse und Obst gelegt. Monosaccaride, Disaccaride, Polysaccaride oder einfach Zucker war die neue Superdroge und überflutete den Markt. Heute denke ich zerstören wir uns mit zu wenig Bewegung, reichlich Kalorien, zu vielen nicht fair bzw. durch Quälerei produzierten und minderwertigen Lebensmitteln unser Wohlbefinden. Dank der Medizin werden wir trotzdem immer älter. Wir konsumieren zu viele schlechte Kohlenhydrate. Kohlenhydrate und einfache Zuckerketten sind nach heutigem Stand der Wissenschaft die wahren Dickmacher. Nur ein kurzes Beispiel. Nehmen wir ein Stück Brot und sehen auf die Kohlenhydrate, denn es enthält bis zu 50 Gramm davon pro 100 Gramm und manchmal noch zugesetzten Zucker. Kohlenhydrate sind aber nichts anderes als Mehrfachzucker und werden im Körper zu Einfachzucker umgewandelt. Das sind unglaubliche Energiemengen, die, wenn sie nicht verbraucht werden, von unserem Organismus zum Teil in die Zellen gedrückt, also als Fett gespeichert werden können. Kohlenhydrate sind wichtige Energielieferanten, doch wir benötigen etwa nur 25 Prozent davon. Tatsächlich liegt der Durchschnitt heute bei 40 bis 50 Prozent. Das ist gemessen an unserer heutigen Lebensweise viel zu viel unnötige Power. Denn heutzutage ist Sitzen das neue Rauchen. Ich habe mir angewöhnt, wieder mehr zu stehen. Auch wenn ich im Wartezimmer dafür angeglotzt werde. Beim Stehen verbrauche ich mehr Kalorien und das Muskelkorsett des Körpers wird trainiert. Also das könnten die Gründe sein, weshalb wir alle immer mehr zunehmen. Ich plädiere dazu, mehr gesunde pflanzliche Fette und gesundes Zeugs, am besten in Rohkostqualität, zu essen. Gute tierische, mehrfach ungesättigte Fettsäuren. Da freut sich euer Körper. Lassen wir es gut sein. Jeder sollte selbst wissen was er tut. Wie gesunde Ernährung funktioniert, ist doch den meisten bekannt. Sie können einfach nur ihren inneren Schweinehund nicht überwinden oder sie verdrängen das Tierleid und die schreckliche Massentierhaltung. Es wäre einfach nur wichtig, sich die Frage zu stellen: »Wie sieht ein gesunder Lebenswandel für mich aus und was braucht Mutter Erde?«

Überhaupt füttern die Leute ihr Gehirn mit zu viel Schrott und wir überstrapazieren dadurch unsere Denkmaschine mit zu viel Input. Sie reagiert darauf wie ein Muskel und wird müde. Das ist ein Grund, warum so viele Menschen nach der Arbeit zu nichts Vernünftigem mehr fähig sind. After work ist ihr Kopf matt, sie brauchen Erholung und setzen sich nun mit Chips und Bier auf die Couch. Das ist ein Teufelskreis, denn so kann sich unser Gehirn nicht erholen. Am besten ist ausreichend Schlaf und Waldbaden, also in die Natur gehen und für Ruhe sorgen. Auch Entspannungsübungen wie Yoga und Meditation wären super. Es ist unser modernes Trauma, dass wir uns alle überfordern. Das Angebot ist überwältigend, die Verlockungen sind einfach zu groß – überall duftet es nach Fastfood – und wir werden aktiv verblendet. Eine Sache möchte ich hierzu noch sagen. Der moderne Homo sapiens, also der **Homo digitalis**, kommt mir so entrückt vor. Er ist eine Mischung aus Ebenezer Scrooge und Fritz Langs Mensch-Maschine. Ihr solltet versuchen, euch zu verwandeln. Holt euch euer Gehirn zurück. Dafür müsst ihr abschalten, radikal anders sein. Wir leben natürlich immer in der uns gegebenen Zeit. Oder anders ausgedrückt: »Hinterher ist man immer weiser, also man sollte es zumindest sein. Es ist wahrscheinlich, dass nach der Katastrophe einer kommt und sagt, das musste ja so kommen.« Das gilt auch für die mir zuteil gewordene Erziehung. Meine lieben Eltern, namentlich Alexis und Major Nelson, waren aus sehr einfachen Verhältnissen stammende Leute. Heute würde man sagen, ihre Eltern und

Großeltern waren »Barackler«. Wobei ich das Wort nicht als Beleidigung aufgefasst haben möchte. Selbst verbrachte ich viele Jugendjahre als Hochhausbarackler auf der bekannten Vogelstang. Damals wurde das etwas freundlicher klingend verwendet. Es ist eine Auszeichnung. Man ist Gettokid. Früher wurden mit Baracklern einfache Familien mit vielen Kindern, welche in ärmlichen Verhältnissen leben, tituliert. Für diese Gruppe wurde in den 30 Jahren eine neue Wohngegend außerhalb der Stadt Mannheim geschaffen. Heute heißt diese Gegend Gartenstadt, einige Jahrzehnte später kam noch die Vogelstang dazu

Ich finde, dass es unserer Familie heute gut geht. Wir haben ein eigenes Heim und gehören zur unteren Mittelschicht. Das Barackler-Image haben wir schon lange abgelegt. Auch Bildung ist bei uns eingezogen. Mittlerweile hat der erste ein Fachabitur absolviert und sogar ein abgeschlossenes Studium vorzuweisen. Dieser erste wäre dann wohl ich. Wobei ich gleich anmerken möchte, dass meine Noten immer sehr schlecht waren. Bestenfalls schaffte ich einen Notenschnitt von 2,5. Bei meinem Fachabitur erreichte ich gar nur 3,6. Aber es reichte für alles, denn wo ein Wille ist, findet sich ein Pfad. Entgegen meiner Kinder ging ich aber gerne zur Schule, obwohl man das meinen Noten nicht ansieht. Ich mochte aber in der Regel jeden Lehrer und besonders solche Fächer wie Geschichte, Bio, Chemie, Sport und Physik. Und es geht gerade so weiter, schon die nächste Generation hängt auf dem Gymnasium ab und quält sich durch das total veraltete und schreckliche deutsche Schulsystem. Trotz unglaublicher schulischer Erfolge (Jahrgangsbeste und eine Klasse übersprungen) gehen meine Kinder nicht gerne zur Schule. Es ist ein Paradoxon. Meine Leistung war schlecht und ich ging gerne zum Unterricht und die Kids sind top und haben null bock. Wem sollten wir für unseren kleinen schulischen und materiellen Aufstieg danken? Zunächst dem Glück und das weitere kommt gleich.

Wo soll man bei einer Familienchronik anfangen? Ich will dafür ja auch nicht mehr als ein Kapitel opfern. Klar, es gäbe viel mehr zu erzählen. Die Alten hatten super Weisheit erlangt. Ich weiß noch so viele Anekdoten über die Urahnen. Aber es muss auch nicht alles gesagt werden. Wissen ist auch dazu verdammt zu vergehen. Wir brauchen Platz für neues. Wir wollen ja keine Kopien schaffen.

Im Moment sitze ich leicht frierend in Badehose auf der Terrasse meines Sternchens im Stadtteil Feudenheim. Es ist zwar noch Sommer, aber heute an diesem Augusttag scheint die Sonne nicht. Letzte Nacht hat es viel geregnet und die Temperaturen sind etwas runter. Zudem weht ein periodischer Wind. Keine Ahnung, warum ich in dieser Badehose rumsitze mit dem MacBook auf dem Schoß und leicht fröstelnd schreibe. Das Tippen macht Spaß und die Badehose, die ich vor kurzem bekommen habe, gefällt mir. Sie hat so ein total leuchtendes Blau, zwei neongelbe Schnürbändel hängen heraus und sie ist geschnitten wie eine Boxershorts. Beim Arbeiten blicke ich von der Terrasse in einen schönen Garten voller weißer und rosa Hortensien. Irgendwo gurrt eine Taube und ein kleiner Plastikbrunnen der Nachbarin plätschert leise vor sich hin. Nicht weit weg von mir steht ein überdimensionales graues, leicht verwittertes weibliches Tongesicht im gepflegten Rasen. Die Dame hat ihre großen Augen geschlossen. Ich freue mich schon auf Sternchen und denke, wir werden erstmal kuscheln, vor oder während des Kochens.

Den ältesten Verwandten väterlicherseits, den ich noch erlebte bzw. an den ich mich erinnere, das ist Opa Albrecht und seine Frau, die Anna. Ich denke, ich sollte mit den beiden beginnen. Überaus dankbar bin ich diesem Uropa Albrecht Pohle und seiner Frau. Er war gelernter Schumachermeister und kam gebürtig aus Droyßig im Burgenlandkreis bei Sachsen-Anhalt. Seine Ehefrau Anna war eine nicht so umgängliche Person. Das weiß ich aber nur von Dritten. Dieser Uropa hat nach meinem Dafürhalten den Grundstein für den heutigen Wohlstand, wenn man das so nennen möchte, unserer Dynastie gelegt. Ich bin ihm dafür sehr, sehr dankbar. Worte können dies nicht beschreiben. Oft denke ich an ihn und schicke dann dem Universum meinen Respekt, meine Anerkennung und meinen Dank für seine phänomenale Leistung. Es war die Zeit nach dem Ersten Weltkrieg. In Deutschland war nicht viel los. An den heutigen Lebensstandard war nicht zu denken. Es gab wenige ordentliche Straßen, und da, wo es unsere Familie nun hinverschlagen sollte, nur Sandwege. Die meisten Häuser zu dieser Zeit hatten weder ein eigenes Klo noch ein Bad oder elektrischen Strom. Etwas außerhalb von Mannheim, in einem Waldgebiet, das noch gerodet wurde, entstand eine Siedlung im Rahmen der englischen Bewegung »garden town«. Albrecht hat sich auf die neu zu bauenden »Baracken« in der späteren Gartenstadt beworben. Das Gebiet war damals komplett bewaldet. Der Käfertaler Wald, in dem ich große Teile meiner Kindheit verbrachte, erstreckte sich damals bis zur großen Kreuzung Waldstraße und Waldpforte. Dort, wo heute die neue »Elektrische« fährt. Der Uropa lebte damals mit seiner Familie im Stadtteil Rheinau, also gerade auf der gegenüberliegenden Seite von Mannheim. Laut Navi liegen die beiden Stadtteile ca. 15 km auseinander.

Albrecht ist jeden Tag nach der Arbeit mit seinem alten schwarzen Bauer-Stahlrahmenrad und der Werkzeugtasche auf dem Gepäckträger in die neue Gartenstadt gefahren. Er hatte nämlich Glück und wurde damals für eines der Grundstücke mit Haus ausgewählt. Opa Albrecht war tapfer, zeitlebens sehr freundlich und fleißig. Er nahm einen Immobilienkredit, im Grundbuch stand Reichsheimstätte und so, und so viel Reichsmark auf und baute das Heim mit der Werkzeugtasche und dem Rad. Die neuen Grundstückseigentümer und zukünftigen Häuslebesitzer waren verpflichtet, sich gegenseitig zu helfen. Es wurde Objekt für Objekt im neu entstehenden Stadtteil Mannheim-Gartenstadt gemeinsam aufgebaut.

Der Albrecht und seine Frau, die Anna, hatten drei Töchter. Eine davon war dann die Oma Hildegard. Sie war eine total nette und herzliche Person, wie auch ihr Vater, der Albrecht. Anna war ja etwas zickig und ungemütlich. Bei Hildegard kann ich mich nicht erinnern, dass sie zu mir einmal etwas Böses sagte. Sie ermahnte mich nur. Wenn sie schimpfte, war das immer in einem sehr ordentlichen und fairen Tonfall. Eine ihrer Hauptsorgen war, dass ich immer auf der kalten Treppe saß, davon würde man Hämorrhoiden bekommen. Ich konnte damit als Kind nichts anfangen, denn ich wusste nicht, was das ist, und blieb deshalb sitzen. Ich glaube ich stellte mir darunter Pickel am Po vor. Bis heute habe ich keine. Außerdem sollte ich nicht soviel von der guten Mailänder Salami nehmen. Die wäre sehr teuer. Ansonsten lachte sie sehr viel. Opa Erwin war ein sehr stiller Mann. Er hatte eine schwere und schicksalsgeprägte Kindheit. Sein Vater, der Johannes Martin, war im Ersten Weltkrieg gefallen. Er war damals noch ein kleines Kind. Ich denke, er hat ihn deshalb auch nie richtig kennengelernt. Der nächste Schlag erwischte Erwin, als er draußen auf der Straße spielte. Wie gesagt, er war noch recht jung. Ein bekannter Kutscher »raste« vorbei und fuhr ihm infolge Unachtsamkeit über das rechte Bein. Es war nicht mehr zu retten. Kurz oberhalb des Knies musste es amputiert werden. Er erhielt hierfür eine für die damaligen Verhältnisse große Entschädigung von dem Unfallverursacher. Es wird gemunkelt, der Mann wäre wohlhabend und betrunken gewesen. Facettenreicher lässt sich das Unfallgeschehen nicht mehr wiedergeben, denn mehr ist nicht bekannt. Insgesamt bekam er die Summe von 33.000 Reichsmark zugesprochen. Dieses Geld verwaltete seine Mutter, die hieß Elisabeth, für ihn. Noch nicht volljährig verstarb diese leider. Die Umstände sind nicht bekannt.

Opa war nun ein Waisenkind. Er kam ins Heim. Sein Vermögen wurde der Kinderanstalt zugeschlagen und er musste sehen, wie er von nun an alleine zurechtkam. Es erübrigt sich zu erwähnen, dass von dem Vermögen nie mehr auch nur ein Cent oder Pfennig an ihn zurückfloss.

Es gibt eine gerne von mir benutzte Redewendung. »Aus einem Nachteil entsteht ein genauso oder größerer Vorteil.« Ich würde sagen, Erwin hatte dieses große Handicap auferlegt bekommen. Bein ab und Waise. Wie soll daraus ein Vorteil entstehen, fragen Sie? Er wurde sogar als Behinderter und Krüppel diffamiert. Das war wohl früher so. Er hatte das Glück, durch seine Behinderung im nächsten Krieg nicht eingezogen zu werden und an einem der vielen ausländischen Kriegsschauplätze kämpfen zu müssen. Er wurde innerhalb von Deutschland lediglich als Melder eingesetzt. Nach seinen Erzählungen fuhr er mit einem Motorrad militärische Nachrichten oder Depeschen zu. Auf den Ersten folgte der Zweite Weltkrieg. Den Zweiten Weltkrieg überstand er sozusagen äußerlich unverletzt. Alle seine Brüder starben stattdessen auf den Schlachtfeldern. Hierin sehe ich seinen Vorteil. Wäre er gesund gewesen und hätte sein Gliedmaß nicht bei einem Unfall verloren, hätte das Leben für ihn mit Sicherheit Kriegsdienst im Ausland vorgesehen. Es bleibt eine Hypothese, aber sehr wahrscheinlich wäre auch er nicht zurückgekommen.

Zur Vollständigkeit, Erwin hatte fünf Brüder. Er war ein sehr guter Schüler und wurde später Schneidermeister. Angeblich weil er hier den Damen ungestraft zum Anpassen, in den Schritt fassen durfte und so. Er las auch im hohen Alter noch die Neue Revue und andere Magazine mit u.a. nackten Frauen als Inhalt. Vielleicht ist also an der Sache was dran.

Das Siedlungshaus von Uropa Albrecht steht heute noch und wurde in den fast 100 Jahren dreimal angebaut und dreimal komplett saniert. Zuletzt haben wir es 2016 in die moderne Zeit geholt und eine Kernsanierung durchgeführt. Begleitend zu den etwa achtmonatigen Bauarbeiten haben wir einen schönen Bildband angelegt. Es war ein großes und schönes Familienwagnis, wie ich mich erinnere. Zum ersten Mal in meinem Leben habe ich ein Bauprojekt angepackt ohne große Planung. Wir haben einfach angefangen und uns von dem Objekt, dem Zeitgeist und unserer Inspiration treiben lassen. Meine beiden Töchter haben im Rahmen ihrer Fähigkeiten mitgeholfen. Tippitoppi. Ich glaube, der Rückbau, also das Abreißen, hat ihnen am meisten Spaß gemacht. Insbesondere wie wir den alten Dachboden leergeräumt haben und alles nach unten in einen großen Container warfen. Es wurde das bis dahin schönste Haus. Ich bin sehr dankbar für diese Erfahrung. Im Moment renovieren wir schon wieder ein größeres Ding und wir sind bei der Vorgehensweise geblieben, dass wir nicht groß ausarbeiten. Die Planungszeit stecken wir in den Rückbau und während des Renovierens versuchen wir dem Ganzen einen Sinn zu geben. Natürlich kommt es bei dieser Vorgehensweise zu Verzögerungen. Aber diese nutzen wir immer sinnvoll, manchmal gehen wir dann gerade mal raus und in die Natur.

Da das Grundstück, auf dem Uropa das Siedlungshaus errichtete, recht groß war, war auch noch Platz für ein weiteres Haus. Diese Stätte bauten damals meine Eltern. Mutter stammt eigentlich aus einer reichen Bauerndynastie. Leider haben die Mädchen damals nichts geerbt. Das war nur den männlichen Kindern vorbestimmt. Major Nelson, mein Vater, ist das leibliche Kind von Hildegard und Erwin. Sie bekamen noch eine Tochter, namentlich die Kleopatra, natürlich nicht ihr echter Name. Mit Kleo war nicht viel los. Sie war sehr hübsch, aber auch sehr eingebildet. Zwischen den Frauen in unserer Familie gab es eigentlich immer Streit. Meistens endeten Festlichkeiten in einem totalen Zerwürfnis. Zum Schluss hat sich Kleopatra auch mit ihrer Mutter überworfen und da war sie dann raus und die Oma Hildegard hat als Witwe ihr Siedlungshaus mir vererbt und nicht der eigenen Tochter. Das war fair und angebracht, denn sie wurde jahrelang von uns allen gepflegt und starb sehr friedlich. Wir hatten sie sehr gerne. Erwin verstarb schon einige Jahre davor an Krebs. Oma sind die Jahre ohne ihren Mann sehr schwer gefallen. Großen Anteil daran hatte auch der frühe Tod ihres Sohnes und meines ersten Vaters Major Nelson. Der ging zuerst. Sad!

Schauen wir uns nun die mütterliche Seite der Familie an. Die Eltern meiner Mutter hießen Fritz Weiß und Marie. Von Fritz hatte ich hier schon lobend gesprochen. Er war ein super Opa. Marie habe ich immer nur gesehen, wenn sie mit Fritz auf Stippvisite aus den USA bei meinen Eltern waren. An Oma Marie habe ich auch nur gute Erinnerungen. Sie war wohl sehr zurückhaltend, denn ich kann mich an kein Geplaudere mit ihr erinnern. Naja, beide lebten ja auch mehr in den Staaten. Fritz kam erst wieder back nach Germany, als seine Frau verstorben war. Ich finde es dramatisch, dass sie in Übersee beerdigt ist und er hier. Opa hatte keine großen materiellen Ansprüche ans Leben. In Amerika wohnte er zeitlebens in einem Trailer. Der Hausbau meiner Eltern konnte nur erfolgen, da auf dem Grundstück von Oma und Opa Albrecht noch genügend Platz war. Und ich muss es nochmal erwähnen. Er hat durch sein kluges und fleißiges Handeln, ob bewusst oder unbewusst, den Anfang gemacht. Die weiteren Generationen haben versucht, darauf aufzubauen. In unserer Familie hatte bisher niemand studiert oder war in der Hierarchie weit nach oben gekommen. Erst mit Opa Erwin, er gab die Schneiderei wegen mangelnder Geschäfte auf, arbeitete später beim Benz im Büro und dann durch Major Nelson, ging es auch monetär endlich aufwärts. Ich weiß noch, dass einer der meist gepredigten Sätze von Alexis während meiner Kindheit war: »No money left to spend«. Wobei ich auch glaube, dass es manchmal gelogen war. Der Vollständigkeit halber muss ich nochmals anführen, dass in der Gartenstadt zu Beginn kinderreiche Familien und Asoziale angesiedelt wurden. Eigentlich kein optimaler Standort für ein Family Office. Tiefer wollen wir im Moment nicht gehen. Ich glaube, für einen ersten Eindruck und Überblick reicht diese Momentaufnahme meiner Familie aus. Jetzt möchte ich aber noch ein paar Anekdoten und Erlebnisse von den Alten, die mir in Erinnerung geblieben sind, wiedergeben.

Opa Pole war immer ganz angetan von meinen Kenntnissen über Ägypten. Wann immer er Besuch hatte, rief er mich und ich durfte voller Inbrunst einen kurzen Vortrag über die Pyramiden halten. Er war aus irgendeinem Grund stolz auf mich. Es gefiel ihm, wenn ich über die Antike, die Pharaonen und ihre Baukunst redete. Er lobte mich dann immer vor seiner Gesellschaft und das gefiel mir sehr. Wahrscheinlich kommt hier meine Bewunderung für das antike Nil-Reich her oder flasht das einfach jeden? Ich würde so gerne die Cheopspyramide sehen. Aber meine Befindlichkeiten lassen das noch nicht zu.

Albrecht war Schumachermeister und hatte seine Werkstatt, wie auch Erwin, im Siedlungshaus, allerdings zum Teil im Keller. Er hatte große alte aus verschnörkelten Gussteilen bestehende Maschinen. Eine sah aus wie eine zu groß geratene Nähmaschine. Damit nähte er das Leder bzw. die Sohle. Im Anbau hatte er ein Zimmer, in dem der Boden mit Lederresten übersät war. Hier saß er auf einem Holzschemel inmitten der Lederreste, die zur Mitte hin anstiegen. Den kleinen Stuhl habe ich noch. Zwischen den Resten versteckte er immer seinen Alkohol, damit ihn die Anna nicht fand.

Opa Albrecht war ein großer, schlanker und schlaksig wirkender Mann mit schütterem weißem Haar. Für seine Generation prägend trug er immer etwas zerlumpt wirkende Sachen, meistens in Schwarz- oder Grautönen. Er rauchte total geile Zigarren der Marke »Weißes Rössel«. So schön waren die, ich schwärme noch heute davon. Diese holte ich ihm immer in einem Kiosk in der Gartenstadt am Ende des Herrschaftswaldes. Damals war das kein Problem, dass ein Kind Zigarren kaufte. Ich holte auch für die Bauarbeiter bei Major Nelson Reval ohne Filter und HB. Der

Maurer rauchte sogar Roth Händle[106]. Mich faszinierte an der Verpackung der Zigarren der aufgedruckte schöne Schimmel mit seinem Reiter. Das weiße Pferd hatte die Vorderhufe in der Luft und die Zigarren hatten eine schöne golden ziselierte Bauchbinde aus Papier. Weil der Opa soviel Cigarros und auch Kautabak genoss, spuckte er häufig einen klebrigen schwarzen Brei auf den Boden. Es sah aus wie Pech. Das war eklig. Heute würde ich sagen, er war ein genügsamer ruhiger Mann. Er tat, was er tun konnte, und wollte etwas Tabak und Alkohol, fertig. Große Ansprüche an das Leben hatte er wohl nicht. Zu seiner tieferen Einstellung kann ich überhaupt nichts sagen. Ich denke, ich war dafür einfach noch zu jung und Albrecht zu verschwiegen oder so. Über seine Frau Anna kann ich auch nichts sagen. Alles, was ich über sie wiedergab stammt von Dritten.

Zwei Dinge fallen mir noch ein. Der kleine Anbau, den sie bewohnten, war der frühere Stall des Siedlungshauses. Es soll eine rechte Rumpelkammer gewesen sein. Also ziemlich dunkel und auch unordentlich. Die Wohnung hatte so etwa 28 m^2. Was mir noch aufgefallen ist, war, dass er den Handkäse so lange stehen ließ, bis er Maden hatte. Er aß ihn trotzdem. Außerdem war er wohl vernarrt in Fastnachtsumzüge. Der Fernseher lief die ganze Zeit und zeigte in schwarzweiß die Umzüge im ganzen närrischen Land. Sein doppelflügeliges altes Fenster war immer gekippt und so musste jeder, der im Garten unterwegs war, dem Karneval lauschen.

Albrecht starb im Pflegeheim. Zum Schluss war er nicht mehr sehr klar im Geiste. Vielen Dank, lieber Albrecht, nochmal für meinen ersten Job als Referent und die gelbe Backsteinburg.

Auch von ihm hörte ich nie ein lautes oder verletzendes Wort. Ganz im Gegenteil dazu von seiner Ehefrau, der Uroma Anna. Sie war ein richtiger Hausdrache. Albrecht hatte hier nicht viel

---

[106] Waren die stärksten mir bekannten Zigaretten. Auch bekannt als Lungentorpedo oder Toth-Händle.

zu lachen. Sie war eine sehr schlanke Ausführung ihrer Tochter Hildegard. Die Ähnlichkeit war enorm. Ich denke, der Albrecht hatte es nicht leicht mit ihr. Sie schimpfte viel mit ihm. Von ihr ist noch bekannt, dass sie sich während des Nationalsozialismus in einem Frauenbund organisierte. Nach dem Krieg wurde sie deshalb auch als Nazi beschimpft. Ich kann mich an kein einziges Gespräch mit ihr erinnern. Ich habe auch keine Ahnung, was sie eigentlich den ganzen Tag so trieb. Eines morgens lag sie dann für alle überraschend verstorben im Bett. Albrecht war sehr traurig.

Ein paar Tage nach ihrem Tod entdeckte ich in der Mülltonne recht ordentliche Zähne. Ich holte sie raus, denn ich dachte, so schöne Beißer gehören nicht in den Abfall. Ich fand das Gebiss klasse. Ich zeigte sie Oma Hildegard, denn ich war mir sicher, sie lagen unbeabsichtigt in der Tonne. Hildegard schrie kurz und laut auf. »Iiiiiiiiih das sind die Zähne von Anna, wirf die wieder weg, das ist eklig und wasch dir die Hände.« Ihr Gesicht war voller Abscheu und Entsetzen. Lacht! Ich fand es komisch, so gute Teile einfach wegzuwerfen. Ich glaubte damals, angeschwindelt durch meinen Opa Fritz, dass man Hauer einfach so herausnehmen und wieder einsetzen kann. Ich zog ständig an meinen eigenen Zähnen, um sich endlich herauszubekommen. Ich war so lächerlich und kindlich naiv.

Opa Erwin hatte ja mehrere Brüder, die leider alle im Zweiten Weltkrieg geblieben sind. Einer der Brüder, ich weiß seinen Namen nicht, war an der Westfront Koch. Hildegard und Erwin besuchten ihn in großer Not, denn zu Hause litten sie Hunger und hatten nicht genug zu beißen. Mit dem Zug und zwei Koffern fuhren sie an die Front, denn der kochende »St. Martin« hatte sie eingeladen und mit leckerem Essen gelockt. Beide nahmen in weiser Voraussicht ziemlich leere Behältnisse mit. An der Front beim Bruder gab es Unmengen an Nahrung für sie, so haben sie es mir berichtet. Sie schwärmten von den Frikadellen. In der kurzen Zeit, die sie dort waren, hatten sie sich beide total vollgefuttert. Oma wurde auf der Rückfahrt im Zug von einer Frau angesprochen, im wie vielten Monat sie denn wohl schwanger wäre. Darüber war sie natürlich eitel betroffen. Außerdem hatten beide ihre Koffer voll mit Lebensmitteln, Salami, Kommisbrot und Schinken gestopft. Ein Risiko, denn es war Schmuggel und vielleicht auch Diebstahl. Zum Glück wurden sie nicht erwischt.

Oma Hildegard hatte immer die Angewohnheit, dass sie beim Sitzen im Garten, sobald es sie irgendwo kitzelte, die ganze Hand drauflegte. Aus diesem Grund wurde sie oft von Wespen in die Arme gestochen. Sie lachte aber immer darüber.

Fritz war ein total »abgewichster« Hund. Ich würde ihn als gerissen und bauernschlau bezeichnen, außerdem mutig und zum Äußersten fähig. Ziemlich abgebrüht also. Er war ein super Fußballspieler und spielte viele Jahre im Verein. Das runde Leder war seine große Leidenschaft. Daneben hatte er in der Jugend große Freude am Theater spielen. Er bastelte gerne aus Abfall und gesammelten Sachen Figuren. Überhaupt hatte er große Freude am Leben, Bildung und dem Genuss. Er war in keiner Partei und hatte es wohl so angestellt, dass er nicht eingezogen wurde. Er arbeitete während des Krieges beim Benz als Meister. Hier hatte er wohl viele Gefangene unter sich. Nach dem Krieg wurde er deshalb verhaftet und kam nach Auschwitz. Rehabilitiert in schwarz auf weiß, er hatte ja dieses Urteil, kehrte er völlig abgemagert zurück. Das Schriftstück seiner Entlassung und die Feststellung, dass er kein Nazi war, machten ihn sehr stolz. Trotzdem verlor er seine Arbeit beim Benz und man stellte ihn wegen des Verdachtes auch nicht mehr ein. Fritz war ja aber ein cleveres Kerlchen und arbeitete fortan für die Alliierten als Barkeeper. Ich glaube, er war so ein Talent, das immer durchkommt, nicht groß klagt und genau weiß, wie man überlebt. Durch seinen Job bei den Alliierten hatte er immer was zu fuggern und beste Beziehungen für alles, was man auf dem Schwarzmarkt brauchte.

So, jetzt kommt noch die Lieblingsanekdote meiner Kinder. Ich war wohl noch sehr klein und ging mit Opa Erwin in der Gartenstadt spazieren. Ich sah auf dem Gehweg etwas metallen glitzern. Es war eine schöne Schraube mit Mutter. Es gab aber ein Problem. Erwin hat wohl gemerkt, dass mich das Teil magisch anzog und er schimpfte mit mir, dass ich mich hüten sollte, das aufzuheben. Er würde mir eine scheuern. Ich überlegte, das verdammte Teil meiner Begierde lag in einem Haufen Scheiße, vermutlich Hundekot. Nach reiflicher Überlegung kam ich zu dem Schluss, dass es mir das Wert ist. Die Schraube gegen eine Ohrfeige. Ich hob sie natürlich auf. Dafür bekam ich nun eine mächtige Schlagseite und wurde angeschrien, außerdem musste ich die schöne Schraube fallenlassen. So hatte ich nicht gewettet. Es war ein klarer Fall von schlechter Kommunikation. Hätte ich von Anfang an gewusst, dass ich das Ding nie besitzen kann, dann wäre wohl alles ganz anders gekommen. Lacht sehr!

Nochmal das Wichtigste in kürze. Es waren super alte Leute mit tollen Lebenswerken. Der Grundstein war das Grundstück. Der Rest Fleiß, Schweiß, Glück und Motivation. Nun wollen wir die Familienstorys hinter uns lassen und uns wieder dem geilen »Spinner« Hans zum siebten Mal zuwenden.

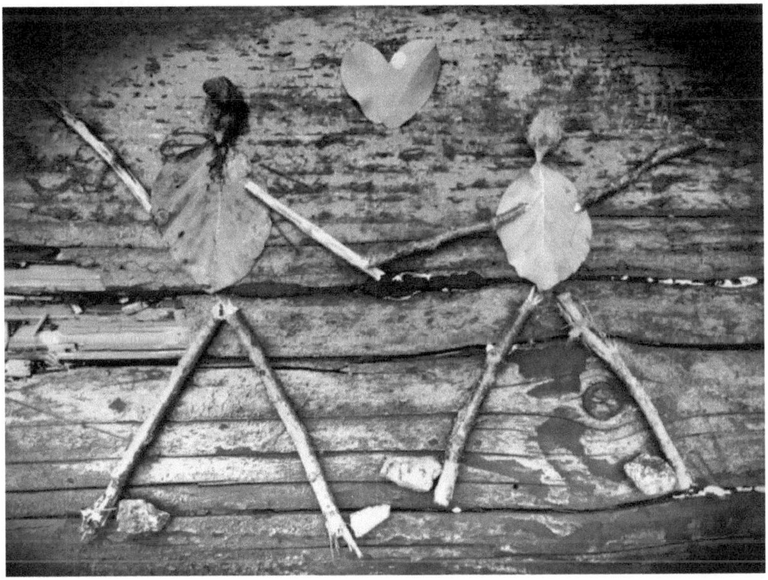

Hans befand sich in dieser orangenen Umkleide. Er war gefangen in dieser kleinen psychedelischen Zelle. Irgendwie steif bzw. paralysiert. Er hatte schon zu lange kein ordentliches Schäferstündchen mehr. Der Sexualtrieb ist einer der stärksten Triebe des Menschen. Meiner Anschauung nach ist er sogar auch mit dem Verstand nur schwer zu kontrollieren. Jetzt zog Alex ihm ohne Umschweife die Badehose runter und sein Schwanz schnellte nach oben. Er war schon mächtig steif, und sie nahm ihn sofort in ihre rechte Hand. Sie hatte kräftige Frauenhände und kicherte dabei. Hans gewann den Eindruck, dass sie sich auf das Kommende freute. Sie fing an, seinen Penis zu bearbeiten, und wichste. Er wurde mit jedem Hub härter und geiler. Es war wie bei einer Luftpumpe. Vor und zurück. Sie legte ein ordentliches Tempo vor. Hans dachte nur, so kann das nicht jede. Manche Frauen kriegen das nur schlecht koordiniert. Viele schrubben das Teil auch nur mehr schlecht als recht, einfach fantasielos, wie auf so einem alten Waschbrett. Nur hin und her, vor und zurück. Total öde! Man kann doch noch so viel mehr mit dem Penis anstellen. Jetzt sah sie ihm dabei in die Augen. Sie hatte dunkle, fast schwarze Pupillen und ihre Iris war braun. Ihr Blick verriet die Verrücktheit, die in ihr steckte. Baby, du bist zu recht in der Klapse, dachte er, vielleicht wegen Nymphomanie. Das alte Wunschthema. Lacht! Zu ihren hellbraunen Haaren bildete die Augenfarbe ein stimmiges Gesamtbild. Sie wirkte etwas südländisch. Nun umschloss sie mit ihren Lippen vorsichtig seine Eichel. Es fühlte sich tropisch warm an. Der Griff ihrer rechten Hand wurde nun fester. Die Finger und ihr pressender Mund bewegten sich synchron wie ein Eislaufpaar. Sie hörten aus den Nachbarkabinen und den Gängen die Stimmen und Geräusche der anderen nichts ahnenden Badegäste. Das turnte irgendwie zusätzlich an. An seinem Bolzen klebte noch Sperma von heute morgen. Irgendwo erkannte er in dem Trubel die Stimmen von Lara und Ben, die sich unterhielten. Ben brummte: »… ich habe Bärenhunger.« Alex bog nun seinen Schwanz ganz nach oben, damit sie mit ihrer Zunge über seine Eier bis zur Spitze lecken konnte. Das machte sie top und sie war eine Expertin in dem Job, das merkt ein Kerl, ob es eine drauf hat oder nicht. Sie leckte mehrfach mit herausgestreckter Zunge seine Eichel ab und blickte ihm dabei von unten tief in die Augen. Irgendwie hatte er das Gespür, ihre Zunge war so schön rau, wie bei einer Pussycat. Hans strich ihr wohlwollend über das lange Haar. Das gefiel ihm, wie sie wie eine Dienerin vor ihm kniete. Durch die Lautsprecher kam die Durchsage, dass das Bad gleich schließt. Es war Essenszeit. »… liebe Patienten, wir bitten Sie so langsam zum Ende zu kommen und das Becken zu …«

Er war so total geil und wollte unbedingt zum Schuss kommen. Jetzt spürte er Stress wegen der Durchsage. Sein Kopf schickte ihm verdammte Botschaften, aufhören, das Hallenbad schließt, bloß nicht auffallen, schnell abspritzen, ficken, dieser geile Blick, wird uns die Bademeisterin erwischen, wird sie schlucken, wie viel Sahne gibt es heute, kommt es mir noch rechtzeitig, hört uns jemand usw. Alex hielt seinen Aal fest umschlossen. Sie umklammerte und drückte ihn nun hart und bewegte dazu ihre Hand spiralförmig, wie ein Tornado, vor und zurück. Das war die Arbeit einer Meisterin. Zeitgleich machten ihre Lippen diese rhythmische Bewegung von der Schwanzspitze her mit, soweit sie ihn in ihren Mund bekam. Sein Ding war nicht besonders groß oder breit. Er hatte ihn mal gemessen und damals waren es 15,7 cm mit etwas Goodwill. Gerne hätte er so 17 cm gehabt. Plötzlich und ohne Vorwarnung stand Alexa auf. Sie zog ihre Bikini Hose aus und ließ sie auf die Fliesen fallen. Mit einer prüfenden Bewegung fasste sie sich in den Schritt. Sie wollt wohl sehen, ob sie feucht war oder ob noch was anderes in ihr steckte. Dann nahm sie ihre Hand in den Mund und zog diese mit einer ordentlichen Portion Speichel wieder hervor. Es zog Fäden, die sich durchbogen, je länger die Entfernung zur Quelle wurde, dann rissen sie ab und Teile davon tropften auf den Fußboden. Hoffentlich sieht das keiner dachte er, denn die Kabinenböden waren ja von außen etwas einsehbar. Den »Sabber« rieb sie an ihre Muschi. Die nächste Speichelladung bekam seine Schwanzspitze. Es wurde einfach drauf gespuckt. Sie weiß genau, was sie will, wurde ihm klar. Ein Vollprofi. Hans wollte nur so schnell wie möglich endlich zum Gipfel, er musste jetzt mal was unternehmen, auch damit die Badeanstalt rechtzeitig schließen konnte. Der Anblick von Alex, sein Gewissen, der Kopfmist und sein Verlangen trieben ihn in den Wahnsinn. Klare rationale Gedanken waren nicht mehr möglich. Jetzt meldete sich auch noch seine Blase und er spürte Harndrang. Ekstase und Panik vermischten sich in ihm. Zusätzlich zum Blut machte der Urin seinen Prügel härter und empfindsamer. Könnte er platzen? Er dachte an die Düsenflieger am Himmel und ihre Kondensstreifen.

Alex stellte ein Bein auf die Sitzbank. Ein leises Schnaufen oder Stöhnen drang aus ihr. Dann zog sie ihn am Stab heran.

Nahm seinen Schwanz und steckte ihn sich in die passende Öffnung. Er begann sofort wie ein Weltmeister zu rammeln. Es war nicht ganz einfach, aber das war sein Einsatz. Sie war ordentlich feucht und heiß auf sein Schwert und es flutschte deshalb fast zu gut. Ein bisschen Reibung braucht es. Das ist nämlich wie bei einem Dynamo. Die Reibung plus Bewegung erzeugt die Energie und dann leuchtet die Birne. Hans musste sich jetzt konzentrieren. Seine mentale Kraft war gefragt. Der kleine Hansi besorgte es ihr ordentlich, obwohl er merkte, dass er aus der Übung war. Ficken im Stehen und von vorne, also wenn sich die Bäuche berühren, verlangt einiges an Koordination und Erfahrung. Die ständige »Wichserei« ist nicht mit echtem Sex zu vergleichen. Es ist wie dieses Training früher im Fernsehen zur Vorbereitung aufs Ski fahren. Da lief so ein Film von einem, der mit Helmkamera abfährt und man ging dabei in die Hocke und machte die Bewegungen nach. Später auf der Piste bekam man trotzdem Muskelkater. Hans wurde immer schneller, bis ihm sein Schwengel rausflutschte. Er setzte einen Stoß daneben und landete, klar, am Anus. Es war so, als ob er schon Analsex wollte. So weit waren beide aber noch nicht. Daran war gar nicht zu denken. Wieso dachte er also daran! Er steckte ihn wieder rein und bumste weiter wie im Akkord. Klack, Klack, wie ein Metronom. Während er in sie stieß, fing sie an mit der linken Hand seine Eier zu kneten und mit der rechte ihre Klitoris zu reiben. Frauen sind so gelenkig, schoss es ihm durch den Kopf. Ein klarer Fall von Multitasking. Ihr Oberkörper lehnt hierbei an der bunten Plastikwand. Es sah total unbequem aus. Dies ging so gefühlt einige Minuten. Jetzt war ihm klar, das Heilbad konnte nicht zumachen. Selbst wenn die Aufsicht und sein Therapeut vor der Kabinentür stehen, er würde erst nach getanem Deal öffnen. Das war er Alex schuldig, nach allem, was die hier veranstaltete.

Sie gab sich total Mühe mit ihm. Die Situation war lost, beide waren verloren. Dann lachte sie einfach so, er konnte keinen

Grund erkennen und drehte sich kurz um. Vielleicht war sie gerade gekommen? Sie streckte ihm ihren festen großen Arsch hin und beugte sich nach vorn. Aha, dachte er, sie muss ihre Position verändern, es war too much. Mit ihren kräftigen Oberarmen stützte sie sich nun auf der Bank ab. Er steckte ihr seinen Phallus wieder rein und vögelte sie nun von hinten. Alex wurde durch seine Stöße in die Ecke gedrängt. Es ist sehr angenehm, denn der Po fungiert dann als Stoßstange und schaukelt wie ein Wackelpudding. Trotz dieser misslichen Lage fing sie an, etwas lauter zu stöhnen. Er hatte wieder Furcht, dass sie erwischt wurden. Vielleicht würde man sie wegen Unzucht nach Hause schicken. Es dauerte einfach alles zu lange und er war aus der Übung! Nach einer Weile spürte er eine gewisse Ermüdung und dachte sich, dass es nun an der Zeit sei, dass Alex wieder etwas arbeitet, und zog sein nasses Holz raus. Er lehnte sich mit seinem Rücken an der Kabinenwand an. Seine Haut klebte fest. Alex setzte sich sodann auf seinen Schoss und begann sich auf und ab zu bewegen. Sie stützte sich an der Wand ab. Bei der Aufwärtsbewegung unterstützte er sie, indem er die Hände unter ihrem Po hatte und sie nach oben drückte. Er sah nur ihren Rücken und ab und zu einen raschen Blick in der Aufwärtsbewegung im Spiegel. Die Umkleiden waren total strahlend orange. Warum ist das so? Oftmals sind Schwimmbäder übertrieben bunt designed. Auf alle Fälle verstärkte die Farbe irgendwie die Geilheit der beiden. Seine Arme umklammerten jetzt ihre Hüften und er schob sie hoch und runter. Das Tempo bestimmte er mit. Hans war der Schrittmacher, sie die Rittmeisterin.

Alex drehte plötzlich ihren Kopf herum und blickte ihn mit einem total forsch geilen Blick an. Frauen lieben es, wenn der Partner sie zu einem Spielball seiner Gefühle werden lässt. Es ist eine Transformation, die eine Dame zu einem reinen Sexobjekt macht. Es gibt dann nur noch diese Hingabe und das ausgeliefert sein. Sie hatte sich ihm geschenkt. Eventuell ist das auch Teil der Heilbehandlung, durchschoss es Hans. Alles dauerte nun schon eine kleine Ewigkeit, zumindest schien es so. Das Schwimmbad hatte wohl schon längst geschlossen. Es waren keine Stimmen mehr zu hören. Alex stand auf und deutete an, dass er sie nun wieder im Stehen ficken sollte. Es lag etwas in ihrer Geste und Mimik. Er deutete es so, dass sie nun wollte, dass das Raumschiff Orion abhebt, landet oder schießt. Er sollte es beenden. Es reichte ihr. Sie beugte sich leicht nach vorne und streckte ihren großen Arsch in Richtung seines glänzenden Rohres. Er führte ihn schon wie gewohnt ein, ohne die Finger zu benutzen. Alex war megaglitschig. Sogar an den Innenseiten ihrer Schenkel lief es hinab. Ihre Vulva sonderte so ein weißes Sekret ab, das hatte er noch nie erlebt und wusste nicht, ob ihm das gefiel. Er konnte es genau beobachten. An der Stelle, wo sich ihre Schamlippen um seinen Penis legten, da hatte sich diese weiße Schmiere gebildet. Es sah aus wie Kokosfett und es bildeten sich lange Fäden von Schleim, die zu Boden strebten. Wenn er seinen Schwanz ganz rauszog, dann hingen daran hunderte dieser Schleimfäden. Naja, vielleicht auch nur zwei oder drei. Lacht! Es erinnerte irgendwie an ein Spinnennetz. Hoffentlich war sie keine schwarze Witwe.

Wie er sie so weiter von hinten im stehen beackerte, spürte er einen Schauer der sie durchzuckte, sie blickte kurz zurück und flüsterte etwas von »ja, besorge es mir, härter, drück ihn ganz tief rein, mir kommt es gleich, du fickst so gut, gib mir deinen Saft, besorge es mir«, und dann ein paar Sekunden später: »Ich komme, jetzt.« Alex sank etwas in sich zusammen, sie bekam weiche Knie. Sie zitterte stark. Röchelnde pressende Laute verließen ihre Kehle. Sie hielt sich die Hand davor. Hans war sich diesmal sicher, sie hatte ihren Höhepunkt. Das erleichterte ihn sehr. Sie steckte sich nun sogar ein paar Finger in den Mund. Vermutlich, um die Schreie zu unterdrücken. Er knallte weiter und wollte jetzt auch kommen. Er war schon total manisch. Sie musste das gespürt haben. Alex drehte sich nun gezielt um und fing an, seinen Penis wieder zu blasen. Sie griff ziemlich brutal mit ihrer Hand nach seinem Teil. Es tat fast weh. Es war wie bei der Massage heute, dachte er. Dann fing sie an wie ein Hochleistungskolben seinen Stab zu bearbeiten. Das mochte er, High-Intense-Training oder Ultra-Schrubben. Es war megageil. Er spannte seinen ganzen Leib an, so gut es ging und presste alle Kraft in seinen Zauberstab. Seine Hände hatte er hinter seinem Kopf verschränkt. Sie will es unbedingt. Es gibt keinen Zweifel. Sein Atem ging schneller. Er sagte sehr leise zu ihr: »Ich komme, ich komme, O Gott, ich geb dir meine Sahne, ja, ja, ja ...« Sie duckte sich etwas ab und sein heißes Sperma tropfte auf ihre Stirn, dann auf die Nase und ein paar Salven gingen in ihre Haare. In der Kabine roch es nun nach Eiweiß, wie beim gekochtem Frühstücksei und Sex. Ein würziger Duft, wie Rühreier mit Bacon. Nachdem er mit dem Abspritzen fertig war, drehte sie ihren Kopf wieder hoch und leckte ihn sauber. Das machen die meistens so, dachte er. Den ganzen Brei lassen sie vorbeifliegen, der Pimmel wird dann aber saubergeleckt. Paparcelsius hatte es schon erwähnt. Die Dosis macht‘s. Hans war begeistert. Ein sehr guter Fick, auch lifetime mäßig betrachtet, und endlich mal wieder Verkehr. Er spürte, er hatte kaum ein schlechtes Gewissen. Als sie seine Flöte weiter reinigte, fanden sich ihre Blicke ab und zu. Ihre dunklen Augen blitzten vor Glück und Zufriedenheit. Die Gruppe der Frauen ist einfach der bessere Mensch, dachte er. Sie sind Selbstloser. Das liegt an den Spiegelneuronen? Beide hatten sich noch nicht einmal geküsst und schon Körperflüssigkeiten ausgetauscht. Hans wischte Alex mit seinem Handtuch das Sperma aus dem Gesicht, den Haaren und gab ihr einen Bruderkuss auf die Stirn. Es wurde Zeit, zum Abendessen zu gehen.

Als sie aus der Kabine huschte, gab sie ihm einen flüchtigen Abschiedskuss. Sie schmeckte sehr gut. Es war diese Mischung aus Körperflüssigkeiten. Er stand total darauf.

Das Schwimmbad war menschenleer. Hans ging flott zum Pissoir.

Später beim Essen warfen sie sich ständig Blicke zu. Hans war so froh, dass er einen Kurschatten gefunden hate. Er hatte das Gefühl, in der Therapie angekommen zu sein. Es würde gut werden. Panik vor Langeweile und der Einsamkeit brauchte er nun nicht mehr zu haben, denn dann kamen so komische Emotionen in ihm hoch. In der Regel versuchte er diese zu unterdrücken. Es gelang bisher auch ganz gut. Er machte sich einfach keine tieferen Gedanken über sein Leben und das Leben im Allgemeinen. Große Gefühle wollte er auch keine zulassen, zumindest nur oberflächliche. Oft saß er zu Hause nach dem Aufstehen den ganzen Tag in der Küche, rauchte, schaute aus dem Fenster und fragte sich, warum er zu keiner produktiven Handlung fähig war. In diesen Momenten rief er manchmal mich an. Ich erklärte ihm dann, dass es sich meiner Auffassung nach um eine Depression handelt und dass er einfach mal rausgehen sollte. Hans war der Typ Mensch, der eigentlich alles besitzt. In seinem Beruf war er unkündbar und verdiente ausreichend. Er konnte sich ein super Auto, ein BMW-Motorrad, ein E-Bike, einen Roller und eine schicke Wohnung in einer der besseren Gegenden von Heidelberg leisten. Er hatte keine Kinder, glaubte nicht an Gott und war per se kerngesund. Ok, der Infarkt hatte ihm etwas zugesetzt. Das Alter, mangelnde Bewegung und Müßiggang hatten ihre Spuren hinterlassen. Frische und Esprit wirkten anders. Er war ein Couchpotatoe, erschaffen aus Zigaretten, Seelenmüll und Leichenteilen. Seine besten Jahre waren schon lange vorbeigezogen. Und wie bei so viele Individuen heutzutage fehlte es an einer gesunden Lebenseinstellung. Mit einem Wort: Selbsttranszendenz und sich seiner Selbst bewusst sein. Alles Fehlanzeige. Man könnte auch neudeutsch sagen, seine Work Life Balance war offensichtlich aus dem Ruder gelaufen.

Ich kann ihn gut leiden, meinen Abweichler Freund, kann es auch tolerieren aber nicht verstehen, wie man das Leben so vertändeln kann. Ich meine damit, wieso will man sich nicht bilden und sein Gehirn benutzen. Sich das Leben mit all seinen Facetten so richtig reinziehen und ich meine damit nicht shoppen, sinnloser Konsum von Materie, sondern philosophisch betrachtet ein gutes würdevolles Leben. Ich kenne so viele Personen, die eher lebende Zombies sind. Die sind schon zu Lebzeiten toter als manch einer auf dem Friedhof. Die Gefühlswelt total abgestorben. Ein Kiesel, der auf dem Wasser schwimmt. Es gibt in ihnen keine tiefe Liebe, Nächstenliebe, Selbstliebe, Achtsamkeit oder Fürsorge. Hans ist hier ein Paradebeispiel. Er geht selten zum Arzt, nur wenn es schmerzt. Ist angefüllt von Ängsten, denen er sich nicht stellt und schlimmer noch, die er gar nicht so richtig wahrnimmt. Nichts ist schlimmer, als wenn man die Fähigkeit zur Reflexion verliert. Wir alle machen Fehler, ständig, und deshalb ist die Kompetenz zur Rückschau so essenziell wichtig. Bei mir sehe ich dies als einen meiner größten Vorteile an. Er beinhaltet aber auch einen Nachteil. Es dauert bei mir manchmal Jahre. bis ich im Rahmen der Selbstreflexion auf schädigendes oder fehlerhaftes Verhalten bei mir stoße. Hans hat diese Gabe fast nicht. Er verdrängt, nimmt nicht wahr, spürt nicht hinein, erkennt nicht und vergisst schnell. Er ist tumb, ein motivationsloser blasser nach Rauch und faulendem Fleisch riechender Klops. Das klingt sehr hart, aber das sind doch die Tatsachen.

Als er mich bei der letzten Kur, also meiner dritten, besucht hat, nutzte ich einen Moment, um ihm ins Gewissen zu reden, wie ein Vater. Vielleicht steht mir das nicht zu. Ich wollte, dass er nachdenkt und eine andere Sicht bekommt. Zunächst argumentierte ich sehr vorsichtig. Mit zunehmender Dauer wurde ich direkter, versuchte aber trotzdem, höflich zu bleiben. Ich möchte einen Punkt herauspicken. Warum hat Hans mich besucht? Sehr wahrscheinlich wegen mir. Er wollte mich sehen. Ich überlegte und plante einen Ausflug auf der Elbe, Startpunkt in Meisen und mit der weißen Flotte nach Dresden. Für mich war der Trip, insbesondere die Fahrt mit dem Schiff, atemberaubend. Die Schaufelraddampfer phänomenal. Der Anblick der silberglänzenden Kolben und des riesigen Motors, der das Schiff antreibt, ließ mich sprachlos werden. Es war alles so aufregend und neu für mich. Für mich hat jeder Tag neuen Zauber.

Für Hans war ja auch alles neu, er schwieg aber die meiste Zeit. Gefühlsregungen ob der alten Architektur, der Stadt, Ensembles, Elbflorenz, der weißen Flotte usw. alles Fehlanzeige. Ich war doch etwas überrascht und muss aber zugeben, dass ich mit meinem Freund bisher nur biken war, ansonsten trafen wir uns dienstlich und in Restaurants. Auch hier ist er eher ruhig, zu den Örtlichkeiten in unserer Heimatstadt gibt es ja nicht viel zu erwähnen. Alles ist altbekannt.

Die erste wahrnehmbare Emotion während unseres Ausflugs war so um die Mittagszeit. Wir waren gerade auf die Albrechtsburg hochgestiegen. Hans war wie immer außer Atem. Dort oben wurde ein Open-Air-Gottesdienst gehalten. Kinder sangen und trugen Sachen vor. Ich interessierte mich sehr dafür, mein Kumpel nicht. Er setzte sich mit Absicht weit weg, damit er nichts verstand. Irgendwann bin ich zu ihm hin und er meinte, er hätte Hunger. Das war's, das erste mitgeteilte Lebenszeichen. Wir haben dann ein Lokal gesucht, wo es Schnitzel gibt. Geschmacklich ist meinem armen Kumpel total egal, wo das Fleisch herkommt, also die Qualität wurscht. Hauptsache viel totes gestresstes Meat. Seinen Salat und selbst die Pommes isst er in der Regel ja nicht ganz auf. Nur die Leichenteile verschwinden komplett in ihm. Ich fragte ihn mal zu diesem Thema und er meinte lapidar, dass er Allergien gegen Gemüse hat. Lacht! Ich habe noch nie von einer Fleischallergie gehört.

Ich will das hier abkürzen. Für mich war der Trip sehr schön an Eindrücken. Bei Hans beschlich mich eher das Gefühl, was will der eigentlich. Was ist los mit ihm. Er machte auf mich einen teilnahmslosen Eindruck. Irgendwie eine menschliche Hülle mit nur noch ganz rudimentären Bedürfnissen. Trinken, essen, schlafen, rauchen und vögeln. Die Arbeit braucht er nicht, er »hasst« sie, genauso wie Frauen. Im Dienst gibt er es zu, bei der Damenwelt nicht. Ich kenne von ihm das Vorgehen, dass er irgendwelche weiblichen Wesen aufreißt und am nächsten Tag aus deren Wohnung geht, ohne den Namen zu kennen und auch ohne sich jemals wieder zu melden. Die meisten sind natürlich über sein Verhalten konsterniert und es dauert so einige Monate, dann trifft er sich wieder mit denen und macht alles genauso wieder. Krass ist, dass nicht alle, aber viele, diese Behandlung tolerieren. Sein Interesse an Freundinnen besteht in der Tatsache, dass er sie nageln will, aus nichts anderem. Keine Gespräche, keine Nächstenliebe oder andere Menschlichkeiten. Viele sind deswegen oft total sauer auf ihn und er lacht darüber. Ich kann ihnen nur beipflichten. Wenn er mir das erzählt, spüre ich keine Empathie. Ich bin nur wirklich überrascht darüber, was er für Frauen abschleppt, wenn er mir danach auf seinem Handy die Fotos zeigt. Es sind oft sehr gepflegte und auch sehr situierte dabei. Klar, manchmal denke ich auch, wie kann man da nur ran? Neulich hatte er eine in einer kostenlosen Dating-App kennengelernt und die wollte nach einigen Minuten schon Nacktbilder austauschen. Er schickte dann, ganz ausgebuffter Bulle, ein Bild von sich in der Badewanne mit viel Schaum. Es war eigentlich nichts zu erkennen, außer seinem Gesicht und ein paar behaarten Knien. Die Lady aber sendete aus dem heimischen Bad, ihr Mann und ihre Familie wären gerade im Wohnzimmer, Fotos die jede Körperöffnung zeigten. Ich brauche nicht erwähnen, dass er sich mit der Frau getroffen hat. Ich fand sie nicht so attraktiv, denn sie war sehr füllig und ungepflegt. Was geht ab bei den Leuten?

Ich will meinen irren Kumpel nicht nur schlecht machen. Er hat einige gute Seiten. Hilft einem in der Not, auch mal mit Geld. Hans kann gut zuhören und wird selten laut. Außerdem hat er immer diese fantastischen Geschichten drauf über das weibliche Geschlecht und die Welt. Das, was uns aber zusammenhält, sind Aktien, eine ähnliche Vita und früher noch das Motorrad fahren. Wir investieren beide in Unternehmen und versuchen so unser Kapital zu retten. Außerdem sind wir kritische Kapitalisten. Damit meinen wir, dass wir für die nahe Zukunft eher pessimistisch gestimmt sind. Nachdem ich nun soviel über Hans Persönlichkeit ausgebreitet habe, wollen wir uns, liebe Leserin und lieber Leser, wieder mir zuwenden. Aber diesmal ziehen wir bei mir ein Fazit, machen also eine Bestandsaufnahme. Hoffentlich kann ich ähnlich direkt und schonungslos sein wie bei Hansi. Fakt ist, er war im Kuralltag angekommen und blühte zumindest kurzfristig auf. Ich hatte damals große Hoffnung, dass er wieder in ein aktives und würdevolles Leben zurück findet. Auf geht's!

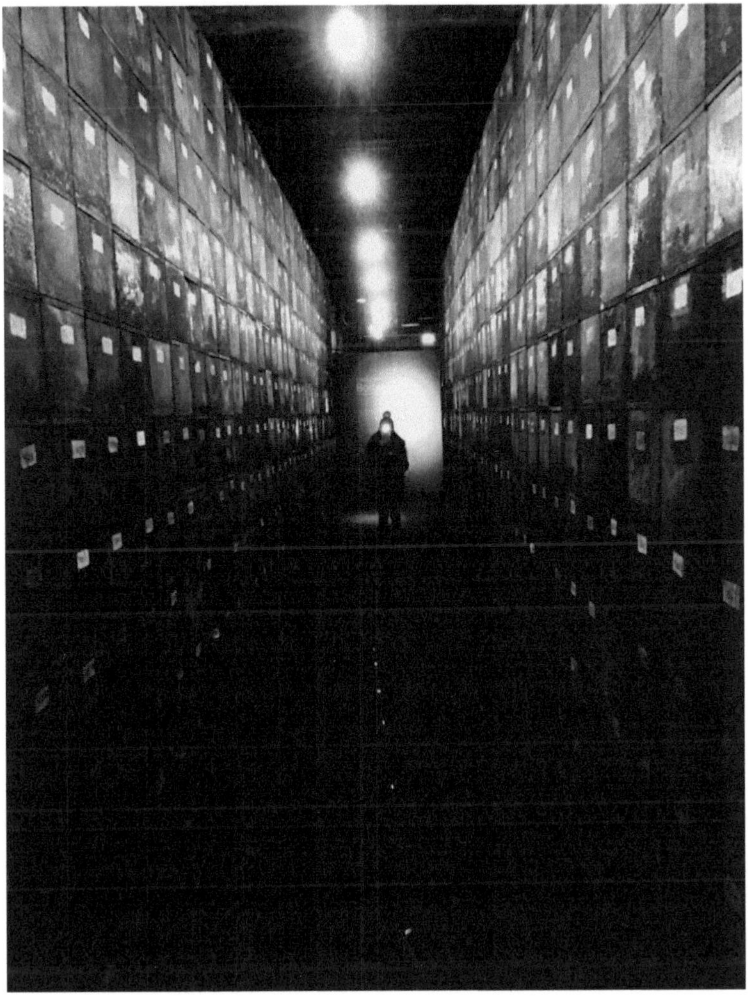

Wie schon erwähnt, hatte ich das Glück, dieses Jahr 50 zu werden. Für mich hat der Herbst des Lebens begonnen wie landläufig diese Lebensphase so schön umschrieben wird. Mir gefällt diese Titulierung nicht. Es kommt mir vor, als wäre man eines dieser roten, brennenden Ahornblätter und ein kleiner Windstoß oder die Erdrotation könnten urplötzlich alles beenden. Ich hätte nichts dagegen, wenn ich nochmal zehn Jahre jünger wäre. Es ist doch ein eisernes Naturgesetz. Hast du endlich genug Mammon, dann bist du meistens zu alt. Ich bin satt – das Fass ist voll. Nicht wirklich vermögend, aber als echter Minimalist braucht man eben weniger. Die alten sitzen im Porsche Cabriolet. Das gleiche mit der Freizeit. Als junger Mensch musst du rennen, um etwas zu erreichen. Du musst brennen für dein Ding. Freie Zeit Mangelware. Meinen Geburtstag feierte ich diesmal im kleinen Kreise in der Garage im Hof. Es war wie so oft für manche eine recht spontane Einladung. So waren viele meiner letzten Jahresfeiern. Irgendwie habe ich keine Lust, das ganze Spektakel im Voraus zu planen. Selbst beim Fünfzigsten hatte ich null Bock. Vielleicht lag es auch daran, dass ich seit einem halben Jahr krankgeschrieben war und keinen Plan hatte, wie es weitergeht. Früher war das mal anders. Da wurde ordentlich mit meinem damaligen besten Kumpel Alex zusammen eine Party geschmissen. Alex ist wie ich Jungfrau. Mittlerweile hängt der in Amerika ab. Ich bin zwar auf der einen Seite lustlos, auf der anderen aber sprüht mein Kopf vor Ideen. Gute und weniger geile.

Ich erlebe mich gerade als hätte ich mir die Schuhsohlen abgelaufen. Wie ein Rennbolide, der in der Box auf seinen Reifenwechsel wartet. Verdammt nochmal, ich bin ein geiles Rennpferd, aber im Moment geht nichts. Die Frage, die Ihnen und mir auf den Lippen liegt ist berechtigt. Wird der Motor wieder anlaufen und dann Renntempo wie davor? Es ist wohl ganz normal, dass sich die Dinge ändern. Anselm Grün[107] sagt hierzu: »Nur Veränderung macht glücklich.« Mittlerweile sind die Details in meinem Leben spontaner geworden. Vieles hat sich verändert und ich plane einfach nicht mehr so viel. Vom pedantischen Beamten bzw. perfektionistischen Langweiler hin zum untalentierten Improvisationstalent. Lacht! Für mich eine super

[107] Benediktiner-Pater und spiritueller Autor vieler Lebensratgeber.

Transformation. Alles wird leichter und ich komme mir sogar cooler vor. Daraus folgt, dass ich mir weniger Gedanken mache. Ich versuche es wirklich. Am liebsten würde ich abhauen. Also nicht einfach verschwinden, das finde ich unfair. Aber einfach mal ein paar Jahre eine Odyssee machen, nur mit dem Rucksack und dem Nötigsten. Das soll total inspirierend sein. Davon bin ich überzeugt. Goethe, Macke, Dürer, Händel, Tischbein, Aschenbach, Wagner, Bartholdy, Kruse, Heine, Klee, Winkelmann, Lessing, Archenholz, Seume, Wieland, Hackert, von Carolsfeld, Humboldt, um nur einige zu nennen, unternahmen Auslandsreisen, um sich neue Inspiration zu holen. Goethe beschreibt den Anblick Roms als seine zweite Geburt. Ähnlich wird es mir, später im Buch, in Florenz ergehen. Damals mit Kutschen und Schiffen aus Holz haben sich die Menschen in solche Abenteuer gestürzt. Es ist wie in der Werbung oder bei Hape[108], »Ich bin dann mal raus bzw. weg«. Ich beneide die Reisenden für ihre Spontanität und ihren Mut. Meine Radikalität und mein Draufgängertum sind gewachsen und wachsen noch. Es gibt etwas Hoffnung, dass mir das auch irgendwann gelingen könnte, denn ich will das ausprobieren.

Dass ich nicht mehr so hohe Ansprüche habe, nimmt mir in der Zwischenzeit den Druck, es immer exzellent machen zu wollen. Es war eigentlich eine simple gedankliche Aufgabe. Ich brauchte aber Jahrzehnte dazu, alles leichter und entspannter wahrzunehmen. Zunächst musste das Bewusstsein hierzu reifen. Das dauerte am längsten. Dann ging es an die Umsetzung. Es war ein reiner Denkprozess, an dessen Ende ich fehlerfreies Handeln abschaffte. Sogar so weit gehe ich, um mich auch selbst zu beeinflussen, dass ich mit Absicht den einen oder anderen Makel lasse. Dann schaue ich das Projekt an und erfreue mich mittlerweile an meinen Fehlern (viele bemerken sie nicht). Es ist etwas neues

---

[108] Buch von Hape Kerkeling mit dem Titel »Ich bin dann mal weg« aus dem Jahre 2006.

entstanden, nämlich Kreativität und eine prima Ausstrahlung. Damit meine ich, dass meine Ergebnisse nun zwar nicht einwandfrei sind, dafür haben sie aber eine morbide und in der Inkorrektheit tief verwurzelte Klasse, Eleganz und Atmosphäre. Ein Trick, den ich immer anwende, ist folgender, dass ich das Zeitfenster für meine Planung(en) ganz klein halte. Durch die kurzfristige Strategie kann es nicht ideal werden. Es fehlt mir dann einfach die Zeit. Der Stresslevel kann natürlich in ungeahnte Höhen schießen bei dieser Vorgehensweise und es kann passieren, dass es überhaupt nicht funktioniert bzw. murks wird. Das passiert selten und auch hierfür gibt es eine Lösung. Ich komme damit klar, dass meine Arbeiten nicht mehr tadellos sind, dass ich nicht ständig perfekt bin und es auch nie wirklich war. Ein Spruch an meinem Spiegel hilft mir dabei zusätzlich. Ständig sehe ich den kleinen gelben Klebezettel mit der Notiz »Du bist ok!« Obwohl meine Vorbereitungen und Leistungen nun zum Teil improvisiert sind, macht es mir viel mehr Spaß als früher. Mittlerweile liebe ich den »gegen«-Perfektionismus, wenn nicht alles so durchgestylt ist. Es ist wie bei mir, denn da ist auch nichts mehr ausgezeichnet, überall Falten und Zeichnungen auf der Haut vom Job und meinem crazy Lebenswandel. Mir kommt es vor, dass das Leben im Allgemeinen heute zu durchgeplant ist. Wie diese schicken Locations. Moderne Bars und Restaurants finde ich meistens nicht mehr einladend. Es wirkt alles so glatt. Schön anzusehen klar, aber irgendwo fehlt mir das »Dolce vita[109]«. Dieses spezielle Lebensgefühl, das entsteht, wenn du die Dinge nicht zu genau nimmst, gepaart mit diesem Attribut des Besonderen, des Einzigartigen. Als Vertreter meiner These, liebe Leserin und lieber Leser möchte ich den Palio in Siena anführen. Ein magischer Platz, der durch seine Ecken und Kanten wirkt. In modern ist dieses Kunstwerk und

[109] Dieses lässige schöne Gefühl das entsteht, wenn ein Platz, ein Objekt, eine Sache etc. einzigartig ist. Halt wie oft in Italien anzutreffen.

diese sagenhafte Stimmung nicht zu erschaffen. Es ist unglaublich, dass diese Aussage von mir kommt. Aber so habe ich mich gewandelt. Früher war ich ein Selbstoptimierer und glaubte diesen ganzen Firlefanz der Lebensratgeber – Coaching-Schrott. Lacht laut!

Dieser Anspruch, die Zeit bestmöglich zu nutzen, drückt auf die spontane Lebensfreude. Der Zwang zur Selbstoptimierung ist schrecklich und fatal. Es gibt so schöne und total durchgestylte Bars oder Partys. Hier ist kein Platz mehr für Individualität. Man darf das hier nicht falsch verstehen. Ich liebe schöne Orte und Events. Es darf auch modern sein. Was ich nicht so mag, sind Trends und Moden. Am liebsten ist mir die Natur. Aber auch schöne Hotels mit dem gewissen Esprit finde ich cool. Im Moment gefällt mir der Loft Style sehr gut. Alte Gebäude, die nicht komplett saniert wurden. Wo Teile der alten Bausubstanz einfach sein dürfen. Normale moderne Steingebäude gefallen mir nicht mehr. Mit Häusern aus Stein habe ich mittlerweile ein Problem. Es sind für mich Steinsärge. Zu viele unterschiedliche Materialien, meistens auch noch im Mix mit ungesunden oder kritischen Baustoffen. Das ist nicht meine Tasse Kaffee. Stattdessen liebe ich alte Gemäuer, zum Beispiel aus Sandstein, das ist top. Oftmals wurden die aber von ihren Eigentümern total schrecklich saniert. Am schlimmsten finde ich den Drang, Anwesen immer energiesparender zu bauen. Der Dämmwahn ist fragwürdig und ich bin so gespannt, was aus den Häusern in der Zukunft wird. Oft sehe ich beim Radeln grüne Außenwände. Also der Putz auf der Isolierung ist schlierig grau-grün geworden. Es sieht zumindest grässlich aus. Fassadendämmung aus Styropor oder ähnlichem wird von den Deponien im Moment als Sondermüll behandelt. Ich finde, es gibt andere Wege Ressourcen zu schonen. Zum Beispiel kleiner bauen, einen Erdkühlschrank, Rad fahren, mit Holz fertigen, vernünftig konsumieren etc. Das beste und am leichtesten umzusetzbare ist auf Konsum zu verzichten und die richtigen Dinge zu tun. Vor dem Kauf erstmal eine Weile darüber nachdenken und überhaupt das eigene Handeln reflektieren. Kontemplation wäre hier das Stichwort. Mir macht es total Spaß über mein Leben nachzudenken und dann etwas zu verändern. Am liebsten ist es mir, wenn so wenig neues Material wie nötig eingesetzt wird. Am tollsten finde ich die Verbindung von alten Baumaterialien wie Natursteinen, Ziegeln, Klinker, Lehm und Holz. Optimal, wenn Teile davon aus recyceltem Material stammen. Wir haben bei unserer letzten Baustelle gelbe Klinkersteine und etwa 100 Jahre alte Kiefern- oder Fichten-Holzböden wieder aufbereitet. Es hat Spaß gemacht, war sehr anstrengend und eigentlich unbezahlbar und wirtschaftlich ein Witz, also lost. Aber das Ergebnis ist totale Bombe, ein einzigartiger absolut individueller Blickfang.

Liebe Leserin und lieber Leser, es geht doch heute um Individualität und das haben wir beim letzten Siedlungshaus geleistet. Es wurde ein unspektakuläres, aber einzigartiges Objekt. Sein Flair ist unbezahlbar.

Gerne würde ich in einem kleinen Holzhaus, einem Log Cabin[110] wohnen. Mehr als 60 m^2 bräuchte es nicht. Es sollte in der Wildnis stehen. Die letzten Jahre haben wir zwei Objekte saniert, da haben wir es genau so gemacht bzw. versucht, alles wiederzuverwenden. Ich bin nicht perfekt – lacht – und versuche das mehr und mehr anzunehmen. Wobei das Zweite Heim aufgrund der Erfahrung aus dem ersten Bauvorhaben und weil wir mutiger wurden viel besser geworden ist. Es ist ein Siedlungshaus aus den dreißiger Jahren gewesen. Eine total lausige Bausubstanz haben die damals abgeliefert. Mehr Sand als Mörtel, der Putz hält alles zusammen. Lasst uns nicht weiter abschweifen. Über Architektur, Stil, auch Lebensstil, und Wohnen könnte ich tagelang philosophieren. Mein Lebensgefühl ist ein ganzheitliches. Wer noch mehr über das Renovierungsprojekt erfahren möchte, kann dies in einem kurzweiligen Bildband tun, den ich

---

[110] Aus ganzen Stämmen gebautes kleines, einfaches Holzhaus.

mittlerweile veröffentlicht habe und der kostenlos bei Apple Books[111] verfügbar ist. Zum Download benötigen Sie ein IOS-Endgerät. Ich will noch versuchen, das Buch als pdf anzubieten. Der Titel des Fotobandes ist »Abrisshaus sanieren macht Freude«. Liebe Leserin und lieber Leser, ich wünsche Ihnen viel Spass und kurzweilige Unterhaltung beim Schmökern. Vielleicht bekommen Sie ja Lust oder finden Inspiration!

Gehen wir zurück zu meinem Wiegenfest. Für manche wurde meine improvisierte Feier in der Garage eine lange Nacht. Das ist nun schon einige Wochen bzw. Monate her. Ich selbst konnte es damals nicht fassen, dass ich nun ein halbes Jahrhundert alt geworden bin. Meine Kenntnisse über die menschliche Physiognomie sind rudimentär. Es kommt mir wie ein Wunder vor, dass ich noch lebe. Meine Hülle, der ich sehr dankbar bin, hat mich bisher in der Regel sicher und mehr oder weniger leistungsstark getragen. Der Kopf, also die Psyche, hat so ihre liebe Not und bereitete mir, wie Sie wissen, zunehmend Schwierigkeiten. Einen Großteil des Buches habe ich deshalb diesem Teil von mir gewidmet. Ich möchte aufzeigen, dass man als Geisteskranker auch »normal« sein kann in seiner Verrücktheit und dass es einen gangbaren Weg gibt. Ich will meine Erfahrungen aus diesem Bereich mitteilen und hoffe, dass das für Sie hilfreich und beflügelnd ist.

Einmal möchte ich noch kurz ausholen. Auch meinen Körper habe ich im Leben schon sehr über seine Leistungsgrenze gebracht. Einige Jahre übertrieb ich es mit dem Sport und machte Leistungssport in Form von Laufen, Fitnessstudio, Schwimmen, Inlinern, Klettern, Radfahren etc. Damals war meine größte Not, der Regenerationstag. Ich war sportsüchtig. Irgendwie ist das ein Muster bei mir. Viele Dinge enden in der Abhängigkeit. Aus

[111]https://itunes.apple.com/WebObjects/MZStore.woa/wa/viewBook?id=1488970844

dieser Zeit kenne ich noch einige Athleten, die ebenfalls sportsüchtig sind. Manche vergessen vor lauter Fitness ihr restliches Leben. Da ist dann keine Zeit mehr für Essen, Partner oder Arbeit. Fakt ist, ich gehe über meine Grenzen, also über den Punkt, der normal und gut verträglich wäre. Auf Dauer hat das in der Regel negative Konsequenzen. Heute ist mir das alles bewusster. Es ist aber auch nicht möglich, gegen das eigene Karma zu arbeiten. Was ist also die Lösung? Lesen Sie bitte weiter.

Meine Bewegungssucht wurde damals durch eine Krankheit geheilt. Das Universum schickte mir eine Plage. Ich musste an der Hand operiert werden und konnte deshalb von jetzt auf nachher kein Training mehr machen. Davor lag allein mein Laufpensum bei etwa 80 km die Woche. Die anderen Sportarten nicht mit eingerechnet. Was ich nicht wusste, war die Tatsache, dass ich die Leibesübungen als Droge einsetzte. Das Training verhinderte, dass meine Psyche sich zu laut meldete. Damit konnte ich den Stress, der in meinem Leib hausierte, bändigen. Am besten ging es mir nach den ganz langen Läufen (19 km). Es waren seltene Momente, in denen ich Nachts durchschlafen konnte. Mein Leib war danach richtig ausgepowert und leer. Für mich ein super Gefühl. Ich will noch anführen, dass meine Laufkarriere wenig erfolgreich war. So lief ich mit Müh und Not die 21,0975 km in zwei Stunden und drei Minuten. Regelmäßig bekam ich ab Kilometer 18 bzw. 19 einen Hungerast. Ich glaube, ich höre den alten Perfektionisten hier raus. Bei vielen Läufen dehydrierte ich. Wie meistens, versuchte ich früher alles ganz genau zu machen. Hatte ausgefeilte Trainingspläne von einem Sportmediziner und Excel-Tabellen. Meine selbst gesteckten Ziele konnte ich aber nie erreichen. Mir ist schon klar, dass das eine Selbstüberforderung war und dass meine Maßstäbe einfach zu hoch waren. Joggen ist auch nicht meine Sportart gewesen. Ich bin viel zu schwer dafür. Radfahren passt besser zu mir. Wunsch und Realität klafften diametral auseinander. Was ist aber nun passiert? Was heilte mich? Zunächst machte ich Sport bis zum Tag vor der Operation. Ich dreht nochmal richtig auf. So, als hätte ich einen Sporteimer in mir drin. Den fülle ich randvoll und das hilft dann über die Regenerationszeit nach der OP. Der Handeingriff wurde von einem Spezialisten, einem speziellen Handchirurgen, durchgeführt und verlief positiv. Die Tatsache, dass ich keinen Sport mehr machen konnte, ließ meinen Stresspegel ins Unermessliche steigen. Meine Psyche brannte lichterloh. Mein Körper rebellierte und ich konnte keinen klaren Gedanken mehr fassen. Ich drehte völlig am Rad. Damals wusste ich nicht, was gerade abgeht. Mir war nicht klar, dass ich meine Psyche über Jahre durch das Training und die damit verbundenen Hormone betäubt hatte. Ohne exzessive Bewegung fiel ich in ein tiefes Loch. Eine starke Depression holte mich mit »Warp«-Geschwindigkeit ein. Eine stationäre Kur war von Nöten, um wieder aus dem Graben, in den ich als Reiter hineingefallen war, herauszukommen. Niemals im Leben hätte ich das ohne Gesprächstherapie bzw. Sanatorium und alleine geschafft. Im Ergebnis war klar, ich hatte es mal wieder total übertrieben. War aber auch froh, dass der Ultra-Sport nur geringe Verletzungen bzw. Abnutzungen zurückgelassen hatte und ich dieses Muster erkannte.

Heute versuche ich gemäßigte und körperschonende Bewegungen auszuüben. Schwimmen und Radfahren stehen bei mir ganz oben. Wettkämpfe bestreite ich keine mehr. Getreu dem Motto, du bist ok. Lacht! Ich weiß, was ich kann, und brauche mich nicht mehr beweisen. Auch trage ich keine Pulsuhr mehr und notiere mir meine Daten nicht mehr in eine Tabelle. Sport und Bewegung sind für mich heute Genussmomente in meinem Leben. Früher undenkbar, bleibe ich heute mitten im Joggen stehen und schaue mir eine Blindschleiche an oder suche den Specht. Ich denke, es hat auch etwas mit Achtsamkeit zu tun. Überhaupt erreicht man den größten Effekt meines Dafürhaltens durch gesunde Ernährung. Die Nahrung ist ein einfacher Schlüssel zu mehr Wohlbefinden oder um euren Leib fitter zu machen. In der heutigen Zeit wird viel zu viel gegessen. Es dreht sich zu viel um das Thema Fastfood. Wenn man keine stabile Persönlichkeit hat und nicht in sich ruht, dann fällt es schwer, gegen die Lebensmittelkonzerne zu bestehen. Es kommt mir vor wie der Vogel, der an eine Glasscheibe fliegt. Beim nächsten Mal wieder, denn er hat keine Ahnung von durchsichtigem Quarzsand. Nochmal möchte ich die Discokugel bemühen. Ist ein Spiegel endlich geputzt und strahlt wieder, hat ein anderer Staub angesetzt. Es ist also ständige Aktion gefragt und erforderlich, um eine schöne Discokugel zu erhalten. Ja, Sie haben recht, man hat das Gefühl gerade beim Fernsehen, dass es Wesen gibt, da strahlt aber auch jedes Spiegelchen ihrer Discokugel. Wer weiß, wir können den Leuten nur vor den Kopf blicken? Aber bei mir und vielleicht auch bei Ihnen ist das halt anders.

Liebe Leserin und Leser, ich möchte kurz mein Herz vor Ihnen ausschütten. Mein Körper ist mal wieder zum Zerreißen angespannt. Ich spüre einen solche Belastung, dass ich nicht glauben kann, wie man damit weiterlebt. Ab und zu entweicht etwas davon und es zeigt sich, wie gewaltig das in mir brodeln muss. Es ist wie bei einem Vulkan vor dem Ausbruch. Keiner weiß was tatsächlich passieren wird. Kommt das Erdbeben in Istanbul nun die nächsten Jahre wie vermutet und wie gravierend wird es sein? Die Gegend ist so genau erforscht, dass mittlerweile sogar bekannt ist, wo die beiden Platten, die kleinere Anatolische und die Eurasische, sich verhakt haben. Das Gebiet im Marmara-Meer und der dazugehörige Graben sind extrem gut erkundet. Die Stelle, an der die Teile verkeilt sind, ist es genau lokalisiert. Es soll einige Kilometer östlich von Istanbul bei den Prinzeninseln liegen. Schlussendlich sind sich die Wissenschaftler wie meistens nicht ganz einig. Es gibt so vieldeutige wie wenig konkrete und »von bis« benannte Szenerien. Die Eruption kommt irgendwann oder es ist wahrscheinlich, dass es keine 30 Jahre mehr dauert und es kann ein infernalisches Superbeben, respektive, was hoffentlich schlimmstenfalls eintritt, mehrere kleinere Beben geben. Eine mega Erschütterung wäre auch für Europa eine große Katastrophe.

Ich bin mittlerweile auch super erforscht. Habe eine Odyssee an Ärzten, Therapeuten, Heilern, guten Ratschlägen und »Irrenanstalten« hinter mir. Manches ist besser geworden, ganz sicher. Lacht! Es fühlt sich für mich aber trotzdem wie bei Don Quixote und seinem treuen, einfältigen Knappen Sancho Panza an. Ein Kampf gegen Windmühlen. So viele Jahre sind seither vergangen und trotzdem bin ich noch immer nicht angekommen. Im Moment ist es besonders schlimm. Manchmal heißt es, das Ziel ist der Weg. So und nur so sehe ich das auch. Ich darf es nicht anders sehen, sonst verzweifle ich. Es ist wohl besser, losgegangen zu sein. Ich habe das Gespür, meine Lebenszeit könnte nicht ausreichen, um im Hafen anzukommen. Dieser Tatsache muss ich ins Auge sehen. Das sollte ich schnellstmöglich lernen. Ein Rest Hoffnung auf ein Wunder bleibt. Das Ankommen wäre der große Glücksfall, aber dieser dürfte bei den wenigsten eintreten. Die ganzen Untersuchungen haben bei mir, wie auch in Istanbul, noch nicht zur gewünschten Lösung geführt. Ich bin trotzdem froh, dass ich laufe und noch glücklicher, dass ich bildlich Anfang 2018 auf meinem Pfad renne. Es war richtig und unausweichlich – no way out. Damned! Für mich gab es keine andere Route. Das letzte Jahr war für mich absolut entscheidend. Ich habe keine Ahnung, was und wie das passiert ist, aber es hat alles verändert. Meine Welt steht Kopf und es ist total geil. Das Wort **NEIN** tauchte Anfang 2018 in meinem Kopf auf. Seither entwickelte sich eine große Dynamik. Man selbst merkt oft erst hinterher, was abgegangen ist.

Im Jahre 2018 habe ich bisher das entscheidende erreicht. Das ist das Jahr in dem ich endgültig meine Fesseln gesprengt habe. Die Büchse der Pandora, aber im Positiven. Eigentlich geht es aber nur um dieses »**NEIN**« sagen Ding oder tun. Lacht! Alles andere war schon da. Das hatte ich mir schon die Jahrzehnte davor erarbeitet. Es war also eine Umsetzungssache und die Zeit war wohl reif dafür. Natürlich stellt man sich die Dinge und Auswirkungen eines neuen, wenn auch radikalen Lebensumbruchs leichter vor. Zumindest dachte ich nicht, dass mich das körperlich und psychisch so bis an die Grenzen bringt. Ich konnte aufgrund der jahrzehntelangen Beschäftigung mit meiner Psyche und der Psychologie bzw. Psychotherapie viel lernen und viele Schwierigkeiten beheben. Manche schädlichen Denkmuster und irrigen Glaubenssätze sind korrigiert. Trotzdem bin ich im Moment an einem Scheideweg angelangt. Seit ich letztes Jahr angefangen habe, so konsequent wie noch nie **NEIN** zu sagen, hat sich enorm viel getan. Es fühlt sich an, wie wenn ich meinen goldenen Käfig verlassen habe, und nun sitze ich genau am Rand des offenen Gitters. Alles scheint möglich. Was soll das jetzt mit dem **NEIN** auf sich haben, liebe Leserin und lieber Leser? Wie kann ein Wort ein Leben so grundlegend verändern?

Es ist eigentlich total einfach. Viele von Ihnen werden es wahrscheinlich schon immer so machen. Ich brauchte dazu a long long time. Zu allem, was ich nicht will, sage ich **NO**. Damit hat es Anfang letzten Jahres angefangen. Ich nahm mir vor, mehr auf meine innere Stimme zu hören. Ich will mich spüren und die Natur fühlen. Mein Umfeld reagierte total irritiert. Manchmal sagte ich nicht laut **NEIN,** aber innerlich war es ganz deutlich zu hören, das **NEIN**! Im Dienst kam es vor, dass ich zu Einsätzen eingeteilt wurde, die mich mit meinen Ängsten und psychischen Problemen konfrontierten. Natürlich war das auch schon die Jahre davor der Fall. Irgendetwas hatte sich aber in mir verschoben. Es war eine neue starke Emotion. Dieses Gefühl spürte ich davor nicht oder hatte es unterdrückt. Jetzt zeigte es mir so deutlich, dass ich diese Sachen nicht machen sollte oder wollte. Warum auch! Zwinge dich nicht. Achte deine Sinne. Ich war 30 Jahre Soldat, jetzt holte ich mir mein Herz zurück. Mein neues Leben soll ein Ponyhof sein. Deshalb war ich von nun an öfter krank. Ich blieb einfach zu Hause. Rief meinen lieben und tollen Chef an und sagte ihm, mir ist heute nicht gut, ich bleibe daheim. Es war ja auch nicht gelogen. Mein damaliger Boss war wirklich ein super Typ. Er hatte seinen Laden im Griff. Eines seiner besten Pferdegespanne war mein Kollege und ich, dem geben wir den Namen Thanner (wir waren mindestens die zweit- oder drittbesten – ehrlich). Über meinen damaligen Partner könnte man auch ein Buch schreiben. Er ist ein super geiler Cop und hat sogar schon den Dalai Lama[112] getroffen. Thanner lebt in der Nähe des Philosophenweges in Heidelberg.

Durch meine Transformation spürte ich mich einfach besser und wusste, das willst du nicht, basta. Die Jahre davor hatte ich fast keine Fehlzeiten und war immer verwundert über Kollegen, die häufig erkrankten. Jetzt tat ich es genauso und meistens habe ich dann noch ein paar Tage drangehängt. In der Regel nutzte ich solche Auszeiten, um zu wandern und raus in die Natur zu gehen. Das war heilsam. Es fühlte sich so herrlich an. Diese neu gewonnene Freiheit und die Tatsache, nicht mehr gegen meine Sinneswahrnehmungen ankämpfen zu müssen. Mein schlechtes Gewissen über meine Aktionen hielt sich in Grenzen, denn es waren Einsätze, für die ich mich nicht freiwillig meldete oder bei denen sich im Nachhinein herauskristallisierte, dass das Einsatzkonzept totaler Müll ist. Stellvertretend will ich hier den Einsatz zur Ergreifung eines örtlich aktiven Täters darstellen. Dieser »Pfui« verübte in der Nacht unregelmäßig Straftaten in immer demselben Stadtteil. Aufgrund eines Profilings[113] wurde angenommen, dass der Mann im Einsatzzeitraum wieder zuschlagen wird. Es wurde ein Einsatzkonzept, das hauptsächlich

[112] Erleuchtetes menschliches Wesen im tibetischen Buddhismus. Seine Heiligkeit ist im Moment der 14. Dalai Lama.

[113] Zusammenführung aller Daten zu einer Straftat um eine Aussage über den Täter, sein Verhalten und potenzielle Maßnahmen zu erlangen.

aus Manpower bestand, konzipiert. Jede Abteilung musste einige Leute aus dem Tagesdienst abstellen. Die Folge von solchem Quatsch ist, dass die normale Arbeit liegenbleibt. Ich meldete mich freiwillig, was sich als sehr blöd herausstellen sollte. Schon bei der Einsatzbesprechung fiel mir der total erschöpfte Einsatzleiter und Sachbearbeiter, ein noch recht junger Kollege, auf. Ich spürte Mitleid, denn ich bemerkte dass er mit den ganzen Besprechungen, der Logistik, der Planung, dem Fall und seiner täglichen Arbeit alleine und überfordert ist. Bei der Polizei muss man grenzenloser Idealist sein und braucht Nerven aus Drahtseilen. Ein Feingeist, wie ich es nun geworden war, ist da fehl am Platze. Mehr Rücksicht und Verantwortung würde dem System gut tun. Dank des unaufhaltsamen Fortschritts gibt es mittlerweile Frauen bei der Polizei und das interne Machoimage beginnt zu bröckeln. Wobei sich die Seiten annähern.

Der arme Kamerad war unausgeschlafen, ungepflegt und überfordert. Seine Haare waren total fettig und zerzaust. Seine Kleidung schlampig. Seine Sache machte er aber trotzdem so gut es nur ging. Wahrscheinlich war er seit Tagen nicht mehr zu Hause gewesen. Er erklärte, dass wir in einem Fahrzeug die ganze Nacht an derselben Stelle stehen mussten. Wir durften keine Elektronik einschalten. Also kein Radio, Licht oder Standheizung, keine Handynutzung usw. Wir sollten nicht auffallen. Das Problem mit der Toilette blieb ungelöst. Je mehr ich darüber nachdachte, desto weniger gefiel mir das Manöver. Auch das Konzept schien mir sinnlos. So fängt man den Verbrecher nicht, außer der ist doof. Das kommt hin und wieder vor. Es war zur Beruhigung der Anwohner und für die Öffentlichkeit. Augenwischerei für die Presse!

Nach einige Tagen entschloss ich mich, am Einsatztag nicht mitzumachen. Ich wollte aber auch keinen meiner Kameraden da reinreißen, dass dieser meinen Part übernehmen muss. Also wartete ich bis kurz vor Einsatzbeginn und telefonierte unter einem Vorwand meine Teilnahme ab. Kurz vorher ist es nicht möglich, jemand anderen zu organisieren. Ich war stolz. Mein schlechtes Gewissen war fast nicht spürbar. Mein Selbstmitleid und meine Selbstliebe waren größer. Zu oft schon hatte ich solche menschenverachtenden Darbietungen durchgestanden und mich hinterher über die Sinnlosigkeit und meine Dummheit geärgert. Manchmal musste man 10 oder 12 Stunden in einem Fahrzeug ausharren ohne Toilette und mitten im Winter war es saukalt. Von manchen solcher bescheidenen Unterstützungen kam man dann mit einer Erkältung nach Hause und so mancher Anwohner rief den Notruf an, wegen zwei komischer Typen in einem geparkten Auto. Damned!

Auch in der Freizeit und privat tauschte ich mein omnipräsentes **JA** immer öfter gegen das **NEIN** ein. Ich parierte Anfragen und Forderungen, indem ich auch mal »vielleicht« sagte oder »ich muss darüber nachdenken« oder »im Moment passt es nicht« usw. Ich hatte eine Liste mit etwa zehn ultrageilen **NEIN**-Sätzen. Auch bin ich dazu übergegangen, den Personen um mich herum die Wahrheit zu sagen. Ich versuche dies nett und höflich, denn ich will niemanden mit Absicht verletzen. Es muss auch niemand meinen Standpunkt willkommen heißen oder teilen. Sehr wichtig war mir hier die Familie. Bei meinen Kindern, sagte ich mir, redest du ab jetzt Klartext. Die ganze Zeit waren sie so überbehütet erzogen worden. Ich versuchte ihnen die Welt und das Leben als gerecht und die Gesellschaft und das System als fair darzustellen. Damit war nun auch Schluss. Diese Entscheidung tat mir sehr leid. Wobei ich anmerke, dass Kids nicht dumm sind und schon sehr bald merken, dass es nicht angemessen zugeht und viele Erwachsene öffentlich Wasser predigen und heimlich Wein trinken. Gerade in der Schule spielen sich heute unglaubliche Dinge ab, die niemanden zu interessieren scheinen. Ich meine das von Seiten der Schüler, was nicht verwunderlich ist. Es sind junge Gehirne und die brauchen Erziehung, Bildung und Vorbilder. Aber am meisten bin ich von den Lehrern schockiert. Ein kleines Äquivalent hierzu, liebe Leserin und lieber Leser, vielleicht werden es auch zwei: Meine Große Tochter übersprang eine Schulklasse und war bisher aufgrund ihres tadellosen Benehmens immer allzeit beliebt. In der Grundschule hatte sie nur Einsen. Auf dem Gymnasium durfte sie eine Klasse auslassen. Es ging nicht anders, das Kind hat sich schlicht zu Tode gelangweilt. Wir wussten als Eltern am Anfang gar nicht, was los ist. Der Lehranstalt ist das nicht aufgefallen und als wir es ansprachen, wurden wir von vielen Seiten belächelt. Am meisten lachte die noch sehr junge Klassenlehrerin. Erst mit einem Gutachten, das wir selbst bezahlten, lenkte die Schulleitung etwas ein. Wir hatten ein schriftliches Urteil, das anriet, so vorzugehen. Meine Tochter, sie ist natürlich auch das Kind meiner Exfrau, packte dieses Abenteuer zwar nicht spielend, aber es klappte. Sie hatte im ersten Zeugnis nach dem Sprung einen guten Schnitt. Meine Große, wir wollen sie im Text als Montana bezeichnen, ist sehr motiviert, organisiert sich mit ihren 13 Jahren größtenteils selbstständig und ist ein ganz normales Kind (mit Höhen und Tiefen). Es gibt auch mal Stress zwischen uns, aber ich muss wenig erzieherisch eingreifen. Ich habe den Luxus, dass ich sie und auch meine kleine eher bremsen darf. Die Kleine ist ein richtiger Sonnenschein und Temperamentsbolzen. Lediglich der gemeinsame Handykonsum bereitet mir Sorge. Noch nie hörte ich von einem Lehrer bisher etwas Negatives über beide. Es war immer das genaue Gegenteil. Ich finde auch, Montana hat sehr gute Umgangsformen und ist mir manchmal eher etwas zu nett, lieb und angepasst. Die Probleme bei ihr fingen mit der Pubertät an. Montana reichte unsere vegetarische Ernährung nicht mehr aus. Sie fing an sich über das Internet zu radikalisieren, indem sie sich über das Tierwohl informierte und sich dafür einsetzte. Nach kurzer Zeit war sie vegan und betrieb sogar Aktivismus auf der Straße als jüngstes Mitglied einer Gruppe, die sich Anonymus for the voiceless[114]

[114] Es handelt sich um eine 2016 in Australien gegründete Tierschutz-

nennt. Ich muss dazu sagen, dass ich nicht unzufrieden darüber war. Sie war nicht linksradikal und nicht rechtsradikal geworden, nahm keine Drogen, sondern hatte sich im Rahmen einer normalen Entwicklung in Richtung Identitätsfindung einer Gruppe angeschlossen die auf die unwürdige und ungesunde Massentierhaltung aufmerksam macht. Ich war ganz zufrieden mit ihrer ersten Gruppenidentität und bin auch der Meinung, dass der Umgang mit Tieren in unserer Gesellschaft im Moment nicht ok ist. Sad! Zu Anfangs bin ich öfters mit, um mir die Leute dort anzuschauen, und stellte alsbald fest, dass es total nette und anständige junge Menschen aller Nationen und Coulcur waren. Wir als Eltern dachten, es läuft alles prima. Die Adoleszenz ist nicht leicht, aber so kommen wir da gut durch.

Mittlerweile bin ich auch zum Veganismus übergegangen. Es war kein allzu großer Schritt, denn ich ernährte mich ja schon mehrere Jahrzehnte vegetarisch. Es macht das Kochen einfacher, denn Montana wohnt ja seit kurzem bei mir. Alles schien prima. Ich war stolz auf meine große Tochter. Sie war total tapfer und stand sich bei Wind und Wetter die Hacken platt für eine großartige Sache. Gibt es ein besseres Ziel für junge Individuen, wie die Tiere und die Welt retten zu wollen.

Was ich nicht auf dem Fokus hatte war die normopathische Gesellschaft, um es mit den Worten von Professor Maaz[115] auszudrücken. Viele Lehrer sind heute fragwürdige Pädagogen, unzureichend angelegte Charaktere, unzufrieden und überfordert. Es dauerte nicht lange und meine Tochter geriet mit einigen wenigen Pennälerinnen in Konflikt. Das ganze endete darin, dass eine »Leerkraft« sie vor der versammelten Klasse im Rahmen einer Diskussion über vegane Ernährung niederbrüllte. So schilderte es mir Montana. Seither wurde sie an der Schule gemobbt.

Organisatio,n die auf öffentlichen Straßen und Plätzen aufklärt.

[115] Prof. Hans Joachim Maaz leitete eine Klinik für Psychosomatik und Psychotherapie. Er ist Autor zahlreicher Bücher.

Meine Tochter hatte zum damaligen Zeitpunkt bereits das Tierschutzgesetz im Kopf. Aufgrund des Aktivismus und ihrer Art kann sie gut argumentieren. Meinem Dafürhalten nach hat sie die besseren Begründungen gegenüber diesen Lehrern. Schreien und das Ausspielen der Autorität ist immer der letzte Anker der dialektisch Unterlegenen. Das lässt sich auch schon bei Schopenhauer in seinem Essay »Die Kunst, Recht zu behalten« nachlesen. Wenn man jemanden argumentativ übertrumpft, wird dieser immer neue Quellen anbringen, um in dem dialektischen, also verbalen Schlagabtausch zu bestehen. Eine Lehrerin will wahrscheinlich auch ihr Bild vor der Klasse nicht angegriffen sehen. Was aber totaler Quatsch ist. Kinder und Jugendliche können auch mal recht haben und sie spüren, wenn sie nur Aufgrund einer angeblichen Autorität fertiggemacht werden. Es ist schwer zu ertragen, den Mund zu halten, wenn man sich einer Sache sicher ist. Auf alle Fälle sagt Schopenhauer, dass schlussendlich der Unterlegene noch das Mittel der Machtposition innehat oder, wenn das nicht hilft oder nicht einzusetzen ist, beleidigend werden kann. So geht man aus jeder Diskussion nicht als Verlierer hervor. Die Lehrerin hat im weiteren Verlauf versucht, meiner Tochter Angst zu machen, indem sie z.B. sagte: »... du wirst nicht schwanger werden können«, oder auch beleidigend: »du hast dir wohl durch deinen Veganismus schon ein paar Gehirnzellen weggemacht usw«. Als meine Tochter dann noch Anfing mit Kinderkreide auf dem öffentlichen Gehweg vor den Schulgebäuden vegane Sprüche zu kreiden, war es aus.

Ich kann die Gruppe der Lehrer heutzutage nicht verstehen, die Schützlinge sind nicht schlechter als damals, meiner Auffassung nach versagen die Lehrer. Pauker sitzen im Unterricht und schauen lieber auf ihr Mobiltelefon als in die Klasse. Respekt und Autorität darf man sich erwerben. Es sollte ein natürlicher Vorgang sein. Schüler haben junge noch in der Entwicklung befindliche Gehirne. Sie benötigen positive Modelle und gesunde Erzieher. Am besten wirken Vorbilder. In den Lehrkräften stecken sehr ausgereifte Gehirne, doch leider fehlt es an Empathie, Wissen um die jugendliche Evolution, etwa Verhaltenslehre und pädagogische Skills. Viele halten an ihren starren didaktischen Formen fest und wirken unbelehrbar. Individuen und gerade junge Persönlichkeiten erreicht man am besten dadurch, dass man ein ideal ist, locker bleibt und mit ihnen auf Augenhöhe spricht. Es geht nicht um das Du oder dass man ihr Kumpel sein will. Sondern es geht darum, dass manche Lehrer und die Gesellschaft krank sind. Viele sind randvoll mit seelischem Müll und haben den klaren Blick verloren. Mittlerweile ist sogar die Mehrheit auf dem falschen Weg und im falschen Leben unter wegs, sagt Prof. Maaz. Viele Dozenten ziehen ihren antiquarischen Frontalunterricht durch und das war's. Es findet keine weitere Kommunikation mehr statt. Die Schüler brennen alleine vor sich hin. Sie sind wissbegierig und neugierig und werden im Schulsystem maximal frustriert. Durch strenge und sinnlose Strafen wird ebenfalls nichts erreicht. Am besten beeinflusst man seine jungen Apostel, und das gilt auch für Eltern bei der Erziehung, durch Einsicht, aufrichtige Liebe und Vertrauen. Das erreicht ein Lehrer aber nicht, indem er sich abschottet, für was Besseres hält und die Klasse niederbrüllt. Die Kinder heute brauchen mehr Aufmerksamkeit denn je. Aufgrund der Wissenschaft sind die Zusammenhänge klarer geworden. Junge Köpfe wollen lernen. Sie sind willig und von sich aus fleißig. Sie dürfen nur nicht desillusioniert und demotiviert werden. Es tut ihnen gut, wenn da mal ein wirklicher klasse Charakterkopf mit guten Absichten vor ihnen steht und sich mit ihnen abgibt. Ihre Sorgen und Ängste diskutiert. Es braucht nicht immer Lösungen. Meine Tochter Montana habe ich von der Schule nehmen müssen. Schlussendlich wurde dort aus einem fast perfekten jungen Mädchen mit völlig normaler Entwicklung, besten Noten, gutem Verhalten und unglaublicher Motivation ein Schulverweigerer. Alle Systeme, auch der Vertrauenslehrer, das Schulamt usw., haben versagt. Wir mussten als Eltern plötzlich feststellen, dass unsere liebe zarte Tochter, nur weil sie sich vegan ernährt und für Tierrechte einsteht, plötzlich an ihrer Schule zum Außenseiter und zur unerwünschten Person geworden ist. Es war erschreckend, das zu spüren und mitanzusehen, wie ein junger Mensch das erste Mal von angeblich demokratischen Systemen bekämpft wird. Zum Glück sind wir als Mutter und Vater an einem gewissen Punkt aufgewacht. Ich sagte damals zu mir und meiner Tochter nach vielen ernsten Gesprächen, »du gehst da nicht mehr hin«. Mir kam die Reaktion der Anstalt insgesamt spanisch vor. Es fühlte sich an wie eine totale Überreaktion und es hatte den Anschein, dass es nur darum ging, meiner Tochter eine mitzugeben und dass ein junges Rückgrat gebrochen wird. Irgendwie fühlten wir uns wie in einer Projektion. Als müssten wir für eine Sache büßen, die wir nicht kennen. Wir kamen zu dem Schluss, dass hier an der Einrichtung etwas nicht stimmt. Natürlich waren uns schon andere Vorfälle zu Ohren gekommen. Ich meldete meine Montana erstmal krank. **NEIN**, lacht! Auch unser portugiesischer Kinderarzt war voll auf unserer Linie, ebenso wie viele andere Eltern, der Elternbeirat und Schüler.

Schlussendlich verließen insgesamt zwölf Schülerinnen und Schüler die Klasse damals. Es ist nicht der Erwähnung wert, dass eine Petition an das Regierungspräsidium Karlsruhe ohne Antwort blieb. Die besagten Personen können weiter ihre Schüler »quälen«, obwohl es nicht die ersten Vorfälle dieser Art waren. Es fallen immer wieder die gleichen Namen. Irgendwann sollte man aber einen Schlussstrich ziehen. Wir sind auch für vieles dankbar, was das Gymnasium und manche Top-Lehrer leisteten. Es gibt auch Pennäler, die ein leuchtendes Leitbild sind. So viel sei noch erwähnt, meine Tochter geht nun auf eine andere Schule. Da ich das Vertrauen in staatliche Bildung und Schulsysteme verloren hatte, besucht sie nun eine private Einrichtung. Ich habe sie noch nie so glücklich gesehen. Früher war sie morgens schon schlecht gelaunt und wollte partout nicht in die Maloche. Mittlerweile verstehe ich sie total. Die Kinder werden seelisch an vielen angeblichen Bildungseinrichtungen misshandelt. Wenn sie da durch gegangen sind, dann sind sie Teil der tönernen Terrakotta-Armee und innen hohl. Wenn ich mit ehemaligen Klassenkameradinnen von Montana sprach, dann spürten die Kids, dass hier etwas nicht stimmte. Die haben alle YouTube und Internet und sind häufig gebildeter und weiser, als ich es in ihrem Alter war. Es fehlt ihnen der gesunde Vergleich und die Ausdrucksfähigkeit, sich gegen die normapathische Gesellschaft zu behaupten. Die Dinge schlagen dann in Schulgewalt, Verweigerung und renitentes Verhalten um.

Jetzt strahlt sie morgens und freut sich total auf den Unterricht. Sie kann es nicht abwarten, bis die Ferien rum sind. Es ist so schön und entspannend für uns alle. Ein wirklicher Gewinn an Lebensqualität für die ganze Familie. Für das Schulgeld greifen wir zum Teil auf Rücklagen zurück und zum anderen schränken wir unseren Konsum ein. Das ist es aber wert, jeden Cent. Bildung hat die höchste Qualität und auch meine Kinder haben das Recht auf einen Schulbesuch in Würde.

Liebe Leserin, lieber Leser, kommen wir zurück zu mir. Ich wollte damit zeigen, dass ich auch bei meinen Kindern **NEIN** sage. Wir waren an dem Punkt stehen geblieben, dass ich **NEIN** einführte und auch so handelte. Ich konnte nicht mehr so weitermachen und wollte versuchen, die anderen wachzurütteln. Die Wahrheit muss raus. Damned!

Mein Pflichtbewusstsein meldete sich zwar heftig zu Wort, aber ich konnte nicht anders. Ich bin der Meinung, es musste und sollte so sein. Das war mein Schicksal. Ich möchte aber nicht fatalistisch[116] erscheinen. Mittlerweile sind die Kinder der Meinung, unsere Familie sei kaputt. Sad! Das ist die Konsequenz meiner Entscheidung, aber welche Blutsbande ist schon top? Kinder neigen zu starken Worten. Ich hoffe auch, dass sie

[116] Fatalismus bezeichnet eine Haltung in der das eigen Schicksal als vorgegeben und vorbestimmt angenommen wird.

das drastischer ausdrücken, als es tatsächlich ist. Bei den meisten Sippen hat man das Gefühl, die Kids stören. Vielleicht bin ich zu radikal geworden und schieße derweil dank Übermotivation über das Zeil hinaus. Ich glaube, sie haben mit ihrer Einschätzung zum Teil natürlich doch recht. Unsere Bande ist schon seit Jahren auseinander und das ist für mich ok. Ich habe die Entscheidung, die Mutter der Kinder zu verlassen, wenig bereut. Ein bisschen schon. Wir hatten uns leider auseinandergelebt. Man kann es an wenigen Punkten festzurren. Es fehlte mir die Liebe, ihr wahrscheinlich auch, und ich entwickelte ein anderes Bewusstsein. Das mit der Liebe wurde mir im Rahmen einer Heilhypnose klar. Von da an wusste ich, ich will geliebt werden, richtig, so wie das für mich passt. Große Liebe, sehr große Liebe brauche ich und bin ich bereit zu geben. An meinem Partner will ich Haut, Haare, den Dreck und einfach alles begehren. Das soll mein neues Leben werden. Nächstenliebe und Selbstliebe und nix mehr Seemann. Her mit den Emotionen und weg mit allem, was betäubt. Ich hörte auch auf, wie im Rausch zu konsumieren damals und wurde im Austausch dafür Minimalist. Eigentlich vom Saulus zum Paulus. Klar, dass das viele verschreckt und verprellt. Christian Hemschemeier[117] ist sogar der Meinung, dass man bei solchen Prozeduren etwa 80 Prozent der Freunde verlieren kann. Aber das wäre ok für mich und auf solche kann getrost verzichtet werden. Dieser Prozess dauert noch an. Aber es kommt gut hin mit 80 Prozent. Konsumdenken ist mir nun fremder. Freizeit und Freiheit im Sinne von Frugalismus bedeuten mir alles. Ich verzichte auf Besitz und investiere das frei werdende Kapital in Freizeit und Rücklagen. In der Auszeit kann ich dann zum Beispiel dieses Buch schreiben, an dem ich das letzte Jahr sehr gut vorangekommen bin. Durch mehr freie Zeit wurde ich auch achtsamer. Meinen religiösen christlichen Ursprung habe ich mittlerweile durch einen ursprünglichen Buddhismus,

---

[117] Paartherapeut, YouTube Kolumnist und Autor.

mit pantheistischem[118] Überbau ersetzt. Meiner Meinung ist der Ur-Buddhismus vielleicht keine Religion, sondern eine Lebensform. Vielleicht beinhaltet er den Glauben an etwas Großes in der Natur oder dem Kosmos. Einen Naturgott? Ich weiß es nicht. Ich glaube an All-eins-sein, dass das Göttliche überall ist. Aber glauben ist mir wichtig. Meine Lebenseinstellung ist mittlerweile sehr von meinen Emotionen zur Schöpfung geprägt. Mutter Erde ist meine Medizin und Inspiration, einfach das höchste. Ich versuche die Dinge bewusst zu erleben. Eines nach dem anderen. Wenn ich gehe, gehe ich, und wenn ich sitze, dann sitze ich und nicht alles gleichzeitig. Früher war ich so stolz, wenn ich mehrere Sachen zusammen erledigt habe. Stichwort Multitasking. Lacht! Heute denke ich, was war das für ein Bullshit. Ich finde es befremdlich, wenn ich Gestalten sehe, die telefonieren, dabei durch die Straßen hetzen, den Kinderwagen schieben und noch etwas dabei essen oder in die Konsumauslagen starren. Zu oft müssen alle im Umkreis von zwei Metern das Gespräch mitverfolgen. Das mag ich nicht. Es ist wie passiv rauchen, ständiger Input. Wie soll unser nicht digitales Neandertalgehirn das nur verarbeiten? Ich bin seit kurzem zurück auf so ein 10-Euro-Handy. Das von Hans taugte ja leider nicht, und in der Straßenbahn kann ich mir die Aktivitäten der anderen anhören. Das stresst mich. Ich will da eigentlich ruhig sitzen und die Bahnfahrt spüren. Trotzdem gelingt es mir manchmal abzuschalten. Durch Meditation versuche ich, alles um mich herum auszublenden. Ich will ein ziemlich freies Leben führen. Der faire Umgang miteinander und sehr große Toleranz sind mir wichtig. Ich spüre, dass mein veränderter Lebensstil von niemandem in der Familie geschätzt wird. Im Gegenteil, ich ecke nun an, mit meinem neuen Wesen. Ich dachte immer, ich bin das Alphatier und der Rest folgt mir. Jetzt erkenne ich, dass meine Zeit als

[118] Pantheismus bedeutet, Gott existiert in allem. Das Universum ist ein übergeordnetes Sein.

Frontschwein zu Ende ist. Vielleicht war ich auch nie ein wirklicher Leitwolf. Meine Leistung, meine Macht in Form von Wissen, hohem Einkommen und Besitz machten mich zum Herrscher. Sobald ich diese Götzen aufgab, und es um andere Werte ging, schwand das Interesse an mir. Warum fühlte ich mich die ganze Zeit als Kapitän und warum dachte ich, dass ich das so machen sollte? Ich glaube, ich muss anerkennen, dass ich ganz schön blöd und naiv war. Denn ich habe nicht bemerkt, dass die Mannschaft mich ausnutzt oder zumindest sehr bequem ist. Diesmal hat nicht die Meute rebelliert wie auf der Bounty, sondern der Chef hat hingeschmissen, also die Revolution ausgelöst und angeführt. Mein Flottenverband, also meine Familie, wollte mich partout nicht einen anderen Kurs einschlagen lassen. So musste ich mich mit einem großen Sprung von Bord stürzen und treibe nun im unendlich dunkelblauen Ozean herum. Wie beim alten Ölbild das Floß der Medusa[119] von Théodore Géricault. Ich will mich nicht fressen lassen, **NEIN**. Die anderen schreien und fluchen mir hinterher. Sie würden lieber mit ihren alten verrosteten Kanonen auf mich schießen, als mich gehen zu lassen. Ein Duft von Schwarzpulver liegt in der Luft oder war es Kaffee? Am liebsten Kielholen, damit ich meine Haltung ändere und meinen neuen Göttern abschwöre. Ich sehe zwar noch kein Land und der Wellengang ist stark. Es fühlt sich aber trotzdem richtig geil an. Auf alle Fälle besser als weiter auf dem verdammten Holzfloß mit dieser »barbarischen« Truppe umherzutreiben. Lieber saufe ich ab, als weiter auf dem seelenlosen Kahn zu sein. Ich habe abgedankt. Tschau, lacht!

Bitte, liebe Leserin und lieber Leser, verzeihen Sir mir die harten Worte, aber ab und zu wird es nötig, mit der Faust auf den Tisch zu hauen. Ich gehöre schließlich zur Gruppe der Männer. Manchmal ist alles etwas bedrohlich, weil ich nicht weiß, wie es

---

[119] Ein wirklich sehr beeindruckendes - ca. 5 x 7 Meter großes - Gemälde unbedingt sollten sie es mal kurz bei ecosia recherchieren.

weitergehen wird. Meine Gefühlswelt ist wie in stürmischer aufgewühlter Gischt oder bei einer Achterbahnfahrt. Das tosende Meer macht es schwierig, etwas im Horizont zu erkennen. Nur für kurze Zeit, wenn ich auf dem Berg einer großen Gefühlswelle bin, kann ich etwas weiter blicken. Es gibt gute Tage voller Zuversicht und Hoffnung und es gibt schwarze Tage, an denen der Himmel voller dunkler Wolken hängt. Es ist mir manchmal total schleierhaft, wie diese düsteren Gebilde von alleine wieder abziehen sollen. Meine Depression fordert einen hohen Preis, sie verlangt oft meine ganze Aufmerksamkeit. Dann nehme ich ein Vollbad in ihr und sage mein Mantra auf: »Du bist ok. Alles wird gut. Es wird gut gehen, Rob. Du schaffst es usw!« Ich möchte dankbar sein für alles, auch für die seelischen Schmerzen. Proust[120], dieser geniale französische Autor, sagte einmal, dass ihn nur die schlechten Jahre weitergebracht hätten. In den guten Jahren herrschte Stillstand bei seiner Persönlichkeitsentwicklung. Bleiben wir beim Bild, wie ich auf dem Ozean treibe, und lassen Sie uns nun tiefer in meine Welt abtauchen.

Nach der dritten Psychokur bin ich seit letztem Jahr zu Hause. Im Amtsdeutsch heißt das, meine Arbeitsfähigkeit konnte nicht wiederhergestellt werden. Dieser Zustand hatte zunächst etwas Erniedrigendes und Niederschmetterndes. Laut Statistik fühlen sich viele Leute ohne Beschäftigung minderwertig. Der Selbstwert leidet darunter. Bei mir konnte ich das nur anfangs feststellen. Es war die Phase, wo mir meine Entscheidung, die Richtung, die ich einschlage, noch nicht ganz klar war. Ab dem Moment, wo ich wusste, da will ich nicht mehr hin, war dieser Stellenwert des Dienstes in meinem Leben weg. Im Gegenteil, ich habe viel Zeit zum Nachdenken und ich habe auch das Bedürfnis, viel zu reflektieren und dazu brauchte ich Zeit, viele Monate. Dienen möchte ich nun einer anderen Sache. Ich denke gerne

[120] Marcel Proust französischer Autor. Hauptwerk »Auf der Suche nach der verlorenen Zeit«.

nach, es macht mir nichts aus, wenn es konstruktiv ist. Philosophisches denken ist topp und belastendes flopp. Was mich aber fertig machte, war dieser Schwebezustand, nicht zu wissen, wie das Spiel ausgehen wird. Ich brauche manchmal sogar Jahre, bis ich bei einer Sache mit dem Denkprozess durch bin. Das kann sehr strapaziös sein, z.B. bei akuten Themen, die man auf irgendeine Art und Weise angehen muss. Denn manche Schwierigkeit wird so von Tag zu Tag größer und quälender. Bis es einem wie ein mächtiger Berg vorkommt. Dass ich nicht in die Amtsstube musste, hatte tatsächlich auf der einen Seite für mich etwas Befreiendes. Ein Schuldgefühl, dass nun ein Kollege meine Fälle – und es waren manche in denen Jahre an Arbeit und Wissen steckte – weiter bearbeiten musste, stellte sich auch etwas ein. Es ist schlicht und ergreifend nicht möglich, sich durch reines Aktenstudium den gleichen Kenntnisstand anzueignen, den ich in den Verfahren hatte. Es ist aber auch nicht unbedingt nötig, es kann auch so funktionieren und es musste ja. Ab und zu bekam ich dann einen lästigen Anruf vom Dezernat und sollte etwas zu irgendeinem Fall aus dem Gedächtnis mitteilen. Auch kam es vor, dass ein Kollege mich besuchte, um mit mir bestimmte Sachverhalte durchzusprechen. Das war mehr als störend, aber ich musste diesen Bissen schlucken, denn es ging um die »Sicherheit der Nation« und es wäre unverantwortlich gewesen, hier zu blocken. Der Umstand aber, dass ich beruflich ausgesetzt war, wie so ein Leprakranker früher vor den Toren der Stadt, ließ mich schnell kalt. Ich spürte einfach nur unglaubliche Befreiung, nicht mehr in den Kramladen zu müssen. Für mich war es wie ein Finale des überlangen Horrorfilms. Ein Ende mit Schrecken. Wie konnte ich das so lange aushalten? Aber ich hatte auch Sorge, dass ich irgendwann wieder hin muss und das Grauen weitergeht. Zumindest konnten sie es verlangen. Es wäre für mich nicht zum Aushalten gewesen. Ich baute mir ein gedankliches Konstrukt auf, indem ich mir sagte: »Es ist gut und fühlt sich richtig an, dass du zu Hause bist. Wenn aus irgendeinem Grund, und davon war auszugehen, du wieder arbeiten sollst bzw. musst, dann machst du einfach so weiter wie vor der Kur. Wenn dir alles zu viel wird, dann mache einfach blau.« Bei Bedarf wiederholte ich diese Aussagen wie ein Mantra[121], so lange, bis mein Kopf sich beruhigte. Auch eine Kündigung stand im Raum. Alles war Möglich. Diese Einstellungen beruhigten mich. Eines stand fest, das **NEIN** wird nicht umgangen. Soviel mentale Power hatte ich schon erlangt.

Nun liebe, Leserin und lieber Leser, hatte ich endlich Zeit zum Nachdenken. Doch das Brüten hat bei mir die Situation erst einmal verschlechtert. Mir ist endgültig klar geworden, dass ich mir etwas vormachte. Ich bin im falschen Leben oder ich lebe nicht das Leben, das ich mir wünsche. Diese Erkenntnis ist gut, aber auch schrecklich, und sie schmerzte mich sehr. Ok, werden Sie sagen, das Problem haben viele. Das stimmt. Ich mache den Vorschlag, dass man dann etwas probieren oder wagen sollte. Wie schön ist doch das Wagnis und der Untergang und auch der Aufstieg wie Phönix aus der Asche. Ich glaube und bin der festen Überzeugung, dass es einem als wissbegierigen und neugierigen Menschen nie langweilig werden wird. Man sollte einfach mal beginnen und versuchen seine Biografie neu zu ordnen. P. Watzlawick meinte hierzu schon: »Wenn du immer wieder das tust, was du schon immer getan hast, dann wirst du immer wieder das bekommen, was du immer schon bekommen hast …« Bei mir dauert dieses Projekt gut und gerne schon etwa 20 Jahre. Wobei ich lange Phasen im Blindflug verbrachte und mir wirklich sehr schwer tat so etwas wie eine Richtung oder ein Ziel zu erkennen. So Anfang 30 begann ich mir abseits vom Mainstream eigene Überlegungen über Werte und Normen zu machen. Machte mir Illusionen über die Nahrung, was esse ich und wo

[121] Ich nennen diese Art Mantra **APM**, das steht für anti Panik Mantra, doch dazu später mehr.

kommt es her oder was will ich für einen Fußabdruck hinterlassen? Möchte ich erfolgreich sein, was ist wirklicher Reichtum und was bedeutet Karriere für mich usw. Das ist ein fließender Prozess, der ständigen Wandlungen unterliegt. So viele Menschen empfinde ich als starr und tumb. Man könnt auch sagen festgefahren. Das tut mir immer sehr leid. Etwas, was sich bei mir über die Jahre radikal verändert hat, ist die Ernährung. Ich war seit frühester Jugend Vegetarier und bin seit Anfang 2019 ein Veganer[122] geworden. Es geht mir hauptsächlich um das Tierwohl. In zweiter Linie um meine Gesundheit. Meine Einstellung zum Leben passt am besten zu den Bishnoi[123]. Die fällen noch nicht mal einen Baum. 2019 hatten wir Weihnachten, zum ersten mal keinen Fichtenbaum. Früher, als wir noch Germanen waren, da waren uns die Bäume heilig. Außerdem hat sich meine Gefühlswelt dermaßen erweitert, dass ich so mit den Lebewesen mitfühle, dass ich die moderne Massentierhaltung nicht mehr ertragen kann. Auch das Verdrängen funktioniert bei mir nicht. Sehr gut zum Thema Tierhaltung finde ich die Ansichten von Precht[124].

Meiner Idee nach ist das Leben unendlich facettenreich. Wie diese Discokugeln, die ich in den Abschnitten zuvor schon erwähnt habe. Mit den vielen kleinen reflektierenden Spiegeln daran. Ein Mensch wird geboren, er ist unbefleckt und voller Neugier auf das Leben. Trotzdem argumentiert die Kirche, dass wir mit der Erbsünde ins Leben gehen. Mit gefällt der Begriff Ursünde besser. Er geht auf Eva und Adam zurück. Für mich ist

---

[122] Vegetarier essen keine Lebensmittel tierischen Ursprunges.

[123] Die Bishnoi leben in der Wüste Thar in Indien und es ist ihnen u.a. verboten, Tiere zu essen oder Bäume zu fällen. Sie setzen sich auch aktiv und sogar mit ihrem Leben dafür ein.

[124] Richard David Precht ist ein deutscher Philosoph und Vegetarier und prangert die Haltung zu Tieren an.

es ein Gesetz, dass jeder im Verlauf seines Lebens sündigt. Mensch sein bedeutet, fehlerhaft zu sein. Im Laufe eines Lebens kommt es vor, dass manche der kleinen glänzenden Spiegelmosaike eintrüben oder sogar matt werden. Könnten wir unsere Persönlichkeit, unser Leben wie diese Discokugel betrachten, würden wir feststellen, es gibt dunkle Stellen. Hier wird das Licht, der Laser nicht zurückgeworfen. Das sind unsere Defizite, die die Psyche negativ beeinflussen. Haben wir das große Glück, dass wir bei unserer Selbstbetrachtung, Reflexion und Philosophie über das Leben eine solche Stelle an uns erkennen können, dann sollten wir probieren, den Dreck und Staub, der darauf ist, wegzukriegen. Gelingt uns das, dann erstrahlt diese Stelle wieder wie zuvor oder sogar noch heller.

Es ist logisch es gibt Discokugeln, da glänzt fast alles, jedes kleine Spiegelmosaik, und es gibt Kugeln, die nicht so hell und schön reflektieren. Und leider passiert es manchmal auch, dass wenn wir auf der einen Seite ein Mosaiksteinchen sauber geputzt haben, dass dann auf der Rückseite ein anderes sich verdunkelt hat. Es ist also ein ständiges Mühen notwendig, um unser Innerstes gesund zu erhalten. Es kommt mir vor wie ein Rennen, als wäre ich ständig am polieren, damit es nicht wieder rückwärts geht, sich einzelne Spiegelsteinchen verfinstern. Sobald ich irgendwo nachlasse, bekomme ich die Quittung in Form eines trüben Mosaiksteinchens auf meinem Ball. Zunächst merkt man das gar nicht. Sie werden so allmählich stumpf und glanzlos. Wie bei Beziehungen oder fettigen Haaren. Lacht! Schon so viele Probleme meiner Psyche hatte ich gelöst, aber es kommen dann irgendwie immer neue dazu oder andere tauchen wieder auf. Es könnte sich auch wie bei einer Waage verhalten. Das menschliche Bewusstsein bzw. ICH als Balkenwaage. Es ist zwar machbar, hier etwas zu verbessern, aber dafür wird es irgendwo anders ein neues Problem geben. Es ist ein geschlossenes System wie die Erde. Es ist möglich, hier was wegzunehmen und dort hin zu legen, aber am Gesamtgewicht ändert es nichts.

Vielleicht liegt darin die ganze Wahrheit. Wir können uns nicht stark verändern oder verbessern. Wir können aber versuchen, eine Mischung (Puzzle) aus strahlenden Spiegelsteinchen zu finden, die am besten passt. Sobald wir die richtige Mixtur gefunden haben, müssen wir sie konservieren und pflegen. Ende. Lacht! Mehr ist gar nicht nötig. Mir ist es auch schon passiert, dass nach Jahren erledigte Probleme einfach wieder aufgetaucht sind. Sie kamen wieder zurück, einfach so, klar, selber Schuld, das war so mit dem Alkohol, Rauchen, mit Übergewicht, mit Phobien und mit der Depression. Manchmal kamen sie sogar stärker zurück, als sie gegangen waren. Ich denke hier an meine soziale Störung. Ich habe Probleme mit Leuten. Eigentlich nicht mit einem Einzelnen, sondern eher mit Ansammlungen und wenn ich mittendrin bin. Denn ich mag es lieber ruhig. Dieses Stigma hatte ich die letzten Jahre gelöst, es trat nicht mehr auf und nun ist es wiedergekommen. Und diesmal ist es so stark, dass ich manchmal die absolute Einsamkeit suche. Dann setze ich mich hier auf das MTB und fahre in den Käfertaler Wald. Ganz tief rein, Richtung Panzerstraße und darüber hinaus. Ich komme im Moment mit Personen nicht mehr gut klar! Die Humans um mich herum merken das nicht so, das schlechte Gefühl im Umgang mit ihnen liegt meistens ganz bei mir. Die Auswirkungen sind, dass ich fast alle bisherigen Kumpels aus meinem Leben entfernt habe. Ich war der Meinung, dass es hier eine Diskrepanz zu meinen Lasten gibt. Ich fühlte mich ausgenutzt. Vielleicht war es auch so? Oder ich bilde mir das nur ein und es ist Teil meiner Krankheit und ich sehe nicht klar. Im Moment ist es deshalb etwas einsam um mich herum geworden.

Fakt ist, dass die Freunde nicht mehr zu mir gepasst haben. Viele der Beziehungen empfand ich als Einbahnstraße und wenig ausgleichend. Damit will ich sagen, dass mir meine Kumpels nicht genug zurückgeben konnten. Es war ein Missverhältnis zwischen geben und nehmen entstanden. Ich will das überhaupt nicht werten. Es ist so gekommen und ich bin mit meiner Entscheidung, die ich mir nicht leicht gemacht habe, zufrieden. Es fühlt sich besser an. Vorher hat es mich verletzt und ausgesaugt.

Was aber ist wirklich wichtig, liebe Leserin und lieber Leser? Was sind die wichtigen Säulen im Leben, auf die man aufbauen kann. Diese Aufzählung soll nicht umfassend sein. Man kann sie als Denkanstoß nutzen und versuchen zu eruieren, welche Pfähle tragen mein persönliches Leben, euer Leben, das Leben von einem jeden? Vielleicht müsst ihr noch einen weiteren Stamm hinzufügen oder eher einen wegnehmen. Es ist alles erlaubt und es gibt hier keine starren Regeln. Oft findet man hier abschließende Aufzählungen und Meinungen, das finde ich nicht gut. Wir sind Individuen und es braucht einen speziellen Blick auf uns. Es gibt Allgemeingültiges, aber vieles trifft nur auf eine einzige Person zu und bei einer anderen ist es eben nicht so. Jeder ist einzigartig und da kommt man mit starren Ansichten und Anleitungen nicht weit. Auch alles um uns herum ist nicht so unbeweglich und fest fixiert, wie wir es gerne hätten. Lassen Sie uns schauen, was in meinem Tempel, ich betrachte meinen Körper als Kapitol und als Kunstwerk, los ist. Ich will ihn gut behandeln, hegen und pflegen, denn er ist ein Wunder.

Lassen Sie uns auf meine wichtigen Säulen blicken und sind diese intakt, d.h. tragfähig? Halten Sie auch stärkeren Erschütterungen stand?

Meine 5 Säulen:

1. Selbstverwirklichung (Ziele) / Abenteuer - Natur / Innere Haltung
2. Geld/ Vermögen/ Finanzielle Freiheit - Unabhängigkeit
3. Arbeit - Beruf/ Bildung - Philosophie
4.Gesundheit - Bewegung
5. Familie/ soziales Umfeld - Partner

Ich denke, die Säulen sind selbsterklärend. Wenn man dem Zeitgeist folgt, dann sind bei vielen heute die tragenden Pfähle die FANG[125] Aktien. Aber nicht im Sinne als Aktionär, sondern als User. Ein Prokurist der Gerling-Versicherung sagte mal zu mir in einem Interview für meine Diplomarbeit: »Ist es besser, Schulden zu haben, oder besser, sie zu besitzen?« Ich lasse das unbeantwortet hier stehen. Für viele ist wahrscheinlich ihr Mobiltelefon oder der Streaming-Anbieter eine Säule geworden, aber das ist nicht sehr tragfähig. Einige Jahre habe ich gebraucht, um mir über meine Fundamente im Klaren zu sein, und nichts ist in Stein gemeißelt, es darf verändert werden. Werfen Sie Säulen um, die nicht mehr tragen, und bauen Sie neue. Ich bin mir sicher, manche wissen das schon längst bzw. brauchen nicht so lange wie ich dafür, andere kommen vielleicht nie darauf. Im Moment sieht es also so aus, dass ich meine Pfeiler definiert habe und nun versuche darauf aufzubauen. Mein bisheriger Lebenslauf hatte aber nicht all zu viel damit zu tun. Die Umsetzung fällt mir schwer. Insbesondere ist mir das Ziel abhanden gekommen. War es früher das Streben nach noch mehr Materie, hauptsächlich in Form von grenzenlosem Konsum, und das Präsentieren desselben, so habe ich heute daran keinen Gefallen mehr. Ich bin zum Verbrauchsverweigerer geworden. Ich muss aber zugeben, dass ich auch heute noch in Konsumfallen tappe. Ich bin ja auch nicht unfehlbar. Auch bin ich der Ansicht, dass ich meinen Bedarf noch weiter reduzieren möchte. Ich korrigiere meine Fehler in dieser Hinsicht, wenn ich sie erkenne. Aktuell geht es auch bei der Kripo nicht mehr für mich. Es zieht mich zu sehr runter und es ist für alle Beteiligten nicht tragbar, dass ich weitermache. Meine Eigenverantwortung und neue Selbstliebe zwingt mich hier zu einer Auszeit. Ich benötige Zeit zur Kontemplation. Will einen Reset durchführen, doch das ist gar nicht

[125] Facebook, Amazon, Netflix und Google werden als FANG Aktien bezeichnet.

so leicht. Wie schon erwähnt, bin ich im Moment vorläufig aus dem Verkehr gezogen. Mein geliebter Schimanski musste auch mal die Marke abgeben und war suspendiert. Die Zeit vergeht zäh, mir geht vieles zu langsam, denn ich bin ungeduldig. Nicht abwarten können, den Dingen ihre Zeit lassen, also ungeduldig sein, das ist ein schmutziges Spiegelchen auf meinem Discoball. Ich benötige hier eine endgültige Richtung und Entscheidungen. Was kommt nach dem Neubeginn, wenn mein System jungfräulich wieder hochfährt? Mein Sternzeichen ist übrigens die Jungfrau. Geht das überhaupt? Wo ist der Resetschalter zu finden? Bin ich danach zufriedener? Was will ich in Zukunft leisten? Was ist, wenn die mich tatsächlich gehen lassen? Fühle ich mich dann besser? So viele Hindernisse, Fragen, Hypothesen und ich weiß keine gescheite Antwort darauf. Es ist wirklich wie bei einem Abenteuer, ich bin gestartet und kenne nur den ungefähren Ausgang. Aber das hier ist kein Wildwasserfluss und ich bin nicht beim Rafting. Es bleibt mir nur der Weg, also ich meine damit, es ist wichtig und fühlt sich besser und erträglicher an, dass ich losgegangen bin, denn dort, wo ich war, war‘s scheiße. Mahatma Gandhi sagte: »Sei du selbst die Veränderung, die du dir wünschst für diese Welt!« Also lieber ab durch die Tür und out.

Morgen, liebe Leserin und lieber Leser, kommt das so wichtige und ersehnte Gespräch mit der Amtsärztin für mich. Ich bin heiß auf den Termin mit ihr. Warum ich mich so auf das Gespräch bzw. die Begutachtung freue, weiß ich nicht. Vielleicht weil es eine neue Erfahrung sein wird. Oder weil endlich eine Entscheidung kommt. Ich glaube, es ist tatsächlich die Aussicht auf eine Richtung, ein Fingerzeig des Schicksals. So kann es auch nicht mehr lange weitergehen. Ich hänge zu Hause ab und kann nichts so richtig in Angriff nehmen, denn ich muss alle paar Wochen eine Krankmeldung bringen. Wenn man nicht weiß, wie es weitergeht oder ob und wie das eingeschlagene Projekt erreicht wird, dann ist es wie in dichtem Herbstnebel. Der Grundriss, die

Bäume, der Wald sind nur schwer zu erkennen und manchmal auch wieder verschwunden. Es braucht also viel Geduld und Zuversicht. Ich bin auf die Almosen meines Internisten angewiesen. Ich meine damit die gelben Zettel[126]. Zum Glück trägt dieser mein Anliegen bisher mit. Ich habe hier wirklich Glück. Alle in der Praxis sind supernett und zeigen Verständnis und versuchen, mich zu unterstützten, wie sie können. Außer meine Familie. Das ist komisch. Die wollen mich am liebsten zurück im alten engen Korsett. Selbst wenn ich dabei vor die Hunde gehe.

Der Termin beim Amtsarzt sollte mir Panik machen, denn der Mediziner ist angehalten, ein Gutachten über mich anzufertigen. Er soll hauptsächlich klären, inwieweit ich noch dienstfähig, also zu gebrauchen bin. Habe ich noch einen Wert? Im Amtsdeutsch bedeutet das: »… ein Beamter ist in den Ruhestand zu versetzen, wenn er wegen körperlicher Mängel oder des gesundheitlichen Zustandes zur Erfüllung der Amtsgeschäfte unfähig ist[127]«. Ich kriege totale Panik bei dem Gedanken, die Bewertung fällt zu meinen Ungunsten aus. Was mache ich dann? Ich habe mir für diesen Fall schon vor einiger Zeit dieses Mantra zurechtgelegt. Dieser Leitspruch ist etwas radikaler als meine Ansichten im letzten Kapitel. Beschwörungen und positive Glaubenssätze sollen mir helfen Panikzustände zu bewältigen, deshalb müssen sie nicht real sein. Sie dürfen ruhig in ihrer Deutungsmacht übertreiben. Alles ist erlaubt bei **APM**, den Anti-Panik-Mantras, wie ich sie deklariere, Hauptsache, es hilft. Mein neues **APM** sagt, dass ich nicht mehr dorthin gehe, egal, was kommt. Ich muss das so absolut ausdrücken. Niemand kann mich zwingen, dann mache ich halt Hartz IV oder zumindest irgendwas anderes. Das hat mir bisher geholfen, aufkommende Panikattacken durchzustehen und mich zu beruhigen. Aber was mache ich dann wirklich? Das Mantra ernährt mich ja nicht. Jaja, Realität und Wunsch treiben

[126] Krankmeldungen meine ich damit.

[127] §26 BeamtStG (Beamtenstatusgesetz)

manchmal diskrepant auseinander. Lacht! Was wären meine Alternativen?, überlege ich mir. Vor dem eigentlichen Gespräch habe ich großen Bammel. Ich kenne den Mediziner nicht und es wird sich herausstellen, dass es eine Sie ist. Das hängt auch mit der sozialen Störung zusammen. Mit meinem Doktor Sokrates habe ich festgelegt, dass ich sage, was Sache ist. Ich versuche authentisch zu sein. Ein bisschen Getrommel braucht es aber auch. Bloß keine falsche Zurückhaltung. Welche Fragen könnten denn kommen, besprechen wir. Es könnte zum Beispiel so ablaufen.

»Guten Tag, Herr Martin, nehmen Sie Platz. Wie geht es ihnen?«

»Schlecht, Frau Doktor, ich bin gefangen in einer tiefen und starken Depression mit unglaublichen Angstzuständen, plötzlich auftretenden Panik Attacken und Traumas. Hinzu kommt eine ausgeprägte soziale Phobie, welche ich zwar seit vielen Jahren mit Erfolg bekämpft habe, die sich aber gerade im letzten Jahr unglaublich heftig zurückgemeldet hat. Es fühlt sich an, als käme Napoleon von Elba zurück. Ich bekam mein persönliches Waterloo. Vom Gefühl her muss ich sagen, dass mein Ich noch auf dem Schlachtfeld steht. Mein Selbst schmerzt überall. Ausgang offen. Alles befindet sich im Nebel. Damned!«

Verlassen wir für einen Moment die Frau Doktor. Da fällt mir ein Buch ein, das ich mal als Jugendlicher las. Der Titel lautete »Die Nebel von Avalon[128]«. Ich war damals sehr begeistert. Die Handlung ist mit einem Satz beschrieben. Es ging um die Artus-Saga. Anders wie bei König Artus ist mein Selbstwert am Boden. So als Herrscher ist man wahrscheinlich Narzisst, also fühlt man sich wie Gott und ist unangreifbar. Artus reiste jahrelang umher auf der Suche nach dem heiligen Gral und blieb standhaft und fest. Ich vergleiche mich ständig mit anderen. Hierbei

---

[128] Buch aus dem Jahre 1992 von Marion Zimmer Bradley über die Artus Saga.

schneide ich schlechter ab. König Artus ist einfach besser. Alle anderen sind auch toller und ich kann nichts richtig machen. Mein innerer Richter fällt schlechte, niederschmetternde Urteile über mich. Warum gibt es immer wieder diese Rückschritte? Ich kann es nicht sagen. Sie kommen auch oft in dem Moment, wo ich Halt und Zuversicht bräuchte. Es fühlt sich gerade nicht gut an, das ist alles, was ich weiß. Es ist jetzt scheiße, totaler »Dünnschiss«. Entschuldigen Sie die Ausrutscher. Ich bin dermaßen gereizt, alles stört mich. Laute Geräusche von Personen oder Maschinen lösen in mir großen Stress und Unwohlsein aus. Außerdem fühle ich mich sehr erschöpft. Es fällt mir schwer mich zu konzentrieren und meinen Tag zu meistern, obwohl ich im Moment nicht arbeite. Schon morgens will ich nicht aus dem Bett und abends will ich nicht einpennen. Ich habe Furcht vor dem Schlafengehen, vor der Ruhe und den Gedanken, die dann kommen. In der Nacht schlummere ich nicht durch. Ich wache in der Dunkelheit häufig auf und bin dann hellwach. Dann stehe ich kurz auf und laufe zum Fenster. Ich sehe nach, ob alles in Ordnung ist. Nach einer Weile gehe ich wieder zurück ins Bett. Morgens fühle ich mich gerädert und müde. Gleich nach dem Aufstehen ist es so zäh. Sobald der Kopf sich meldet, fühle ich mich niedergeschlagen und hoffnungslos. Das Tagesgeschäft, selbst jetzt als »Aussätziger«, bereitet mir Sorgen und Ängste. Ich bin morgens um 7 Uhr schon verzweifelt. Hier schießt mir ein passender Buchtitel in den Kopf. »Morgens um 7 war die Welt noch in Ordnung[129]«. So ähnlich und verzwackt ist das bei mir auch. Ich blicke da nicht mehr durch. Habe keine Ahnung, warum das so ist. Keine Vorstellung, was ich tun soll. Was macht mir Freude und erfüllt mich. Manchmal versuche ich mir Abends schon einen positiv besetzten Grund zurechtzulegen, warum ich am nächsten Morgen glücklich und voller Zuversicht

[129] Roman des Engländers Eric Malpass aus dem Jahre 1967 über eine turbulente Familie.

aufstehen soll. In der Regel stehe ich in der Frühe auf, dann, nach einigen Minuten des Grübelns wegen meiner großen Tochter Montana. Die muss geweckt werden, damit sie rechtzeitig zur Schule geht. Sie ist da sehr genau und absolut zuverlässig. Wir frühstücken zusammen und sie radelt dann irgendwann los. Vor kurzem ist sie erst zu mir gezogen. Vom ich alleine bin ich jetzt beim wir zusammen gelandet. Manchmal denke ich, das ist ein Wink von irgendwoher. Von einer höheren Intelligenz oder Macht. Hält jemand seine schützende Hand über mich? Wegen meiner Tochter hat mein Tag an Struktur und Ablauf gewonnen. Es gibt noch etwas, das mich aufrecht hält. Es zwingt mich aufzustehen und Montana ein gutes Vorbild zu sein. Was ist da zu Tagesbeginn schon verrutscht in mir? Ist es nur die Daseinsangst[130]? Sie sehen, es ist alles sehr nervig und resilient. Und ich brauche da jetzt eine Entscheidung meines Dienstherrn über meine weitere Zukunft. Oder wollen die mich in den Wahnsinn treiben, dass sie nicht meine Pension zahlen müssen?

Nachdem meine Große weg ist, lege ich mich manchmal nochmal hin oder döse in meinem grauen Ohrensessel vor mich hin. Die meiste Zeit gammle ich dann so im bequemen Möbel rum, die Füße auf einen Hocker gelegt, und denke nach. Natürlich schreibe ich auch am Skript, aber mehr als ein Kapitel schaffe ich manchmal nicht. Vor meinem geistigen Auge erscheint der Berg von Arbeit und Dingen welche zu erledigen wären. Ein Horrortrip par excellence. Ich kriege das im Moment nicht abgearbeitet. Es wird eher mehr. Sitze so da und fühle mich innerlich leer. Da sind ab und zu keinerlei Emotionen, weder Trauer noch Freude. Stattdessen spüre ich Erschöpfung und Müdigkeit. Ich kann mich noch erinnern, dass ich im Job zuletzt ständig am Bürotisch eingeschlafen bin. Es war mir

[130] Sehr interessanter Begriff, über den Kierkegaard und Drewermann philosophiert haben. Es könnte bedeuten, dass ich morgens schon zu sehr um mich kreise. Eine ungesunde Ich-Bezogenheit.

manchmal nicht möglich schon morgens zu Dienstbeginn durchzuhalten und etwas Produktives zu leisten. In einer Tour musste ich gähnen. Die Augenlider wurden schwerer und schwerer, bis ich eindöste und dann vor Schreck, wenn der Kopf nach unten sank, wieder aufwachte. Ich konnte mir nur durch herumlaufen helfen. Aber so blieben die Fälle liegen. Manchmal bin ich mehrere Stunde herumgelaufen. Ich sagte das mal meinem netten empathischen Hausarzt Dr. Sorgsam und der meinte lapidar: »Das machen Sie vollkommen richtig, das ist der Druck, die Stresshormone, die in Ihrem Körper sind. Durch die Bewegung laufen Sie sich frei. Die negative Energie wird dann abgebaut.«

Ich muss mich mittlerweile zu vielem zwingen und sehe mich außerstande, den Beruf, soziale Kontakte, die Haushaltsführung und Freizeitaktivitäten aufrechtzuerhalten. Es ist ein Gefühl der permanenten Überforderung und Überlastung.

Ich glaube ich hatte das schon einmal hier erwähnt. Die Last und meine Anspannung sind so mega, dass mein ganzer Körper rebelliert. Abgesehen von dunklen Gedanken sendet mein Selbst unheimliche Signale. Es fühlt sich an, als ob man verrückt wird. Das Hirn kommt einfach nicht zur Ruhe. Ständig neue Ängste, diffuse Gedanken und geile Ideen. Es kribbelt in meinen Beinen, auf der Haut, am Kopf und im Gesicht. Ich spüre Taubheitsgefühle und Beklemmungen. Hitze und Kälte. In meiner Vorstellung explodiere ich in Myriaden von kleinen roten Teilchen aus Knochen, Haut, Fleisch und Haaren. Mein Leib zittert, es wird immer schlimmer, bis ich bebe. Meine Kleidung, meine Gestalt wackeln und mein Herz rast. Es ist surreal. Wie so einen LSD Trip stelle ich mir das vor. Auf der Kleidung glaube ich zu erkennen, wie mein Herzmuskel vor Panik schlägt. Es sieht aus, als springt es gleich aus meiner leiblichen Hülle. Der Stoff vibriert, er hebt und senkt sich. Alles ist so grauenhaft und unwirklich. Wie in einem Rausch. Ich kann manchmal überhaupt nicht glauben, dass das auszuhalten ist. Bin ich das wirklich? In was für einen verdammten Psychotrip bin ich hier reingeraten? Wie bei Cube[131] nur, dass sich der Horror in einem selbst abspielt. Ich habe wirklich das Gefühl, es geht ums Überleben bei mir. Apple TV könnte unter der Rubrik Horror, eine direkte Datenleitung zu mir legen. Mein neuer Jobs?

Mein Hals wird eng, der Kehlkopf schmerzt ungeheuerlich. Es ist ein dermaßen großer Klos in meinem Hals, dass ich heulen könnte vor Pein. Die Stimme wird schwach und weinerlich. Die Brust sticht und es fühlt sich alles noch beklemmender an. Mir wird schwindelig und ich spüre Atemnot. Ich erhalte nicht mehr genug Sauerstoff und habe keine Ahnung, was ich tun soll. Ich befürchte, dass ich sterbe oder wahnsinnig werde. Irgendwann ist der Spuk vorbei und mein Körper beruhigt sich wieder. Zurück bleibt ein Gefühl von Verzweiflung, tiefer Trauer und Niedergeschlagenheit. Und ein Empfinden von Erschöpfung, wie nach einem anstrengenden Lauf.

Liebe Leserin und lieber Leser, ich hoffe ich konnte das einigermaßen nachvollziehbar schildern. Eine Wertung muss ich noch anführen. Meine Hülle funktioniert nicht so, wie ich mir das wünschte oder wie es normal wäre, deshalb erlebe ich mich als minderwertig. Trotzdem muss ich hier für mich auch eine Lanze brechen. Ich versuche das alles immer wieder auszuhalten und es klappt auch schon eine ganze Weile. Im Moment, also 2018, war halt Schluss. Ich spürte, ich muss etwas verändern. Im Englischen würde man sagen »… it‘s in progress. My new life is in progress. I am working on it. Don‘t know the result until now.«

Ich wirke introvertiert und das bin ich auch. Bin ein einsamer Mensch geworden. Viele Freunde hatte ich zuletzt in der Jugendzeit. Mein Bekanntenkreis ist riesig. Ich hatte das schon mal erwähnt, eine Menge Männlein und Weiblein wollen mich daten, aber sie sind nur auf der Suche nach einem guten Zuhörer und

---

[131] Science Fiction Horrorfilm aus dem Jahre 1997 von Vincenzo Natali.

Huldiger. Darauf habe ich keinen Nerv. Durch meine Entscheidung, 2018 von der Brücke zu gehen, habe ich viele Personen, die mir nahe standen, verloren. Auch meinem besten Freund habe ich gekündigt. Er war sehr traurig und reagierte mit Unverständnis und Gemeinheiten. Ich konnte das nicht nachvollziehen, schob es aber auf den Schock, den er durch unsere Trennung erleiden musste. Mit einer anderen Reaktion hätte man vielleicht noch etwas retten können. Wenn Personen mit mir in Kontakt treten, dann habe ich die Befürchtung, dass sie mich sehr, sehr schnell gut leiden können. Aus diesem Grund fällt ihnen dann eine »Scheidung« nicht leicht. Ein Arbeitskollege, mit dem ich sehr gut auskam, der fing das Rauchen wieder an, nur weil ich damals meine erste Anstellung als Heizungsbauer kündigte. Die Mitmenschen mögen meine auf den ersten Blick ruhige und besonnene Art. Ich aber habe den Verdacht, dass ich zum Teil co-abhängig bin und das hörte 2018 in diesem Wandlungsprozess vielleicht auf?

Noch geblieben sind die engsten Teile der Familie (die können ja nicht weg), mein Sternchen (das wird noch sehr schwierig) und mein Freak-Freund (Hans). Es gibt natürlich noch ein paar Bekannte und es kommt sogar häufig vor, dass menschliche Wesen meinen Kontakt suchen, auch fremde, irgendwas zieht die an wie die Fliegen das Licht. Ich bin sehr vorsichtig mit neuen Bekanntschaften, denn ich bin mittlerweile nicht leicht zu überzeugen, dass eine Person zu mir passt. Es gibt nun feste Standards bei mir und da hinein muss eine neue Gestalt passen. Ich bin wohl abgestumpft oder kundig und zum Teil aufgrund schlechter Erfahrungen auch frustriert. Mir klingen solche Sätze in den Ohren wie »… ich melde mich bei dir … oder … wir bleiben in Kontakt!…. oder … sorry, dass ich 30 Minuten vor unserem Treffen absagen muss … oder … mir ist was wichtiges dazwischengekommen ich muss leider zurückziehen … oder … hör mal, ich habe Terminclash und dir sage ich jetzt ab ... oder ich schaue mal, wann ich Zeit habe … oder … entschuldige, ich bin erkältet und das merke ich erst zwei Stunden vor unserem Treffen und wir holen das so schnell wie möglich nach und alle (ich hätte das Wort nicht benutzt, wenn es nicht genau trifft) melden sich dann nie mehr. Es verletzt mich, aber ich habe auch großes Verständnis. Ich sage dazu nur eines, es ist unser Zeitgeist, alles ist so schnell geworden und die Leute haben noch nicht mal genug Zeit für ihre Freundschaften. Vielleicht bin ich auch langweilig auf den zweiten Blick oder zu direkt. Da wird schon was dran sein. Nette ausgeglichene Individuen fallen manchmal durchs Raster. Wobei ich nicht behaupten will, dass ich so bin. Was ich bin, ist exotisch. Meine Haltung und Ansichten sind fremdartig. Über den neuesten Fernseher und die aktuellste Spielkonsole braucht und kann man mit mir nicht reden. Auch wie unter Männern so üblich, interessieren mich Fußball und Autos fast nicht. Die »Weibergschichten« schon. Lacht!

Wie, bitte, könnte ich neue Freunde finden, denen die Natur gefällt und die lieber ein Stück Müll aufheben, als dass sie shoppen gehen. It's in progress, aber bisher mit wenig Erfolg. Aber es wird. Gerade lernte ich eine jungen Frau in einem Café kennen, die dankbar um meine Ratschläge hinsichtlich Minimalismus und eines besseren Lebens ist. Ich war sogar schon bei ihr zu Hause und half ihr als aktiver Zuhörer bei ihren Trennungsproblemen. Die hat mich einfach willkommen geheißen, obwohl sie mich nur aus dem Café kennt. Ihr Ex ist nach ihren Schilderungen ein total komischer Typ. Er zerstörte ein Bild von ihr, weil es ihm nicht gefiel, und überhaupt arbeitete er nicht. Außerdem waren sie erst kurz zusammen und er trennte sich nach sechs Monaten. Jetzt sucht er weiter nach Gott und der Erlösung. Mit Sicherheit bezeichnen mich manche Bekannte als ihren Freund. Ich will das auch gar nicht weiter hinterfragen. Es ist auch gar nicht so wichtig.

Fakt ist halt, dass ich Menschen anlocke. Das hatte ich hier schon angeführt. Ständig will sich jemand mit mir treffen und ich spüre gleich, hier will jemand mehr. Die Leute wollen mich gewinnen. Ich merke aber auch, dass es wahrscheinlich nur Energiestaubsauger sind. Am besten wird es sein, liebe Leserin und lieber Leser, wenn ich Ihnen das an einem Beispiel aufzeige.

Zu einer wirklich sehr netten und reizenden Nachbarin in meinem Alter habe ich sehr guten Kontakt. Manchmal hüte ich ihre Katzen, wenn sie in Urlaub ist, oder wir trinken einen Kaffee bei ihr. Sie hat ständig wechselnde Liebesbeziehungen. Sie sieht gut aus und ihr Fahrwerk wirkt knackig. Hans nennt sie eine MILF[132]. Ich finde diesen Ausdruck frauenverachtend. Aber vielleicht bin ich auch nur prüde. Eigentlich ist die Anrainerin eine sehr gute Partie, denn sie wohnt in einem tollen großen freistehenden Haus und hat einen sehr gut bezahlten Job in der Autobranche. Sie ist auch topp organisiert (zumindest nach Außen), höflich, ordentlich und fleißig. Trotz dieser ganzen Vorzüge hat sie einen unglaublichen Männerverschleiß. Es geht ihr nicht nur um das sexuelle, sondern sie ist wirklich auf der Suche nach dem richtigen Kerl fürs Leben. Dieses Projekt beginnt aber leicht übertrieben alle 14 Tage neu. Sie schafft es jede Art von Partner innerhalb kürzester Zeit zu desillusionieren und zu vertreiben. Zu einigen ihrer Ex-Partner hatte und habe ich sogar guten Kontakt und was die mir unisono berichteten, ist sehr traurig. Ich wünsche niemandem, beziehungsunfähig zu sein. Aber in meiner so netten Nachbarin toben Gefühlstsunamies und Liebesdämonen (Liebessucht?). Sie ist wohl megaeifersüchtig und total schnell und stark gekränkt (Narzissmus?). Häufig sind es die vielen kleinen Kränkungen, die in Partnerschaften irgendwann für das Aus sorgen. Das klingt dann so: »Wir haben uns auseinandergelebt und -geliebt.« Die Verletzung hat aber auch etwas Weises, denn sie besitzt häufig einen warhen Kern. In Beziehungen ist es eine psychodynamische Furcht vor dem Verlust der Liebe durch den Partner. Die Lösung könnte so lauten:

[132] MILF bedeutet Mother i want to fuck. Ein Ausdruck für attraktive reife Frauen.

Auf der einen Seite wäre sinnvoll, den anderen in den Arm zu nehmen, ihn trösten und zu sagen, ich liebe dich, du bist toll (also loben), und auf der anderen Seite gelassen zu bleiben, denn es wird immer zu Kränkungen bzw. Kritik kommen. Manchmal ist das aber auch gar nicht so gemeint. Welcher Partner will schon absichtlich verletzen?

Mein Sternchen ist auch immer sehr schnell und leicht gekränkt. Sternchen empfindet sogar Demütigung, wenn ich ihr in der Öffentlichkeit, zum Beispiel in der Gemüseabteilung, etwas sage, was für sie als Kritik rüberkommt. Mir ist nicht klar, dass es die anderen hören können, ich versuche ja, leise zu sprechen. Es tut mir leid, Sternchen. Sad!

Lassen Sie uns wieder zur Nachbarin gehen. So wird es ihr wahrscheinlich nie gelingen, einen Mann dauerhaft an sich zu binden. Bei mir hatte sie es auch schon versucht, aber ich war ja vorgewarnt. Für mich ist das erstaunlich, dass sie dieses Problem nicht zu erkennen scheint. Das Muster wird ihr nicht bewusst. Dabei ist doch sonnenklar, dass das Leben hier Aufgaben in Form von männlichen Wesen sendet. Für mich ist sie als Nachbarin trotzdem topp. Ich komme blendend mit ihr aus und es ist interessant und spannend, das zu beobachten. Ihre Tochter leidet unter den vielen wechselnden Männerbekanntschaften. Natürlich versuche ich ihr hintenrum, also so, dass sie es nicht bemerkt, zu helfen. Ich lieh ihr u.a. den Bestseller von Erich Fromm »Die Kunst des Liebens«. Auch hat sie auf unsere Gespräche hin nun einen ersten Schritt hin zu mehr Eigenkontrolle und Mußestunden getan, indem sie nämlich ihr Anwesen verkaufte. Das war sehr schlau. Häuser können ein großer Bremsklotz und unglaubliche Energiefresser sein. Sie ist schon die bzw. der zweite der auf mein Anraten seine Immobilie verkloppte.

Liebe Leserin und lieber Leser, lassen Sie uns wieder zu mir zurückkehren. Man könnte fast meinen, ich stehe gerade im Mittelpunkt. Lacht! Hier stört es mich nicht.

Oft fühle ich mich einsam und ich komme mir vor wie Sysyphos[133]. Ich habe schon vieles ausprobiert. Aufstellungen, Vorträge, Konfrontationstherapie, Verhaltenstherapie, Tiefenpsychologie, Hypnose, Meditation, Yoga, Thai Chi, Quigong, Kirche, Heilbehandlungen, Glauben, Sport, Jobwechsel, Waldbaden usw. Vieles hat mir auch geholfen. Jeder sollte einfach checken, was ihm nützt und gut tut. Es muss aber eines mit aller Deutlichkeit und Nachdruck gesagt werden, Heilung ist schwierig, aber nicht unmöglich. Unser Gehirn ist laut Gerald Hüther in der Lage, sich umzubauen und dazuzulernen. Gut finde ich folgende Herangehensweise, kleine homöopathische Dosen und dann auf Besserung hoffen. Ständige Mini-Entwicklungsschritte nach vorne versuchen und es sich erlauben bzw. einplanen, auch mal wieder zurückfallen zu dürfen. Aber dranbleiben. Baut euch keinen zu großen Druck auf. Seid nachsichtig mit euch, allem und allen. Locker bleiben, tolerant sein, nicht hassen und verbannt unbarmherzige Wertungen, Ansprüche und Negatives aus eurem Geist, denn es fällt euch direkt auf die Füße und vergiftet eure Seelen. Meiner Ansicht nach ist eines der widerwärtigsten negativen Talente Sarkasmus und Zynismus. Wir wollen schauen, ob wir das Pferd von hinten aufzäumen können. Was ist die Antwort Gottes? Auch wenn man nicht an das alte und neue Testament glaubt, könnte es doch trotzdem weise Texte oder Inhalte enthalten. Die Bibel wurde vor langer Zeit von verschiedenen Gelehrten in tausenden von Jahren niedergeschrieben. Diese Schreiber machten sich ja auch Gedanken um den Menschen, was zu einem erfüllten Leben gehört, einem produktiven und gesunden Miteinander. Sehr empfehlenswert ist hier das

[133] Dieser rollte eine Scheibe den Berg hoch und sodann rollte sie wieder hinunter und Sysyphos musste von vorne beginnen.

aktuelle Buch die Vermessung des Glaubens von Ulrich Schnabel[134].

Nach dem Studium der Bibel komme ich zu dem Schluss, dass es hier zwei große Flüsse gibt. Der eine heißt Friede bzw. Liebe, der andere jeder hat das Recht und die Pflicht, ein Leben in Würde zu führen. Das letztgenannte sollten Sie sich auf der Zunge zergehen lassen. Füllen Sie diesen Begriff mit Leben, denn das ist Ihr Schicksal und Ihre Bestimmung. Werden Sie sich klar darüber was diese innere Haltung für Sie bedeutet. Häufig leben wir nämlich kein sehr würdevolles Leben, aber niemand auf der Welt hat das Recht, Sie davon abzuhalten. Für mich war das einer der Schlüssel zu einem erfüllteren Leben. Viele fühlen sich doch heute wie moderne Sklaven. Die Jobs und die Lebensumstände entmenschlichen uns. Das haben sie nicht verdient. Holen Sie sich Ihr Niveau und die Würde zurück. Wenn nötig, leiten Sie wie ich drastische Schritte ein. Halten Sie das monotone Hamsterrad an und drehen Sie es zurück auf die Einstellung »schönes würdevolles Leben für mich«.

Mich persönlich zieht mein Zustand, mein aktuelles Befinden runter. Ich bleibe aber dran, ich will eine Lösung finden. Es muss besser gehen und ich will die Spiegelsteinchen so reinigen, dass es für mich optimal passt. Wo ist das Muster, das für mich bestimmt ist? Manchmal bleibe ich einfach liegen, das kann auch mal passieren, und wenn es nun schon einige Monate so geht, dann ist es mir auch egal. Es sind langsame Prozesse und wenn ich so chille, denke ich über die Entschlüsselung nach. Heute kann ich meine Probleme aktiver angehen. Ich suche mir Hilfe und bin nicht mehr im goldenen Käfig gefangen. Ich kann auf andere Personen zugehen. Das war jahrzehntelange harte Arbeit. Ich kann mit Fachleuten reden und ich weiß, was für mich ein Leben in Würde bedeutet. Auf alle Fälle nicht mehr

[134] Die Wissenschaft zeigt heute klar auf, dass Glaube gesund ist und stark macht.

zurück in den Saftladen (es gab auch Gutes). Man kann das auch negativ abgrenzen. Damit meine ich, wenn Sie noch keinen Schimmer davon haben wo Ihr Zielbahnhof liegt, so können Sie mit Sicherheit sagen, das aktuelle gefällt mir nicht.

Nehmen wir eine Speisekarte in einem Restaurant. Häufig wissen wir nicht, was wir genau verzehren wollen, sonst müssten wir nicht in die Karte blicken. Das wäre eigentlich der anzustrebende Zustand. Sie wissen genau, was Sie wollen. Topp, lacht! Die Realität sieht anders aus. Wir bestellen Gericht, die uns nicht immer überzeugen, aber wir probieren es zumindest. So können Sie das auch auf Ihr Leben übertragen. Natürlich wäre es auch schön, wenn meine Psyche mich mehr in Ruhe lassen würde, zumindest etwas mehr als gerade im Moment. Es ist Zeit für **APM.**

Jeder, der so drinhängt wie ich, der ist auf der Suche nach einem Lösungsmittel. Irgendwas, was ihm hilft, mal loszulassen. Einfach mal für einige Stunden entspannen zu können. Für mich ist das u.a. der Sport, Lesen und Alkohol. Zuweilen habe ich den Eindruck, zu viel zu trinken. Dann denke ich wieder, ach sei nicht so streng mit dir. Kennt ihr das, wenn ihr Abends vor dem Kaminfeuer mit einem schönen Glas biologisch produziertem Wein sitzt? Es knistert und ihr spürt die wabernden warmen Wellen der Flamme. Total geil finde ich das. Das Urelement Feuer liebe ich sehr. Ich starre dann in die Feuersbrunst und träume vor mich hin oder lese. Meine Lieblingsweine sind rot, trocken und aus dem Barrique-Fass. Trotzdem ist eines meiner Ziele, weniger Sprit zu trinken, am liebsten würde ich es ganz lassen. Ich sollte mir mein Dopamin auf andere Art und Weise holen. Drogen benebeln und beruhigen. Sie wirken euphorisierend und Dopamin und Endorphin wird ausgeschüttet. Beides sind sogenannte Glückshormone, das macht den Reiz am Trinken aus. Je mehr Frau oder Mann saufen, desto entspannter sind die Muskeln und die Welt kommt einem plötzlich wieder geil vor. So ähnlich wird das ja auch mit Medikamenten gemacht.

Die Sorgen und der Kummer sind vergessen, zumindest im Moment. Es soll Menschen geben, die keinen Alkohol trinken? Lacht. Soll ich eine der Volksdrogen Nummer eins wirklich ganz bleiben lassen? Was bleibt mir dann noch, kein Alkohol, Minimalist und Veganer? Irgendwann wird das Leben dann verkrampft und unerotisch. Man setzt sich mit solchen absoluten Forderungen an sich selbst auch sehr unter Druck. Meiner Stimmung nach ist es besser, in kleinen Schritten auf ein Ziel zuzugehen, wenn es einem nicht leicht fällt. Zum Beispiel beim Aufräumen, könnte man sich sagen, ich fange heute beim Schreibtisch an. Kleines erreichbares Ziel gesetzt. Danach sollte eine Belohnung erfolgen und am besten dann wirklich aufhören und raus in die Natur. Das mit dem Alkohol bei mir versuche ich anzugehen. Ich sagte mir Ende 2019, dass ich weniger konsumieren möchte. Über das weniger mache ich mir noch Gedanken. Es ist aber eklatant wichtig und entscheidet über Erfolg oder Misserfolg einer Mission. Die Regeln, die Standards, die Bedingungen müssen exakt formuliert sein. It's in progress. Vielleicht sollte ich nur trinken, wenn ich eingeladen bin oder im Urlaub.

Liebe Leserin, lieber Leser, ich möchte diese Kapitel mit einem schönen Gedicht von Friedrich Rückert[135], »Ich bin der Welt abhanden gekommen«, was meine neue und mir nun unausweichlich in das Bewusstsein gerückte Gefühlswelt zeigt, beenden.

Ich bin der Welt abhanden gekommen,
Mit der ich sonst viele Zeit verdorben.
Sie hat so lange nichts von mir vernommen.
Sie mag wohl glauben ich sei gestorben!

---

[135] Friedrich Johann Michael Rückert wurde 1788 geboren und war ein deutscher Sprachgelehrter.

Es ist mir auch gar nichts daran gelegen.
Ob sie mich für gestorben hält.
Ich kann auch gar nichts sagen dagegen,
Denn wirklich bin ich gestorben der Welt.

Ich bin gestorben dem Weltgetümmel,
Und ruh in einem stillen Gebiet.
Ich leb allein in meinem Himmel,
In meinem Lieben, in meinem Lied!

Zum Schluss stelle ich fest, dass die Säulen Arbeit, soziales Umfeld, Partnerschaft, Abenteuer bei mir im Moment nicht tragfähig sind. Das ist schlecht und nach allem, was wir bisher wissen, führt so etwas zu einer ungesunden Stimmung der Psyche. Bei mir drückt sich das im Moment so aus, dass ich Stress und eine große Last spüre. Ich fühle starken Druck und bräuchte eigentlich einen guten Unterbau. Mein Fundament, sprich, einige meiner Säulen wackeln oder sind sogar eingestürzt, zum Beispiel die Arbeit. Diese starke Belastung bewirkt bei mir eine gefühlsmäßige Schieflage. Das bedeutet, ich ziehe mich aus emotionalen Lebensbereichen zurück, denn ich habe das Gefühl, dass ich gerade überfordert bin und dass mich diese Empfindungen noch mehr überlasten. Noch mal in aller Kürze. Die aktuellen Probleme machen mir totale »Pest-Plage«, dies führt dazu, dass ich sympathiemäßig an meine Grenzen komme. Ich habe nicht genug Kapazitäten, um das auszugleichen, also keine Reserven, die ich ins Feld führen könnte. Aus diesem Grund versuche ich andere Bereiche in meinem Leben zu parken. Das möchte ich nur kurzfristig tun, aber es ist im Moment das vernünftigste, wie mir scheint. Tatsächlich spüren das die Personen um mich herum und denken, was ist denn mit dem los? Früher hätte ich all das nicht ausdrücken oder fühlen können. Heute teile ich mich sogar gerne mit. Die allgemeine Frage, »wie geht es dir?«, wird von mir wahrheitsgemäß oder gar nicht beantwortet. Der eine oder andere muss sich dann halt anhören, was gerade so los ist, obwohl er sehr wahrscheinlich mit einer kurzen positiven Antwort gerechnet hat. Obwohl ich also meinen engsten Mitmenschen erkläre, was gerade abgeht, ernte ich kein Wohlwollen oder Verständnis. Das Gegenteil tritt ein, keine Unterstützung, keine Empathie, keine Anteilnahme etc. Obwohl manche ins Feld führen, dass sie mich sehr lieben. Das macht mich dann gerade noch trauriger, aber es ist auch irgendwie verständlich, denn mein engstes Umfeld ist ja in der Regel eine Kopie von mir. Es ist so wie beim Partner, der ist meistens unser Spiegelpartner, also eine Blaupause. Ich komme aus den plötzlich auftretenden psychischen Tiefen, ähnlich wie Karstlöcher[136], nur langsam wieder raus. Ich versuche, die Probleme an den Hörnern zu packen und zu lösen. Danach habe ich wieder Kapazitäten frei und werde emotional größer. Meinem Dafürhalten nach und auch dem von Dr. Sokrates ist es ein total normales Verhalten bei Stress, Emotionalität einzubüßen. Also es kann ganz normal sein und auch schlau, wenn man sich mal in sein Schneckenhaus zurückzieht. Meine Lebenspartnerin versteht das nicht und so gibt es in solchen Phasen regelmäßig zusätzlichen Unmut von und mit ihr. Sie ist ja meine Spiegelpartnerin und hat gerade mal wieder die Beziehung beendet. Als Grund führt sie meine Zurückweisungen an. Ich kann nur anführen, dass ich mich erklärt habe, und ich bin auch der Auffassung, dass eine Beziehung von Nähe und Distanz lebt. Dieser Dualismus ist auszuhalten. Wie unterschiedliche Auffassungen. Es ist ja gerade so, dass ich in solchen Situationen Hilfe bräuchte, stattdessen zieht sie sich ganz zurück. Wie ich halt auch. Meine Offenheit bringt hier auch nichts. Ich hatte es erklärt, aber sie wollte es so nicht sehen. Das ist sehr schade. Bei der Kindererziehung ist es manchmal ähnlich, in

[136] Plötzlich gibt der Boden nach. Ein Phänomen, das in Karstgebieten auftritt.

Momenten des größten Frustes mit dem Kind hilft einfach mal in den Arm nehmen und Aufmerksamkeit schenken und zu hören. Oft wird viel zu schnell mit dem Hammer auf Beziehungsprobleme eingeschlagen, weil die Leute immer nur Nägel erkennen. Wenn ein Partner in einer Beziehung schreit, so stecken oft kindliche Muster dahinter. Der Gatte hat wirklich Angst und irgendwas »triggert« diese Furcht an. Er braucht nun Verständnis. Sternchen zieht sich zurück. Sie ist hier ein besonders schwerer Fall, denn sie will auch nicht darüber reden? Geschweige denn verzeihen. Sad! Wir waren deshalb schon mal bei einem Paartherapeuten und dieser sagte: »Sie müssen die Gefühle Ihres Partners ernst nehmen und es ist schwer, eine Beziehung zu führen, wenn einer bei Problemen immer Schluss macht.«

Acht Jahre sind wir bereits liiert und in letzter Zeit, denke ich oft, dass ich meine Aufgaben gelernt habe und deshalb die Partnerschaft nicht mehr kompatibel ist. Das ist sehr traurig. Stur an etwas festzuhalten, auch. Rational betrachtet bin ich an meiner Freundin gewachsen, zumindest hoffe ich das. Meine Muster haben sich geändert und so ist es vielleicht an der Zeit, einen neuen Verbündeten willkommen zu heißen. Hier wird es erneut Aufgaben und Dinge zu studieren geben.

Im großen Finale berichte ich nochmal über Sternchen und mich. So, liebe Leserin und lieber Leser, lassen Sie uns über etwas Allgemeineres und trotzdem ein sehr wichtiges Thema reden und deshalb zum nächsten Kapitel gehen.

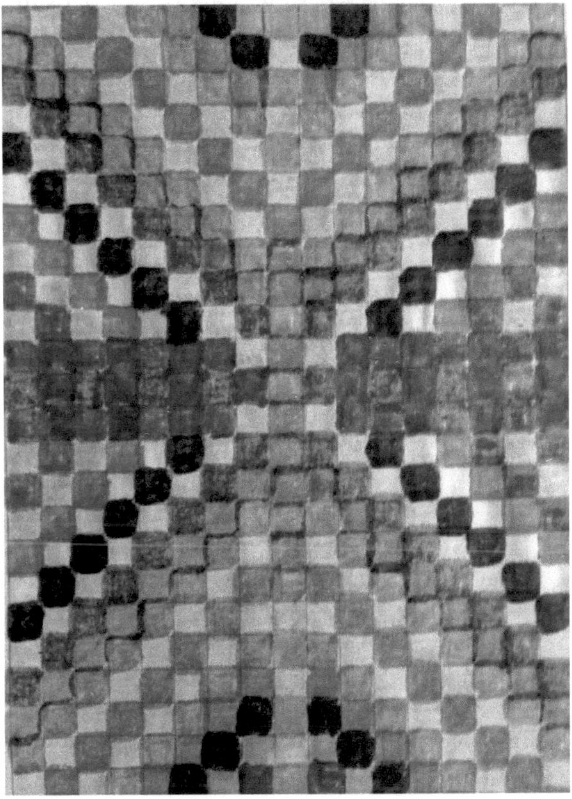

Euch also darf ich erziehen, meine Kids! Normale und anständige Menschen aus euch machen. Wie soll das denn bloß funktionieren, mit diesen unglaublichen Dämonen in mir? Ihr braucht keine guten Noten mit nach Hause zu bringen, darum geht es mir nicht. Trotzdem finde ich, dass Leistungen angemessen sein sollen. Damit meine ich, dass die Benotung zu euren tatsächlichen Fähigkeiten passen sollte. Das wäre schön. Auch will ich, dass es euch psychisch besser geht als mir. Mich bezeichne ich ja selbst als total »irre.« So verrückt, dass es schon nicht mehr zum Aushalten ist und man darüber nur noch lachen kann. Damned! Mein Leben erscheint mir wie ein Ritt auf einer scharfen Klinge, ständig schneide ich mich irgendwo. Es fließt Blut im übertragenen Sinne, aber nicht nur bei mir. Also nochmal, »wie soll ein Hirni einen anderen anleiten und ihn auf das Leben vorbereiten«? In der Wirtschaft und im Sport gibt es ein Sprichwort.

»Wenn zwei Kranke zusammengehen, dann wird daraus kein Gesunder.«

oder

»Zwei Einbeinige rennen trotzdem nicht so schnell wie einer mit zwei Beinen.«

Ich bin der Meinung, dass sowohl ich als auch eure Mutter eher Einbeinige sind. Als Beweis führe ich die Spiegeltheorie an. Außerdem wurden eure Eltern von »unterentwickelten« Müttern und Vätern mit schlecht angelegten Persönlichkeitssystemen erzogen. Meine Erziehungsversuche kommen mir stümperhaft und oft sinnlos vor. Ich selbst bin, was das Leben angeht, ein Laie geblieben und fange grade erst richtig an. Um es ein zweites Mal mit Sokrates auszudrücken: »Ich weiß, dass ich nichts weiß.« Meinen Nachwuchs will ich zu einem besseren Charakter (nur dieses Element der Persönlichkeit können wir stark beeinflussen) verhelfen, wie ich ihn mit auf das Abenteuer Lebensweg bekommen habe. Oft kommt mir die Bildung vor wie ein Kampf gegen Windmühlen. Das wird vielen Lesern so gehen. Aus Verzweiflung und Not habe ich jede Menge Erziehungsratgeber gelesen. Hier gibt es gute Tipps und Ratschläge in den Büchern, vieles ist aber eher allgemeiner Natur. Konkrete Beispiele oft Fehlanzeige. Wie soll das auch funktionieren? Es will sich ja keiner so weit aus der Wandöffnung lehnen. Ich glaube aber, es ist wie so oft im Leben. Manche können es und manche nicht. Einige haben auch Glück bei der Förderung. Es gibt coole Leute, es gibt entspannte Typen, Choleriker, emphatische, achtsame, welche, die gut malen können usw. Ich zähle mich zu der Sorte Eltern, die es gut meinen, und der Ausgang bleibt eher ungewiss. Eigentlich genau so, wie ich es durch meine Familie erfahren habe. Mit dem einzigen Unterschied, dass ich das kleine Einmaleins beherrsche. Immerhin sowas wie eine drei minus. Es könnte ja auch schlechter sein. Meinem Gutdünken nach ist es das beste, wenn ein Individuum eine gesunde Persönlichkeit hat. Dies sehe ich als meine Aufgabe an, ich möchte, dass ihr eine gute und tragfähige Psyche und starke Persönlichkeit ausbildet. Also nicht so wie ich, so ein verkorkstes Etwas, so ein verkrüppelter Baum werdet. Vielleicht schaffe ich mit meiner Transformation, bald ein besseres Ideal abzugeben und damit wäre schon die halbe Miete eingefahren.

Oft treten in der Erziehung meine schlechten Muster zu Tage. Ich versuche sie dann zu ignorieren und anders zu handeln. Das gelingt natürlich nicht immer. Zufrieden bin ich auf keinen Fall, aber ich kann es auch nicht mehr ändern. Gelebtes Leben ist vorbei.

Ihr seid im Moment dieser Zeilen 10 und 13 Jahre alt und alles scheint ziemlich perfekt zu laufen. Eure schulischen Leistungen sind prima, trotzdem spüre ich nur wenig Glück, keine Zufriedenheit und nur selten Freude am Leben, bei euch. Ich versuchte euch in einem freien und natürlichen Sinn zu erziehen. Ohne Vorurteile und als sogenannte Freigeister. Zum Teil ist das gelungen, denn ihr habt konträre Ansichten. Ich selbst würde mich als melancholisch philosophischen Buddhisten, der einen Mantel aus Minimalismus und Frugalismus trägt, bezeichnen. Nach meiner Idee, ist das Leben hart und selten soft. Es dauert zumindest eine gewisse Weile, bis man in einen Flow kommt. Den wenigsten wird dies überhaupt gelingen. Die anderen werden leiden. Ich würde es sogar als einen ständigen Kampf bezeichnen. Wie ein Haifischbecken. Es kommt mir vor, als wären wir in irgendeiner Form moderne Sklaven, denen man versucht einzureden sie wären frei und Konsum würde das Dasein erleichtern. Die Werbung suggeriert: »Nimm dieses Produkt und du wirst topp.« Für mich fühlt es sich so an wie in Metropolis[137], dem Filmklassiker von Fritz Lang. Übrigens einer meiner Lieblingsfilme. Da gibt es die Stelle, wo der Arbeiter an der Maschine die Zeiger zu bestimmten Positionen bewegen muss. Diese Tätigkeit treibt ihn über den Rand der Erschöpfung. So ähnlich fühle ich mich heutzutage in meinem Job. Wobei ich ehrlich mitteile, der Job war auch total geil. Es ist eine individuelle Sache, der eine packt's, der andere geht unter. Ich war dort am absaufen. Erziehung ist heute durch die digitalen Medien und deren Omnipräsenz wie diese beschriebene Tätigkeit an den Zeigern. Zum Glück war es früher schon nicht anders, das zeigte schon Charlie Chaplin in seinem Film »Modern times«. Ich fühle mich oft hilflos dabei. Nicht nur, dass ich mich als Elternteil schlecht vorbereitet fühle, spüre ich, dass die Macht der Medien und Konzerne von allen um mich herum Besitz ergriffen hat. Ich würde diese Kraft als die dunkle Seite beschreiben. Man kann sie auch positiv nutzen, aber dazu gehört meines Erachtens eine gehörige Portion Bildung und eine innere Haltung wie die eines buddhistischen Mönches. Ich versuche auszugleichen und eine Orientierung außerhalb der digitalen Welt anzubieten, was mir nach meinem dafürhalten aber nur leidlich gelingt. Meine guten Ratschläge verpuffen ungehört. Für mich ist es sehr ermüdend, denn um mich herum ist niemand, der die Dinge genauso wahrnimmt. Vielleicht ist das auch schon wieder irgendeine neue Störung von mir. Hier darf ich aber höflichst immer an Prof. Maaz erinnern und seinen Begriff der normopathischen Gesellschaft.

Liebe Leserin und lieber Leser, ich will hier noch ein paar Beispiele aus der Wissenschaft anführen die aufzeigen sollen, dass die Verhältnisse aktuell stark entrückt sind. Viele Jahrzehnte oder Jahrtausende galt das männliche als das Maß aller Dinge.

---

[137] 1927 erschienener monumentaler Science-Fiction-Film und erster in das UNESCO Weltdokumetenerbe aufgenommener Film

Dann kam die Emanzipation und ich habe mittlerweile den Eindruck, dass es einen richtigen Männerhass gibt. Frauen wollen so stark sein wie die Herren. Die Gruppe der Damen wird in technische Berufe gedrückt. Nach meinem Dafürhalten und vielen groß angelegten Studien der letzten Jahre funktionieren beide Stile nicht. Heute stehen wir noch am Anfang der Synthese, also wir versuchen einen guten Nenner aus der aktuellen Gender-Forschung zu formen. Wie sollen Erziehungsberechtigte, die nicht in ihrer gesunden Polarität[138] verankert sind, ihr Kind, ihre Kleinen ordentlich formen (Bei den Jungen ist wohl Asexualität ein Thema)? Es kommt zwangsläufig zu einer Weitergabe der schlechten und überholten Werte. Die Gruppe der weiblichen Wesen steht zum Beispiel für Empathie und die Gruppe der Männer für Sachlichkeit. Es ist nicht möglich, zugleich gefühlsbetont und rational analytisch zu sein. Dieser Spagat macht keinen Sinn und er ist auch nicht leistbar. Ein letzter Musterfall, dann will ich ja über Erziehung reden und nicht über Gender Studies, aber es ist wichtig zu verstehen, dass der Mainstream heute nicht unbedingt richtig liegt. Weder in Erziehungsfragen noch in Bezug auf Frauen und Männer oder die aktuellen Nöte der Bürger. Gerade ein großer Unterschied zwischen den Geschlechtern macht den Reiz aus. Vereinfacht ausgedrückt, ein großer Gender Gap bedingt einen großen Eros, also Anziehung. In Ländern, in denen Frauen gleichberechtigt sind, wählt die Gruppe der Frauen häufiger soziale Berufe und weniger technische. Um diese Tatsache noch weiter zu untermauern, will ich hier noch die Studie von Gijsbert Stoet und David Geary anführen. Sie erklärt, was die Fakten bereits vorwegnehmen. Je mehr Gleichberechtigung zwischen den Gruppen herrscht, desto eher ergreifen die Geschlechter die Berufe, die zu ihren kognitiven

---

[138] Soll bedeuten, eine Frau fühlt und handelt wie eine Frau und versucht sich nicht anzugleichen. Gerade die Polarität macht das Zusammenleben spannend.

Fähigkeiten passen. Die Frau kann einiges besser (Lacht, eigentlich fast alles), z.B. Lesen und reden und der Mann ist dafür stark und distanzierter. Man muss nicht überall dabei sein wo es qualmt oder glitzert.

Ich proklamiere einen achtsamen Lebensstil und bin was meine Handlungen angeht extrem motiviert. Daraus resultiert ein Anspruch die Dinge die das Leben an mich heranträgt bestmöglich erfüllen zu wollen. Nicht im Sinne von pedantisch oder perfektionistisch. Das habe ich hoffentlich abgelegt, sondern die Umkehrung ist bei mir im Moment angesagt. Ich versuche entspannt zu sein, dazu gehört eine gewisse Fehlertoleranz zu akzeptieren und ein Laissez faire Stil[139]. Trotzdem hat ein Gegenstand oder jedes Ding meinen vollsten Respekt und meine Aufmerksamkeit verdient. Das impliziert einen guten Umgang mit zum Beispiel Lebensmitteln. Produkte und die Leistungen der Arbeiter und Angestellten die sie produziert haben anzuerkennen und wertzuschätzen und sie nach Möglichkeit nicht achtlos zu behandeln. Im Film der letzte Trapper[140], geht der Protagonist Norman Winther zu jedem getöteten Tier, legt seine Hand darauf, bedankt sich bei ihm und erklärt seiner Seele warum er es töten musste. Man könnte noch anmerken, dass ich ehrgeizig bin. Das stimmt auch. Ich will die kurze Zeit die mir geschenkt wurde nutzen. Getreu dem Motto Carpe Diem[141]. Geboren wurde ich, das steht fest und das was noch sicher kommen wird ist der Tod, das ist auch bereits in Stein gemeißelt und dazwischen ist eine gewisse Zeitspanne. Mathematisch ausgedrückt könnte das so aussehen;

---

[139] Bedeutet für mich das Leben zu genießen und es laufen zu lassen. Wie einen ursprünglichen Fluss.

[140] Kanadischer Film bzw. Doku über einen Trapper und seine Frau in den Rocky Mountains aus dem Jahre 2004.

[141] Nutze den Tag bzw. Genieße den Moment. Ausspruch des Dichters Horaz.

L Z= G + ZW + T
Lebenszeit = Geburt + Zwischenzeit + Tod

Liebe Leserin und Leser, auf nichts haben sie hier groß Einfluss, außer auf den Wert ZW, die Zwischenzeit. Sie können noch die Geburt von anderen und ihren Abgang beeinflussen. Als Bild kann ihnen hier ein Wecker dienen, eine Sanduhr oder die Parkuhr. Nur wissen sie nicht wie viele Groschen eingeworfen wurden. Sie können auch keine Münzen nachwerfen, denn sie sehen ihre persönliche Parkuhr nicht. Das Universum versteckt sie vor ihnen. Etwas positives gibt es aber. Sie können die Zwischenzeit womöglich beeinflussen und ausgestallten. Unbeabsichtigtes Bummeln, ständiges Feiern oder Chillen ist mir fremd geworden. Ich will mich ständig weiter bilden, mich philosophisch überdenken und ich bin ganz versessen auf die Natur. Modern würde man »Bushcraft« dazu sagen oder Waldläufer. Ständige Bildung ist für mich der Schlüssel zur Erkenntnis und Weisheit. Sie lässt dich dein ödes Hamsterrad erkennen und stoppen. Voraussichtlich werde ich in naher Zukunft dem Universum dienen. Ich glaube ich tue es schon. Lacht!

Als Kinder und Jugendliche tobten wir immer im nahen Stadtwald. Wir waren so eine Jugendgang wie die Vorstadtkrokodile[142]. Hier in der Gegend gab es ein paar verlassene Anwesen. Abgesperrt durch einen hohen Bauzaun. Daran hingen so gelbe Schilder »Betreten verboten. Eltern haften für ihre Kinder«. Unsere Familien wussten genau wo wir waren. Sie hatten aber nichts dagegen. Wir haben die Häuser okkupiert und kletterten dort herum. Ab und zu gab es einen Verletzten oder eine Scheibe ging zu Bruch. Kein einziges Mal kam irgendein Elternteil und

[142] Kinderbuch und Kinofilm nach einem Buch von Max Grün von 1976.

schaute nach wo wir da eigentlich sind und ob es sicher oder gefährlich ist. Auch sonst war niemand von den Ordnungsbehörden dort jemals gesehen worden. Abends wenn es dunkel wurde gingen wir heim und freuten uns schon auf den nächsten Tag in unseren Festungen. Oft hingen wir auch in den verlassen Gärten und Obstbäumen ab. Wir haben echt ganze Nachmittage in Kirschbäumen gechillt. Ganz besonders lecker war immer die Zeit, wenn die Kirschen reif waren. Es dauerte mehrere Jahre bis die Häuser schlussendlich abgerissen wurden. Das war ein trauriger Moment und es erging uns so wie Arthur P. Dent aus Kapitel Hans V. Wir verloren unser Hauptquartier. Wir hatten dort viele Abenteuer erlebt. Von da an verlegten wir unser Dasein, wieder mehr in den angrenzenden Käfertaler Wald[143]. Durch das Spielen in der Natur und als Gruppe entstand ein Zusammengehörigkeitsgefühl. Wir sprachen uns ab was wir als nächstes tun. Hierzu hielten wir ein Plenum ab und irgendwann fand sich ein Vorschlag den alle oder die meisten unterstützen. Wir wählten einen König bzw. Anführer und einen Erfinder bzw. Propheten und die anderen waren Krieger. Das ganze wechselte ständig, wobei ich eigentlich immer der Erfinder blieb. Lassen sie mich an dieser Stelle kurz auf die Archetypen, nach C.G. Jung hinweisen. Archetypen sind Urbilder die in unserem Unbewussten und über alle Kulturen hinweg angelegt sind. Es gibt exemplarisch den Krieger der einem gerechten König dienen will oder den Propheten bzw. Weisen der Quasi als Alpha Tier auch mal etwas unbequemes sagt, den Liebhaber (den gab´s noch nicht bei uns) usw. Ein sehr interessantes Thema. Es gibt natürlich noch mehr Urmuster. Aber das würde hier den Rahmen sprengen. Ich wollte nur aufzeigen, dass wir als Buben schon diese Archetypen lebten. Wenn wir so umherstreiften hatten wir nie etwas zu trinken oder essen mit. Wir assen Beeren und Früchte aus den ver-

[143] Meistbesuchter Stadtwald in Baden-Württemberg und größtes Waldgebiet in Mannheims Norden.

lassenen Gärten oder von anderen Stellen. Es gehörte einfach dazu Kirschen bzw. Obst aus einem fremden Garten zu naschen und lautstark und mit Schimpfen von dessen Besitzer vertrieben zu werden. Ausser Atem fanden wir uns dann im Urwald immer wieder an einer verabredeten Stelle ein. Kein Erwachsener konnte uns bis hierhin folgen. Wasser gab es an zwei Brunnen. Wir waren richtige Lausbuben. Wir bastelten uns Waffen zur Verteidigung und nannten es Erfindungen. Zum Bsp. waren wir sehr gut im Bogen bauen. Jeder von uns hatte einen Holzbogen (von der Haselnuss) mit Pfeilen aus getrocknetem Goldregen. Als Spitze diente uns ein Stück aus einem verrosteten Stacheldrahtzaun. Wir brachen, dann immer so kleine Teile heraus, ein Ende kam in den Pfeilschafft und fixierte dort die rostige Eisenspitze. Das andere Ende schaute gefährlich aus dem Bogengeschoss heraus. Manchmal lieferten wir uns kleine Scharmützel mit einer anderen Gang. Leider waren die Jungs dort alle älter und wir zogen eigentlich immer den kürzeren. Wir kämpften tapfer, aber aussichtslos immer wieder. Mein bester Freund damals war besonders furchtlos und frech. Er kam aus einem rauen Elternhaus. Dort wurde er regelmäßig von seinem Vater so richtig durchgeprügelt. Ich war manchmal total entsetzt. Von der Mutter erhielt er nur Ohrfeigen. Er hatte noch einen älteren Bruder. Ich weiß nicht ob es an den Schlägen lag. Auf alle Fälle war Lutz, so hieß er, ein großer Kämpfer. Sein älterer Bruder starb recht jung bei einem Motorradunfall und auch Lutz der viel bessere Noten wie ich in der Schule hatte, sackte plötzlich zu Beginn der 3 Klasse ab. Der Vater von Lutz war unglaublich streng. Einmal nahm sich Lutz ein Stück aufgeschnittenes Brot aus der Küche. Sein Vater bemerkte das und er bekam eine ordentliche Ohrfeige und einen lauten Fön. Auch bekam Lutz mal einen dieser Pfeile während einer Schlacht in sein Gesicht und er landete in einem seiner Ohren und steckte dort mit der verrosteten Spitze fest. Er weinte sehr, wir zogen den Pfeil heraus und dann war es auch wieder gut. Wir machten einfach weiter. Selten ging wirklich mal einer von uns, wegen einer Verletzung nach Hause. Ich bin der Meinung wir hatten fast zu viele Freiheiten. Es hätte uns allen gut getan, wenn die Eltern auch etwas präsenter gewesen wären und sich mal für unser Treiben interessierten. Lutz hatte es natürlich besonders schlimm erwischt. Heute denke ich, also im Nachhinein, dass diese Art der autoritären Erziehung nicht gut war. Es war einfach zu brutal. Lutz und sein Bruder standen unter starkem diktatorischen Einfluss in Form von verbaler und körperlicher Gewalt. Dieses Dilemma suchte sich dann Ventile. Bei Lutz ein Leistungsabfall bzw. Verbitterung und bei seinem Bruder vermutlich eine große Risikobereitschaft. Was Lutz heute macht weiß ich nicht. Einmal haben wir uns noch getroffen und ich dachte mir nur, wir sind jetzt sehr unterschiedlich von unserem Bildungsniveau.

Ich selbst wurde auch ab und zu geschlagen. Meistens von meiner total überforderten, aus irgendeinem Grund gefrusteten und verzweifelten Mutter. Ich glaube die würde heute noch zuschlagen, wenn sie könnte und sich traute. Die Gründe für die Hiebe von Alexis sind mir bis heute nicht in Gänze klar. Von Major Nelson bekam ich mal auf dem Spielplatz ein schallende Ohrfeige weil ich nicht zum Essen kam und eine freche Bemerkung, deren Inhalt ich heute nicht mehr so recht weiß losließ. Ich Glaube es war damals so, dass ich vom Fenster im 1. OG zum Essen gerufen wurde. Wir wohnten zu diesem Zeitpunkt auf der Vogelstang. Da ich gerade mit einem Freund spielte, wollte ich lieber bleiben und rief zurück »keine Zeit oder so«. Daraufhin kam mein Vater nach unten. Oke dachte ich der holt dich jetzt halt hoch. Wie er bei mir war hagelte es für mich total unerwartet eine Ohrfeige und zwar eine wonach dir der Kopf klingelt. Ich war entsetzt und schämte mich vor meinem Kamerad. Solche Erlebnisse haben sich tief in mein Gedächtnis eingebrannt. Ich erinnere mich auch an eine Prügel und Schreiattacke von Alexis. Die Szene spielt sich im Bad ab. Wir waren damals schon in die

Gartenstadt umgezogen. Auf dem Boden kauere ich in geduckter Haltung vor dem Heizkörper und meine Mutter schlägt von oben schreiend und wütend, außer sich auf mich ein. In meiner Erinnerung ist der Vorfall so abgespeichert, dass ihre Treffer zwar Schmerzen, ich aber das Gefühl habe dass ich härter Zuschlagen könnte. Ich habe zwar Furcht, aber ich spüre keine Überlebensangst. Die Attacke von Alexis ist schrecklich und grausam, aber ich kann es aushalten und ich provoziere sie auch noch durch meine Mimik. Ihre Schläge prasseln von oben unkontrolliert auf meine Arme, die ich zum Schutz über mich halte. Es entstehen diese typischen Abwehrverletzungen wie man sie in der amerikanischen Sendung Medical Detectives oft sehen kann. Ich versuche mir nichts anmerken zu lassen und mache mich lustig über sie. Sie erreicht nicht das geringste durch die Prügel oder doch? Das macht sie nur noch rasender. Wie diese konkrete Situation ausgegangen ist, weis ich nicht mehr. Ich habe keine Erinnerung daran. Vermutlich hat sie irgendwann einfach aufgehört und wird gegangen sein. Mit Sicherheit habe ich auch noch Stubenarrest bekommen. Eine Entschuldigung hörte ich nie. Für mich schien es normal, dass Eltern sich so verhalten.

Als Ehrenrettung will ich aber anführen, dass ich mir sicher bin, dass meine Eltern es gut gemeint haben mit der Erziehung. Sehr wahrscheinlich haben sie früher viel mehr Prügel bezogen und ich war ja auch wild. Im Nachhinein würde ich sagen, war der größte Erziehungsfehler, Mangel an Aufmerksamkeit, tatsächliches Interesse an mir als Individuum und ein Nichtvorhandensein an wahrer, großer, echter, bedingungsloser Liebe. Daraus entstanden Wüsten in meiner persönlichen Architektur. Durch den ständigen Druck von Alexis, dass ich nichts recht machen konnte. Ihre unkontrollierbaren Ausbrüche und ihr unstetes Wesen. Man wusste nie woran man war. Heute so morgen so. Sie konnte sich an ihre eigenen Regeln nicht halten. Am nächsten Tag wurde alles umgeschmissen. In ihrem Reden und

Handeln lag keine Konstanz. Daraus ergab sich bei mir, eine totale Disruption meiner Persönlichkeit. Mein zweitgrößter Habitus war außerdem dieses Nichtvorhandensein der Vaterfigur. Meinen Erzeuger kenne ich zur Anfangszeit nur arbeitend und nicht bei der Familie anwesend. Ich verstehe er war ehrgeizig und wollte seiner Sippe etwas bieten. Das hat er auch und ich bin ihm dankbar. Ich glaube aber es war auch eine Flucht vor einer Ehefrau, die ich als Haustyrannen bezeichnen würde. Es ist das alte Spiel von unvollkommenen Männern. Sie gehen lieber arbeiten, wie dass sie zu Hause bei einer ständig nörgelnder Gattin abhängen, der sie nicht viel recht machen können. Wer weiß schon was es noch für Gründe gab? Zu Hause regiert der Mief und Draußen im Job das Abenteuer. Meine Kinder selbst haben ihre Oma noch kennenlernen dürfen und konnten sich so selbst ein Bild von ihr machen. Im Alter ist sie aber ein Schatten ihrer Jugendlichkeit gewesen. Ich meine das im positiven Sinne. Es gäbe noch viel anekdotenhaftes zu berichten, doch lassen wir Mutter und Vater hinter uns und versuchen wir nicht mit Groll auf sie zu blicken und probieren wir allen zu vergeben. Versuchen wir das positive zu erkennen und zu bewahren. Meine Eltern waren fleißige und ehrliche Arbeiter, gute und treue Staatsbürger. Liebe Leserin und Leser widmen wir uns wieder meinem »Erziehungsmurks.«

Ganz im Sinne der Aufklärung wollte ich Euch zu freien und feinen Geistern erziehen. Selbstkritisch muss ich einräumen, dass mir vieles Misslungen ist. Zunächst befanden wir uns als Eltern in einem Konsumrausch. Der eine sammelte abgelegte Sachen, restaurierte diese und der andere bestellte als gäbe es kein Morgen mehr Zeugs im Internet. Unser schönes Haus in einer der bekannten Gartenstadtsiedlungen[144] war total voll mit Krimskrams. Es war im übertragenen Sinne Seelenmüll. Irgendwann wurde ich krank und hier schließt sich der Kreis zum Beginn des Buches. Im Nachhinein betrachtet war ich ein schlecht und wenig perfekt angelegter Mensch. Meine Discokugel hatte viele trübe Facetten in total ungünstigen Konstellationen und Mustern. Nicht so schöne symmetrische wie auf dem Kapitel-Bild. Daran bin ich selbst schuld. Ich konnte es damals nicht besser machen, sorry. Ich entschuldige mich für alle Ungerechtigkeiten und Fehler, auch die zukünftigen. Die Frage nach der Kausalität meiner psychischen Erkrankungen bzw. der Schuldfrage kann ich nicht beantworten. Vielleicht war auch etwas Pech dabei. Letztendlich ist eine Krankheit auch eine Prüfung und man kann gestärkt daraus hervorgehen. Durch meine psychische Erkrankung veränderte ich mich. Es wurde mir klar, dass ich so nicht weitermachen wollte. Ich kam zu dem Schluss, dass es für die Familie und eure Erziehung am Besten ist wenn ich unser gemeinsames Milieu verlasse. So geschah es auch. Ab diesem Moment hat sich mein Leben komplett verändert. Ich dachte viel nach und kam nach Jahren zu der Erkenntnis, dass ich minimalistisch und buddhistisch leben möchte. Außerdem möchte ich die Natur und das Universum achten und alles dafür tun, dass sie meinen Kindern und natürlich allen anderen auch, erhalten bleibt. Ich wurde Buddhist mit christlichem Unterbau. Die Frage nach Gott, kann ich nicht beantworten. Es gibt keinen Beweis dass es ihn gibt und auch keinen, dass es ihn nicht gibt. Viele sehen letztere Argumentation als Bestätigung, dass es ihn geben muss. Schauen wir uns auf der Mutter Erde um, dann werden wir über ihre Schönheit und Wunder staunen. Wem ist nicht schon beim Anblick einer schönen Blume die Spucke

---

[144] Gardencity ist eine aus England stammende Bewegung die den Arbeitern in den Vororten lebenswertere Wohnbedingungen und günstigeren Wohnraum schaffte.

weggeblieben. Oder beim Blick von einem Gipfel, zB. dem Nebelhorn[145], bei schönem Wetter ein Wow über die Lippen gekommen. Wildnis kann uns überwältigen. Wenn es einen Schöpfer oder nennen wir ihn höheres Wesen oder Miss Universum gibt, dann können wir vor allem zwei Dinge darüber sagen. Es vollbringt wunderschöne Materie und ist zugleich sehr brutal und unbarmherzig. Irgendwie ist ein Überich oder ein Erschaffer mit unserem Verstand schwer denkbar. Warum zeigt es sich nicht und warum können wir es nicht aufspüren mit unserer Technik. «Könnte man das göttliche beweisen so wäre es nicht göttlich.« Vorstellbar ist vielleicht, dass irgendwann einer der neuen Quantencomputer darauf eine Antwort findet. Bisher scheint mir eine der plausibelsten Antworten aus dem Buch »Per Anhalter durch die Galaxis« von Douglas Adams zu kommen. Hier ist Frage nach dem Sinn des Lebens, dem Universum und überhaupt, als Antwort die Zahl 42 mit dem Hinweis, dass die Frage zu vage formuliert ist. Das könnte bedeuten, dass wir uns bei der Fragestellung mehr Mühe geben müssen. Laut Mathematik wäre das Leben vorhersehbar, wenn wir die Postion eines jeden Teilchens auf der Erde bestimmen und ein Supercomputer die Daten analysiert. Wer braucht das? Lacht!

Wie sieht aber unsere Realität aus? Ich hatte wie man so schön altertümlich sagt dieses Damaskuserlebnis[146]. Es gab in meinem Lebern eine 180 Grad Wende. Ich erkannte, dass für mich das weitere streben nach Materie und das präsentieren derselben nicht erfüllend ist. Aus diesem Grund suchte ich mir etwas neues. Auf dieser Mission nach einem besseren Weg für mich, für uns, fand ich die Liebe. Eigentlich bin ich bis heute auf Recher-

---

[145] 2224m hoher Berg in den Allgäuer Alpen mit einem 400 Gipfel Blick.

[146] Meint einen Vorgang durch den sich eine Person zum positiven verändert.

che. Sicherlich hatte ich schon einige erhellende Momente. Die ganz große Erleuchtung, wie bei Siddartha[147], blieb bisher aber aus. Vielleicht kommt sie auch nicht mehr. Ich will versuchen es stoisch zu akzeptieren. Kleinere Offenbarungen hatte ich schon. Die Größte 2018 mit dem **NEIN**. Mir scheinen zum Teil die Hände gebunden. Äußere Umstände die ich nicht beeinflussen kann. Es hilft am ehesten Radikalität. Als Polizist hatte ich mir immer gesagt »Abendes kommst du lebend zurück, du gehst immer als Gewinner aus jedem Kampf bzw. Einsatz, wenn einer brutal ist dann bist du doppelt brutal, du siegst um jeden Preis.« Zu dieser zeit musste das so sein. Als Soldat braucht man das Herz nur als Muskel. Rückblickend kommt es mir nun so vor, dass sich seit dem Beginn meiner Wandlung viel verändert habe. Manchen reden so, als wäre kein Stein auf dem anderen geblieben und sagen ich wäre ein radikaler Egoist. Damned! Mir geht alles zu langsam. Zu meinem Bedauern stelle ich fest, dass mir (k)ein richtiger Freund mehr geblieben ist. Hans ist schon ein guter, aber er hat keine Selbst-Transzendez[148]. Das macht es schwierig tiefergehende Dialoge zu führen. Liegt eventuell auch daran, dass er ein Mann ist. Lacht! Auch die Familie stellt sich gegen meine neue Lebensweise. Selbst mir meine liebe und geschätzte Partnerin mit der ich seit acht Jahren zusammen bin, ist aktuell sehr unzufrieden mit mir. Beruflich passt es ja auch nicht mehr. Es klemmt und knirscht halt grade überall. Nach einigen Tiefschlägen und Rückfällen oder Rückschritten, befinde ich mich im Moment objektiv betrachtet in einer sehr guten Ausgangslage. Meine Microlage ist topp, denn ich gehe im Moment nicht zum Dienst. Der kurzfristige Ausblick zeigt mir, dass dies auch noch einige Monate sei weitergehen wird, dank meines

[147] Siddartha Gautama war der Begründer des Buddhismus. Er fand seine Erleuchtung nach langer Suche unter einem Baum.

[148] Bez. einen Zustand, in dem das Ich verlassen wird und wir einer höheren Sache dienen.

supertollen Dr. Sorgsam. Er ist recht jung und mir trotzdem in dieser Phase sehr ans Herz gewachsen. Zum Minimalismus hat sich jetzt noch der Frugalismus gesellt. Gerade wegen meiner momentan guten Lage, gibt es auch Unsicherheiten und Wünsche. Daraus resultiert eine Vision meines zukünftigen Lebens im Nebel. Ich erkenne bzw. spüre nicht, was ich als nächstes tun muss oder besser gesagt tun darf. Mit der Zuname der Möglichkeiten steigt auch die Qual der Wahl und das Problem, sich für eine Sache, eine Richtung, zu entscheiden. So ähnlich geht es heute jungen Leuten. Die westlichen Kulturen sind Länder bzw. Gesellschaftsformen, in denen es unzählige Möglichkeiten und Lebensformen gibt. Das macht die Sachen nicht einfacher. Es scheint unspektakulär, hier sein Auskommen zu haben (Hartz 42 - Wortspiel von Arthur P. Dent). Aber gerade in dieser Zeit stehen der Gemeinschaft große Eruptionen bevor. Der technologische Fortschritt bewegt sich immer schneller und niemand kann sagen, ob es die Tätigkeit, die wir heute noch ausüben, in ein paar Monaten als Job für echte Menschen noch gibt. Familienbiografien, in denen über Generationen der gleiche Beruf (z.B. Kumpel unter Tage) ausgeübt wird, scheinen der Vergangenheit anzugehören. Es ist grob kalkuliert nichts mehr sicher. Man könnte meinen, es bleibt kein Stein auf dem anderen, wenn man sich zu sehr mit dieser Thematik befasst. Auch die Medien sind voll von Untergangs- und Umbruchszenarien. Sehr interessant, aber auch diskussionswürdig, sind hier die Ausführungen von Dr. Krall[149] und Markus Müller (Mister Dax). Die Menschen fühlen sich unsicher. Wie soll ich euch und wie sollen auch andere ihre Zöglinge in dieser Gegenwart führen? Zunächst wollte ich euch ein guter Vater sein. Irgendwann habe ich bemerkt, das klappt so nicht. Ich bin auf dem falschen Pfad. Auf dem sogenannten Holzweg, aber total. Im Konsum finde ich nicht mein Glück. Ich spürte, so kann ich und so sollte die Menschheit nicht

---

[149] Markus Krall ist Volkswirt und Risikomanager.

weitermachen. Jetzt habe ich nach einigem Studium der alten Philosophen, von Lebensratgebern, Psychokuren und nach Jahrzehnten der Therapie, Yoga, Thai-Chi, Quigong, Selbstreflexion und Aufstellungen etc. das Gefühl, dass ich nie auslernen werde. Ich glaube aber auch, dass das nicht so wichtig ist. Es ist notwendig, eine stabile, ausgeglichene, innere Struktur zu besitzen und in etwas Höherem aufzugehen. Seine persönlichen Wünsche am besten auf Null zu reduzieren und voller Zuversicht und Hoffnung in sich und das eigene Tun zu leben. Mir ist heute klar, es braucht nicht viel für ein erfülltes Leben. Nachdenken und erkennen, dass das vorgelebte und die jetzt geltenden Gesellschaftsmaxime nicht richtig sind. Scheißegal! Sie führen stattdessen zu immer mehr Konsum und zu einer Entfremdung. Der übermäßige »Shoppismus«[150] ist wie eine Todesspirale. Und diese Spirale dreht sich immer schneller, je mehr Gegenstände angehäuft werden. Es fehlt die Zeit, das ganze Zeugs zu verwalten, denn jedes Ding hat einen Anspruch und eine Schwingung. Das hatten wir schon im vorherigen Kapitel durchgekaut. Es kommt zur totalen Überforderung und einem Leben an der Oberfläche. Was wirklich wichtig ist, gerät in den Hintergrund, die Spiegelsteinchen der Discokugel werden dunkel und trüb. Der Mensch wird isoliert bzw. abgekapselt von einem würdevollen Dasein und er wird stattdessen ein tumbes, bauchgesteuertes Wesen, soll bedeuten, es findet kein Abgleich mehr mit Kopf oder Herz statt. Ein Gefühl entsteht, wir laufen beim Bäcker vorbei, es riecht gut und wir holen uns etwas. Nach einigen Jahrzehnten sind wir übergewichtig. Wo ist unsere Ratio hin? Sehr wahrscheinlich haben wir sie abgeschnitten und sind zu einem Tamagotchi[151] unseres Handys geworden. Früher haben wir die Teile gefüttert, heute nähren sie uns. Wer vor dem Auf-

[150] Ungesunder Konsum

[151] Ein virtuelles Haustier als Minicomputer, um das man sich kümmern muss, sonst stirbt es.

stehen auf sein Smartphone blickt, der erhält wahrscheinlich schon die ersten Anweisungen. Schlau wäre hier ein Ritual, eventuell erstmal Morgentoilette und danach bei einer Tasse Matcha das Handy in den »Arm« nehmen. Am traurigsten finde ich Menschen, die diesen Vorgang nicht erkennen und wahrhaben wollen. Hier ist jede Hoffnung verloren und sie sind gefangen in der digitalen Welt (second life) wie in dem Disney-Film Tron. Sehr gut finde ich ist diese Entfremdung und ihre Folgen in dem Film Wall E[152] dargestellt. Hier rettet schlussendlich ein Roboter die Menschheit. Vielleicht sollte man auch gar keine Angst vor der Zukunft haben. Es kommt, wie es kommt, und schlussendlich wird die Natur immer obsiegen. Möglicherweise sind ja auch die Roboter und die KI[153] unsere Rettung.

Nach meiner Kehrtwende im Leben, versuchte ich versäumtes und Erziehungsfehler zu korrigieren. Über mein früheres Leben kann ich mich nur wundern. Ebenso erstaunt bin ich über mein heutiges Dasein. Hier natürlich im positiven, meistens zumindest. Es kommt mir manchmal alles etwas traumhaft vor. Selbst mein kleines unbedeutendes Leben verstehe ich nicht annähernd. Vielleicht ist es wie mit den Schatten an der Wand. Also so, wie Platon es meinte. Wir erkennen nur die Umrisse an der Höhlenwand, welche von den Dingen verursacht werden, die um das Feuer tanzen. Es ist unsere Realität. So, liebe Leserin und lieber Leser, ich habe Platon in einem kurzen Poem zusammengefasst.

Wir wissen nicht, dass es Schatten sind.
Wir wissen nicht, dass es ein Feuer gibt.
Wir wissen nichts von den Tänzern.
Wir wissen nicht, dass wir in einer Höhle leben.

[152] Disney Film aus dem Jahre 2008. Die Erde wurde aufgrund von übermäßigem Konsum und totaler Vermüllung unbewohnbar.
[153] Abk. für Künstliche Intelligenz.

Wir haben keine Ahnung, dass es echtes Sonnenlicht gibt.

Bei Platon war es ein Zufall, der seinen Protagonisten erkennen lässt, woraus seine Welt bisher bestand und was außerhalb der Höhle noch existiert (wir wissen also fast nichts). Bei mir war es vielleicht auch nur eine glückliche Fügung. Ich bin froh darüber, aber es schmerzt auch. Erkenntnis und die Suche nach Antworten, sind nicht immer befriedigend. Auf der Suche nach Wissen stoße ich an einen Punkt, ich möchte ihn rein nach Clausewitz wiederum den Kulminationspunkt nennen. Dieser Kulminationspunkt oder Peak der Erkenntnis, von wo aus es kein Zurück gibt, hinterlässt ein großes und unglaublich »blutiges Schlachtfeld«. Überall liegen verstümmelte Gefühle in Form von Körpern, abgetrennte Gliedmaßen und wimmernde Richter und Kameraden. Das Leben fühlt sich danach nicht unbedingt besser an. Es geht nicht leichter. Trotzdem will ich die alte Biografie nicht zurück. Meinen Weg pflastern Leichen – im übertragenen Sinne.

Ich wollte meinen lieben Kindern die Welt näherbringen. Möchte, dass ihr nicht nur die Schatten anstarrt. Das ist ein ziemlich schwieriges Unterfangen. Gerade auch, wenn das soziale Umfeld es anders hält. Normalerweise ist es nicht gewollt, dass Menschen ihr Dasein richtig erkennen und Dinge hinterfragen. Bewusst und mit großem Geschick und manchmal sogar mit krimineller Energie gelingt es Konzernen, der Menschheit und den Kunden ihre Produkte aufzudrücken und immer häufiger sie dadurch abhängig zu machen. Ein wesentlicher Baustein hierbei ist, dass in uns ein Bedürfnis erweckt wird. Das funktioniert sehr leicht, denn wir alle tragen diese Daseinsangst, Neurosen und Furcht vor dem Unbestimmten seit Geburt in uns. Für die Eliten ist es leicht, uns mit ihren Produkten abzulenken und uns vorzugaukeln, dieses oder jenes würde unser Begehren, unsere Qualen heilen. Das beste ist auch noch, es hält nur kurz an. Der Mensch fällt sehr schnell wieder auf sein altes Niveau zurück. Untersuchungen zeigen, dass Lottogewinner nur kurz glücklicher sind, dann ist alles wieder wie früher. Kein Konsum auf der Welt kann also unsere innere Einstellung verändern. Die Industrie freut's, da hat jeder Erdenbürger eine Beschädigung in sich eingebaut. So eine Schwachstelle wie in so vielen Softwareprogrammen (Bug = Fehler). Nichts ist perfekt. Im Unterbewusstsein wurde dieser Drang (Exploit = systematisches ausnutzen von Schwachstellen) bzw. Sucht nach Konsum verankert, um uns dieses sinnlose Gefühl der Heilung vorzugaukeln. Das wird gnadenlos ausgenutzt. So kann man die Massen kontrollieren. Die natürlichen Glücksboten verstärken diesen Mechanismus. Dopamin ist ein Glückshormon, welches vom Gehirn zum Beispiel durch Essen, Shopping, Aggressivität oder Sex ausgeschüttet werden kann. Unserem Körper ist es egal, woher er sein Dopamin kommt. Die hormonauslösende Quelle ist ihm Schnurz. Er giert nur danach wie ein Junkie. Sie können Dopamin und die anderen Glücksdinger auch über geregelte Bewegung in der Natur bekommen. Letzteres scheint mir viel gesünder und ohne schädliche Nebenwirkungen. Sehr wohl weiß die Industrie darum, und auch dass durch den Gebrauch von Gegenständen dieses Gefühl der Unvollkommenheit nie ganz, sondern immer nur kurz verschwindet. Der ganze Kapitalismus, unsere Wirtschaft und das Gesellschaftssystem bauen darauf auf. Weil es wie ein Naturgesetz ist, klappt es auch so gut und fast alle machen mit. An der Spitze mag es Personen, sogenannte Eliten, geben, die diese Struktur befeuern oder es einfach weiterlaufen lassen. Vielleicht gibt es kein besseres! Ich will hier nur der Vollständigkeit halber erwähnen, dass ich weder ein Freund von irgendeinem politischen System bin noch von einer der großen Weltreligionen. Mein Freund Hans erzählte mal: »Religionen sind etwas für schwache Menschen, damit sie nicht verrückt werden.«

Ich will hier den Avocatus Diaboli[154] einnehmen und eine Lanze dafür brechen, denn ich finde der gläubige Mensch lebt ruhiger. Er hat es im Leben leichter und Dinge scheinen ihm einfacher. Liebe Leserin und lieber Leser, ich bin gläubig und der Meinung dass Glauben im religiösen Sinn zu einem erfüllten Leben gehört und hilft. Es ist angenehm, an einen Gott zu glauben, der für einen da ist. Diesen Schöpfer kann man anbeten und nach seinen Geboten leben.

Mir wäre es recht und ich würde meine Erziehung als gelungen ansehen, wenn meine Kinder eine stabile Persönlichkeit und ein fundamentales Verständnis der Gesellschaft und ihrer Mechanismen erlangt hätten. Das gelingt nur durch eigene Weiterbildung und ist in jungen Jahren meiner Meinung nach fast nicht zu erreichen. Der kapitalistische Organismus ist so angelegt, einschließlich der Schulen, dass die Probanden ungebildet bleiben, insbesondere in Herzensangelegenheiten. Keine Frage, die Menschheit wird immer intelligenter. Aber das nützt nichts. Man muss die richtigen Dinge tun und fühlen. Nicht jedes Gefühl ist richtig. Ein wesentlicher Baustein, um hier rauszukommen, ist für mich die heilsame Wirkung der Natur und ihr Schutz. Der Mensch sollte fest verwurzelt sein, wie ein schöner Baum. Außerdem sollte er das Studium der richtigen Quellen betreiben, um an andere Informationen zu kommen, denn im Mainstream wird man die Wahrheit nur selten hören. Ich würde diese Bäche der Weisheit als Alphaquellen[155] bezeichnen. Es ist sehr schlau, wenn man diesen zuhört. Natürlich sollte man aus keiner Informationsquelle einfach alles 1:1 übernehmen. Es ist wichtig, auch noch so seriös erscheinende Informationen und ihre Verbreiter

---

[154] Der Gegenpart, also der Fürsprecher , wäre der Advocatus Dei.

[155] Alphas sind meistens Menschen oder Gruppen, die eine unbequeme Meinung haben. Meiner Meinung nach bringen aber nur Alphas eine Gruppe oder Gesellschaft nach vorne. Als Bsp. nenne ich hier Alexander von Humboldt und Charles Darwin.

zu hinterfragen. Das gilt auch für mich. In diesem Sinne möchte ich ein Zitat von Schopenhauer anführen.

»Wer gegen Tiere grausam ist, kann kein guter Mensch sein.«

Unsere Gesellschaft ist aktuell so mitleidlos gegen Lebewesen wie noch nie zuvor in unserer Evolution und als Parallele gibt es so viele Konflikte wie noch nie und diese werden mit einer noch nie da gewesenen medialen Grausamkeit ausgetragen und gezeigt. Ich versuche durch die Naturerlebnisse meine Kinder zu erden und ihre Entfremdung zu stoppen oder zu verhindern. Erziehungsfehler, die ich eventuell begangen habe, will ich so transformieren. Das tut mir leid, ich entschuldige mich nochmal dafür bei Ihnen und möchte es korrigieren. Versäumtes will ich wieder zurechtzurücken, zumindest euch Möglichkeiten aufzuzeigen wie ihr leben könnt und wie ihr euch selbst heilt. Im Moment kommt es mir so vor, als sei eure Psyche ok und euer Selbstwert ansteigend. Ich möchte keine Konsummonster und gefühllosen Zombies aus euch machen. Mein größter Wunsch ist es, euch gut anzuleiten. Das braucht viel Zeit und Aufmerksamkeit, eigentlich bleibt da keine Minute mehr, um meinen Beamtenjob weiterzuführen. Zum Universum bete ich, dass es dort beim hohen Rat auch so gesehen wird. Hier noch einige kurze Regeln, die jeder Erziehungswillige selbst ergänzen und mit Leben füllen darf.

> Sei nicht erschrocken über die Äußerungen von Kindern, auch, wenn sie dich betreffen. Kinder schießen schonmal über‘s Ziel hinaus.
> Sei nicht zu gut zu deinen Kindern. Sie brauchen nicht alles und jedes Spielzeug. Am wichtigsten ist für sie Zeit, die du mit ihnen verbringst.
> Sei stark und konsequent in deiner Haltung, das verleiht den Kids Sicherheit. Lass dein Kind sich auch mal mit dem Messer schneiden. Sei nicht übervorsichtig. Eigene Erfahrungen sind am besten.

Bleibe bei deinem Wort und halte, was du sagst, auch ein.
Nimm deine Kinder ernst, wenn sie zu dir kommen und dir ihr Herz ausschütten. Hier hast du oft nur eine Chance, danach hast du es vergeigt.
Sei bereit dich, bei deinem Kind auch mal für dein schlechtes Verhalten zu entschuldigen, denn es kann nicht sein, dass du als erwachsener Mensch keine Fehler machst.
Ich bin nicht perfekt und du als Elternteil auch nicht, also machen wir uns nichts vor!

Liebe Leserin und lieber Leser, ich will hier enden, denn ich denke, es ist genug gesagt. Ein letztes sehr aktuelles Statement möchte ich noch loswerden. Neuere Untersuchungen[156] belegen, dass Vegetarier und Veganer häufiger emphatischere Wesen bzw. hochsensibel sind. Ich lasse das umkommentiert stehen. Und noch ein Zitat eines meiner Lieblingsautoren Leo Tolstoi[157] zum Ende des Kapitels. »Solange es Schlachthöfe gibt, wird es auch Schlachtfelder geben.« Niemand wird hier missioniert, aber es wäre gut, weniger Leichenteile zu essen, das macht vitaler. Gerade bei Männern steigt dadurch sogar der Testosteronspiegel an[158]. Testosteron zündet die Libido.

---

[156] https://www.uni-mainz.de/presse/72057.php und https://albert-schweitzer-stiftung.de/aktuell/empathische-vegetarier
[157] Russischer Schriftsteller und Vegetarier. Er trank keinen Alkohol und rauchte nicht.
[158] https://www.zentrum-der-gesundheit.de/artikel/testosteronspiegel-steigt-mit-dieser-ernaehrung

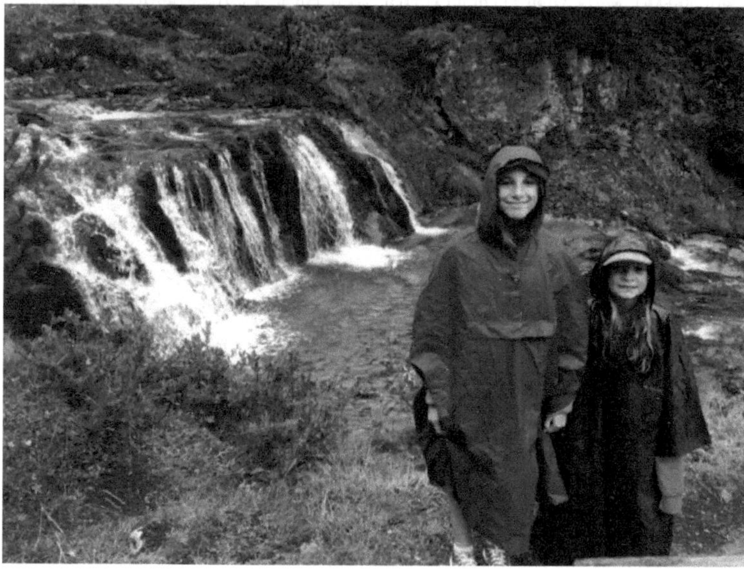

Hallo, liebe Leserin und lieber Leser, heute, das ist schon Dezember 2019, war ich einige Stunden im beliebtesten Mannheimer Stadtwald mit dem Mountainbike unterwegs. Es war sehr entspannend. Ich finde es immer wieder unglaublich und phänomenal, wie gut man sich nach einem Waldbad fühlt. Mit Sicherheit kennen Sie die Bücher von Peter Wohlleben[159], dem Förster, oder Conrad Amber[160] über Wälder und Bäume. Hier, ich meine im Grünen, kam mir auch die Idee, dieses Kapitel noch im Buch einzubauen. Ich möchte ehrlich versuchen es knapp zu halten. Voraussichtlich wird mir das diesmal gelingen. Allgemein ist es so, dass ein Staat Bürger, also Nachwuchs,

[159] Eh. Förster und mittlerweile Bestsellerautor. Schreibt super spannende Bücher über Bäume und das woodwideweb.

[160] Fotograph und Autor. C. Amber hält sehr schöne Vorträge über einzigartige alte Bäume.

braucht. Es tut mir leid, wenn ich Paare oder Menschen ohne Kinder sehe. Es scheint mir nicht normal und viele Gründe vorgeschoben. Ich traf mal hier bei mir in der Siedlung ein Pärchen. Das ist schon einige Jahre her. Wir alle kannten uns von der Realschule in der Gartenstadt. Ich erzählte von meinen Kindern. Natürlich voller Begeisterung. Habe aber nicht daran gedacht, dass ich mein Gegenüber kränke oder es sich angegriffen fühlen würde. Das wollte ich ja auch nicht. Auf alle Fälle fühlte sich der weibliche Teil der beiden plötzlich genötigt, eine Rechtfertigungsrede zu halten, warum sie denn keinen Nachwuchs hätten. Auf den Punkt gebracht, war es wohl die schlechte Welt und die wollten sie niemandem antun. Beide wohnen in einem riesigen Haus und fuhren damals ein Cabriolet und noch ein weiteres Auto. Ich nahm sie als Konsumritter war und habe mir gedacht, dieses Argument ist vorgeschoben. Vielleicht hätten kleine Wunder in ihrem Leben nur gestört. Was kann es außer gesundheitliche Gründe denn noch für Argumente geben, keine Kids zu wollen. Ich finde, solche Menschen berauben sich eines Mysteriums. Es liegt in unserer Natur, dass wir uns fortpflanzen sollen. Also Paare ohne Kinder finde ich suspekt. Mein tiefstes Mitgefühl haben alle diejenigen, wo es nicht klappt oder die Nachkommen verstorben sind. Jetzt haben wir kurz Babys im Allgemeinen behandelt und nun möchte ich im Speziellen etwas zu meinen Kindern sagen.

Ich habe zwei Kücken und bin so froh darüber. Mädchen sind so toll und es ist, glaube ich, viel leichter in unserer Zeit, Prinzessinnen vernünftig groß zu kriegen als Jungs. Mit denen habe ich etwas Mitleid, denn das Schulsystem ist ja total altbacken, aber für Backfische zweimal nichts. Kein Wunder, dass viele Ehefrauen sagen, mein Mann ist langweilig. Mädchen kriegen das irgendwie noch besser hin, aber die armen Jungs, die leiden. Zu meinen Zöglingen könnte ich viel Positives berichten. Zwei Punkte greife ich heraus, die schwierig sind. Zum einen sind das die Nutzung von digitalen Medien und zum anderen die Pubertät. Das eine muss halt sein, beim anderen versuche ich sie so oft wie möglich raus in die Natur zu kriegen. Nachdem ich aus meiner letzten Kur, wie Sie wissen, dienstunfähig entlassen wurde, brauchte ich erstmal eine Auszeit. Es war dringend nötig in die Wildnis zu gehen um einen klaren Kopf zu kriegen. Aus diesem Grund liefen wir zu dritt den Lechweg[161]. Meine jüngste war damals erst zehn Jahre alt. Auch durch mein **NEIN** war das möglich geworden, denn ich war ja krank geschrieben. Damals dachte ich noch, ich werde demnächst genesen sein und wieder arbeiten können. Konkret hatte ich geplant, Ende 2018 wieder einzusteigen. Was ich damals noch nicht wusste, war, dass das nicht klappen würde. Durch die Krankheit erhielt ich viel freie Zeit, in der konnte ich mich bewegen, denn ich war ja nicht körperlich angeschlagen, sondern psychisch und da soll die Natur ja bekanntlich helfen. Ich bin 2018 noch den Elbradweg gefahren und den Fürst-Franz-Radweg durch das Gartenreich Dessau Wörlitz. Mit meinen Kindern bin ich noch die Kanzelwand hochgeklettert und auf die Zugspitze durch das Höllental und über den Höllentalferner, und noch vieles weitere. Außerdem war ich noch auf Elba, Rügen, in Pisa, Florenz und der Toskana. Das alles hätte ich nicht machen können, wenn ich nicht **NEIN** gesagt hätte und wenn ich nicht so tolle kleine Erdenbürger hätte, die immer mit gehen und mir vertrauen, auch wenn es mal gefährlich wird. So, mehr will ich dazu nicht sagen. Geht mit euren Kids raus in die Natur. Wenn nur das mit den Smartphones nicht wäre und keine Vorbilder in ihrer Nähe, die mal kritisch das Thema digitale Mediennutzung aufgreifen. Ich bin hier ein einsamer Prophet. Lassen Sie uns gemeinsam zu einem weiteren sehr wichtigen Themenkomplex gehen.

---

[161] Länge etwa 130km, sehr gut ausgeschildert und leicht begehbar.

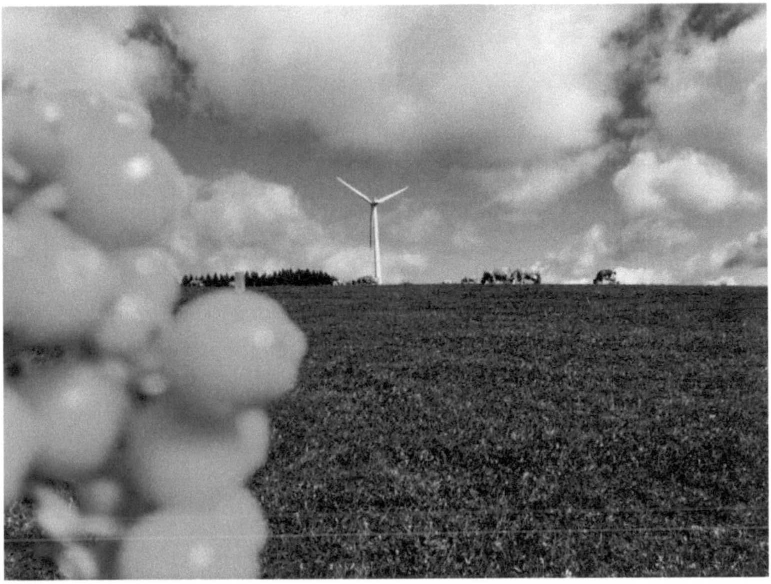

Liebe Leserin und lieber Leser, welche Werte lebe ich und welche wollen Sie leben? Nach meiner Überzeugung ist Vorbild sein eine der besten Möglichkeiten der Erziehung. Es ist wie beim kantschen Imperativ[162]. Sehr vereinfacht ausgedrückt: »Was du nicht willst was man dir tut, das füg auch keinem anderen zu.« Ein Muster aus der Praxis ist, welche Werte und Normen sollen in meinem Betrieb gelten? Ich kann nur von meinen Mitarbeitern verlangen, was ich auch bereit bin zu geben, also was ich auch vorlebe. Die Leute merken schnell, wenn ihnen jemand ein X für ein U vormacht. Ich vergleiche eine Familie oft mit einer kleinen Firma. Nicht im Sinne der Bilanz oder um

[162] Tatsächlich liest sich der kategorische Imperativ von Emanuel Kant etwas sperriger »Handle nur nach derjenigen Maxime, durch die du zugleich wollen kannst, dass sie ein allgemeines Gesetz werde.«

maximalen Gewinn zu erzielen, sondern mit ihren vielen Facetten. Es ist wichtig, dass sich die einzelnen Personen wohlfühlen. Die Atmosphäre muss stimmen. Alle sollten sich auf Augenhöhe begegnen. Zu streng ist schlecht, genauso wie zu antiautoritär. Heute benutzt man hier wohl die Begriffe autoritär und permissiv[163]. Postmodern würde ich also vorschlagen, dass ich meinen Erziehungsstil autoritativ[164] nenne. Das fällt den Kids manchmal schwer, denn die Handygeneration fördert eher narzisstische Anteile durch die ständige Beschäftigung mit sich selbst. Stichwort Selfies. Gerade in der Pubertät, wo das Gehirn und die Psyche eines jungen Menschen sich nochmal stark verändern, geht das dann ab. Regeln werden nicht eingehalten, stattdessen gibt es hysterisches Verhalten oder tiefe Melancholie und die Eltern sind fassungslos. Es ist also eine Gratwanderung bzw. eine Suche nach dem goldenen Mittelweg. Mir persönlich gefällt das mit dem Grat oder Gral besser. Ich empfinde die Bildung der Kids gegenwärtig als eine ständige Wanderung an der Klippe und ich bin leider schon ziemlich oft dabei abgestürzt. Das tut mir leid und macht mich manchmal traurig. Wahrscheinlich sind das Reste meines Perfektionismus. Ich darf auch Fehler machen. Sie auch. Lacht! Es entmutigt mich manchmal phasenweise, aber ohne Engagement geht es auch nicht. Meine Ansprüche, glaube ich, sind zu hoch und darunter haben meine lieben Kinder zu leiden. Ich will also sagen, ich versuche diese goldene Mitte zu finden, aber ich selbst bin ja nur ungenügend angelegt. Oft erlebe ich mich in der Überlegung, was wäre auf dieses Verhalten eine angemessene Haltung und Reaktion. Ich brauche nicht zu erwähnen, dass ich sehr oft ratlos bleibe. Am liebsten würde ich dann nicht reagieren und verdrängen. Nur glaube ich, dass sich

---

[163] So ähnlich wie laissez-fair, nur muss das Kind hier zusätzlich die Initiative ergreifen und seine Wünsche und Bedürfnisse mitteilen.

[164] Ich verstehe darunter, dass ich sehr über Gefühle spreche und überhaupt viel miteinander kommuniziert wird.

das später rächen wird. Also versuche ich die Dinge zu klären und Probleme aufzugreifen. Wenn mir nichts einfällt, dann mache ich immer Sitzkreis und wir reden einfach. Jeder darf sagen, was er meint. Es war wahrscheinlich eine gute Fügung, dass sich mein Kinderwunsch erst spät erfüllte. So hatte ich noch einige Jahre, um weiter zu wachsen. So ähnlich wie ein guter Vino rosso. Irgendwann ist aber auch hier Schluss und der Rebensaft sollte getrunken werden, bevor er ungenießbar wird. Manche Tropfen müssen auch zur Erhaltung ihrer Lagerfähigkeit ab und an umgekorkt werden, um nicht ungenießbar zu werden. Im Leben versuche ich immer wieder anzuhalten, zu reflektieren und möchte nie aufhören zu lernen. Ich beneide Nr.5 lebt![165] um seine schnelle Auffassungsgabe. Wissen ist für mich ein Baustein, um nicht verrückt zu werden. Leider habe ich aber auch die Erfahrung gemacht, dass Bildung mehr Fragen aufwirft, als sie beantwortet. Es scheint mir fast so, dass mit zunehmender Kenntnis und Wissen das Leben zu einem gewissen Teil immer schwieriger wird. Als Beispiel möchte ich hier Kierkegaard[166] anführen. Dieser Philosoph brach radikal mit dem damaligen Leben, seinen Normen, Werten, der Gesellschaft, denn er erkannte, dass es für ihn falsch war. Er führte fortan das Leben eines Verstoßenen und vegetierte vor sich hin. Er litt für seine Überzeugungen, ähnlich wie Sokrates, dieser trank freiwillig den Schierlingsbecher, also einen Becher mit dem tödlichen Gift eines Pilzes. Sehr zu empfehlen, wenn auch nicht leicht zu lesen ist die Schrift »Entweder oder« von Kierkegaard. Ich selbst lese schon fast 11/2 Jahre daran. Ein Ende ist noch nicht in Sicht.

Zum Zeitpunkt dieser Zeile befand ich mich auf der Insel Elba. Ich machte einen kleinen Urlaub, um die Toscana und die toskanische Insel Elba kennenzulernen. Mein Sternchen, mit der ich

---

[165] Nr. 5 lebt!, war ein Roboter mit einer total schnellen Auffassungsgabe. Er konnte sich ein Buch innerhalb von Sekunden reinziehen.

[166] Sören Kierkegaard war ein dänischer Philosoph des 19. Jh.

nun mittlerweile etwa acht Jahre zusammen, bin begleitete mich. Überhaupt hat sie sich diesen Urlaub sehnlichst gewünscht. Mich kostete es große Überwindung aufgrund meiner psychischen Probleme. Damals schien alles bestens zwischen uns. Ihr Herzenswunsch wurde endlich erfüllt und wir beide waren total beeindruckt von bella Italia. Ich würde sogar sagen geflasht. Im Moment sind wir zum Leuchtturm am Monte di Poro gewandert. Gestartet sind wir am kleinen Hafen Marina di Campo. Es ist Ende Mai und schon ziemlich warm. Selbst im Meer kann man schon gut schwimmen. Als Mitteldeutscher reicht mir ein 16 Grad warmer See und etwas Sonne durch vorbeiziehende Wolken. Beim Lechweg sind wir alle so oft wie möglich ins Wasser, manchmal hatte das gefühlt Minusgrade, tatsächlich denke ich, dass es so um die vier Grad waren. Es funktioniert, wenn man es nur will. Lange habe ich überlegt, ob ich mein MacBook mit ins schöne Italien nehmen soll oder nicht. Ich sagte mir, wie schön ist das wohl, während der Reise zu schreiben, da hat man auch Muse und wird inspiriert. Und eine andere Stimme in mir sprach und sagte: »Du willst dich doch im Urlaub nicht mit dem Buch beschäftigen und was ist überhaupt, wenn der Mac gestohlen wird?« Schlussendlich habe ich das Teil mitgenommen und bin froh drum. Ich finde zwar nicht soviel freie Zeit wie gedacht, denn es gibt so viel zu bestaunen, doch ist es eine tolle und total anregende Atmosphäre, an solch schönen von der Natur begünstigten Plätzen kreativ zu sein. So ähnlich ging es auch immer dem Schweizer Autor Paul Tournier[167], er machte in seinen Büchern nie einen Hehl daraus, dass er gerade in Italien ist und irgendwo auf einem Balkon sitzt, raucht, die Aussicht genießt und dankbar ist, so an seinem neuen Skript schreiben zu dürfen.

[167] Paul Tournier war zu seiner Zeit ein populärer Psychologe und Autor einiger Bücher zum Thema Selbsterfüllung.

Wir sind am kleinen weißen Turm angekommen. Die Insel liegt unter uns und davor breitet sich das Meer aus. Wie viele Abenteuer haben hier schon ihren Beginn oder ihr vorläufiges Ende gefunden? Dieser Blick auf das azurblaue Mittelmeer, die klaren Buchten, die Wiege der Menschheit, den längsten Sandstrand von Elba, die toskanischen Häuser und Schiffe, die so klein wirken von hier oben, wie in einer Miniaturwelt. Die Insel kommt mir gerade so friedlich vor, obwohl hier oben alte verwitterte Geschützstellungen und militärische Gebäude aus dem Zweiten Weltkrieg direkt neben dem schönen Leuchtturm stehen. Krieg und Frieden bzw. Freud und Leid liegen hier sehr dicht beisammen. Sie verschmelzen fast gänzlich. Durch eine Hinweistafel in mehreren Sprachen wird die Bedeutung der Ruinen erklärt.

Wir alle leben in einer Welt der Normen und Werte. Ob wir das spüren oder nicht. Ob wir es wahrnehmen, wahrhaben wollen oder nicht. In der Regel sind die Normen das Gerippe, die Hülle und manchmal auch eine Begrenzung. Es ist wie, wenn Sie ein $1000m^2$ großes Feld bestellen sollen. Man sagt Ihnen, größer geht es nicht, obwohl um Sie herum noch weitere Ackerfläche ist. Sie haben nur diese etwa 10 mal 100 Meter. Das ist Ihre Norm. Die Ausgestaltung, also, was Sie nun anpflanzen oder machen und wie Sie das tun, das sind Ihre Werte. Stellen wir uns eine Schrebergartensiedlung vor und wie wir mal durch sie hindurchgelaufen sind. Die Grundstücke sind ähnlich groß. Jeder Garten hat einen schmalen Pfad und es finden sich dort kleine Häuschen oder verwunschene Hütten, Obstbäume, Blumen und Gemüse. Es gibt hier oft strenge Regeln. Viele Vereine achten penibel auf die Einhaltung und drohen mit Sanktionen oder sogar dem Rauswurf. Trotzdem sind keine zwei Gärten gleich. Wir leben in einer Welt von Werten und Normen und natürlich gibt es Menschen die diese Normen und Werte aufgrund ihres Reichtums oder ihrer Einstellung sprengen können und auch tatsächlich verlassen. Mir fällt hier der auf der Straße lebende Bohem oder ein superreicher Mensch ein. Beide leben ein Leben außerhalb der normalen Regeln, die für alle gelten. Hume[168] oder Kant sprachen vom Gesellschaftsvertrag. Einen Pakt, den wir alle eingehen, er gibt uns Rechte aber auch Pflichten auf. Wir erhalten dafür zusätzlich ein gütliches Auskommen miteinander. Richard Branson[169] zum Beispiel besitzt Milliarden und eine eigene Insel. Er kann tun und lassen, was er dort will. Eine paradiesische Vorstellung für manche. Wäre hier nicht das endliche Leben, man könnte glatt die Bodenhaftung verlieren und übermütig wie Ikarus mit Flügeln aus Wachs in Richtung Sonne fliegen.

Die Normen können wir nur selten verändern. Aus diesem Grund bin ich der Meinung, dass uns unsere Werte antreiben. Es stellt sich aber auch die Frage der Quantität und Qualität. Ich bin der Überzeugung dass viele Menschen ihr Leben mit Quantität füllen. Ein Streben nach immer mehr. Mehr Lohn, ein besserer Job, ein größeres Auto, ein schickeres Haus usw. Dieser Drang, dem ich selbst einst frönte, hat mich nicht glücklich gemacht. Im Gegenteil, es war größtenteils verlorene Zeit. Irgendwann in meinem Leben hatte ich diesen einen Punkt erreicht, auf den ich mein Leben lang hin gearbeitet hatte und es geschah nichts. Ich weiß das noch wie heute. Ich stand in meinem großen Haus, blickte in meinen Garten, der blau beleuchtete Pool erhellte die Nacht und mir dämmerte es so langsam. »Du bist sehr reich, aber unzufrieden. Du besitzt genug von allem, Macht und Ansehen.« Ich fühlte kein Glück, ich spürte nur eine Leere in mir, es war bizarr. Ein verdammter Teufelskreis, in dem ich mich da befand, aus dem mich nur der Verzicht und eine psychische Krankheit herauslöste. Ich könnte also für meinen Burnout und

[168] David Hume war ein bedeutender schottischer Philosoph der Aufklärung.

[169] Sir Richard Charles Branson hat eine Privatinsel auf den britischen Jungferninseln.

meine Depression dankbar sein. »Vielen Dank, Universum, für den Mist und ich meine das wirklich aufrichtig.«

Das sagt auch Professor Maaz in seinen Vorträgen. Er drückt es etwas direkter aus und meint, dass die Patienten froh sein sollen, dass sie krank und endlich gestoppt werden. Irgendwo bin ich es auch. Ich versuche mir meine Vorwürfe zu nehmen, indem ich mir sage, dass Scheitern zum Leben gehört. Sogar so weit gehe ich, dass ich der tiefen Überzeugung bin, dass ohne Misserfolg kein Erfolg oder Entwicklung möglich sind. Am schlimmsten finde ich den Zustand des Stillstandes. Personen, die wie ein Graureiher still und bewegungslos sind und so die meiste Zeit ihres Lebens zubringen. Ich bin eher der Typ, der dazu neigt, das Leben exzessiv in sich einzusaugen und zu übertreiben. Es ist das andere Extrem. Der Gegenpol, also der Pluspol? Ich bin ständig daran, mich selbst zu regulieren, dass heißt, ich probiere es. Abends finde ich spät ins Bett, weil ich lese, am Buch korrigiere und Dokumentationen schaue und in Kontemplation versinke. Bin süchtig nach Bildung, Bewegung und Erotik. Außerdem bin ich sehr ungeduldig. Ich bin abhängig von Kultur, Natur und Liebe. Ich erinnere mich an diese Zeit, in der ich so viel Sport getrieben habe, bis mein Körper streikte. Damals war mir das nicht klar. Im Gegenteil, ich dachte, viel hilft viel. Ich habe gebaut, und studiert und gearbeitet und Sport gemacht usw.. bis irgendwann nichts mehr ging und meine Hülle streikte. Der Arzt verordnete mir damals dieses strikte Fitnessverbot. Anfangs nahm ich das gelassen. Nach einigen Tagen aber fing ich an durchzudrehen. Mit dem Laufen fortzufahren war aufgrund von Schmerzen nicht möglich. Ich konnte damals ein Bein nicht mehr richtig bewegen. Ich glaube, es war das rechte. Ich ging von Arzt zu Arzt. Bekam Massagen und gute Ratschläge. Irgendwann sagte mir eine andere Läuferin, klingt nach Magnesiummangel. Ich bin ihr bis heute dankbar, denn nach der Einnahme von hochdosiertem Magnesium verschwanden alle Symptome. Leider hatte mich aber diese sportliche Auszeit komplett aus der Bahn geworfen. Auch das Gefühl, dass der eigene Körper nicht unendlich leistungsfähig ist, war erschreckend. Noch nicht einmal die Ergebnisse konnte ich vollbringen, die ich mir in meinen Träumen unbedingt vorgenommen und auf die ich monatelang und später sogar jahrelang hintrainiert hatte. Diese und andere Erfahrungen ließen mich durchdrehen.

Liebe Leserin und lieber Leser, ich muss zugeben, es gab schon einige Momente in meinem Leben, wo ich richtig abgestürzt bin. Aufgeschlagen auf dem harten Boden der Realität, dann gibt es ein Muster, ich stehe auf, richte meine Krone und beginne von vorne, aber besser. Es geht weiter und ich versuche mich zu heilen. Ich würde sagen, ein Paradebeispiel für eine gelungene Selbstreflexion. Ich bin mir sicher, viele von Ihnen hätten die Crashs nicht nötig und würden schon vorher das Ruder herumreißen. So am I. Das sollte ich akzeptieren, denn das ist mein ICH. In manchen Kapiteln haben wir das schon besprochen. Die Tatsache, dass ich keinen Sport mehr machen konnte und somit meinen Stress nicht mehr abbaute, ließ mich also durchbrennen wie einen Wolframdraht in der alten guten Glühbirne. Vieles hat sich seither geändert. Das ist der positive Aspekt dieser run-downs.

Heute bin ich glühender Anhänger einer minimalistischen Lebensweise. Es ist mir aber nicht daran gelegen, nur noch 100 Gegenstände zu besitzen oder so. Vielmehr kam ich irgendwann im Leben an diesen bestimmten Punkt. Ich hatte mir alles so schön ausgemalt in meiner Fantasie. Ich sagte mir, wenn du ein schönes Haus besitzt, eine hübsche Frau und Kinder und du nicht mehr auf den Cent schauen musst, dann wirst du endlich zufrieden sein. Das Dauerglück wird sich einstellen. Vor einigen Jahren hatte ich diesen Punkt, liebe Leserin und lieber Leser, wie bereits berichtet, ja erreicht und stellte mit Erschrecken fest, das ist es nicht. Nichts fühlte sich besser an. Im Gegenteil, ich war am Ziel und erkannte, das war alles eine scheiß Fata Morgana. Verzweiflung machte sich damals breit. Ich fühlte mich so dumm. Ab diesem Moment reduzierte ich mein Leben. Ich möchte mich knapper halten. Es dauerte Jahrzehnte. Aber ich bin von einem 170 m^2-»Schrott-Luxusleben« auf einem 28m^2-total–erfülltem-Dasein angekommen. Das schöne Architektenhaus ist weg. Leider auch der Pool. Den Nachwuchs schmerzte dieser Verlust am meisten. Ich habe sie mit einer Jahreskarte vom örtlichen Freibad getröstet. Das ist auch viel größer. Vieles von unserem Zeug haben wir verkauft und verschenkt. Zum Schluss musste auch noch das Auto gehen. Das Motorrad hatte ich schon einige Jahre davor verkauft. Wir machen jetzt alles mit dem Rad und Pedelec. Im örtlichen Carsharing Club sind wir Mitglied. Schon einige Zeit machen wir das so und haben erst ein mal ein Auto genommen. Meine Kinder machen diese Lebensweise zum Glück klaglos mit. Das sind aber auch die einzigen. Ein großer Vorteil dieses Vorstoßes einer Selbstkontrolle ist, dass wir weniger konsumieren. Wir überlegen genau, was wir brauchen, und warten dann oft die berüchtigten zwei Monate ab. Im Moment ist mein größter Besitz mein iPhone 6 Plus und mein Mac Book. Beides ist für mich unverzichtbar. Wobei ich mein Datenvolumen bei meinem mobile phone auf 1GB beschränkt habe, was mir nicht immer reicht. Ich finde es einfach gut, nicht grenzenlos zu sein, sondern begrenzt. Es ist ja eine freiwillige Selbstbegrenzung. Wir leben unter unseren Möglichkeiten und es bereitet mir totale Freude. Was früher shopping war, ist heute der Verzicht. Dopamin und Serotonin fließen ja trotzdem und dem Gehirn ist es total wurscht. Ein weiterer Vorteil dieses achtsamen Konsums ist, dass wir viel mehr Einkommen zur freien Verfügung haben. Ein wichtiger Merksatz auf dem Weg zu mehr Vermögen und damit finanzieller Freiheit lautet:

»Ich spare das an, was vor dem Konsum übrig bleibt, und nicht das, was nach dem Konsum übrig ist.«

Hier könnte man nun sagen, das ist Pech, was will ein Minimalist nun schon mit dem Zaster kaufen. Er hat ja gerade diese

Lebensweise des Verzichts gewählt. Und das stimmt auch. Wir haben einfach angefangen, noch mehr zu spenden und andere zu unterstützen. Außerdem geben wir nun für hochwertige Lebensmittel und supertolle Urlaube recht viel Geld aus. Um es mit Epikur[170] auszudrücken: Ars Vivendi, es ist unsere neue Art zu Leben unsere Lebenskunst. Mir und auch meinen Töchtern gefällt es zumindest im Moment so besser. Wir haben durch das Loslassen viel freie Zeit miteinander gewonnen. Es war mir sogar möglich, schon vor meiner letzten Kur die Arbeitszeit zu reduzieren. Überhaupt bin ich der Meinung, dass viel zu viel Zeit mit Schaffen und sogar mit schlechter Beschäftigung zugebracht wird. Nur damit die Leute mehr Budget haben, um dann noch mehr zu konsumieren und die Gegenstände zu präsentieren. Meine Villa, mein Auto, mein Pool usw. Wieso haben wir das nötig? Ich erwähnte schon zweimal, dass es mir früher auch genau darauf angekommen ist. Genau diese Einstellung besaß ich, auf die ich heute etwas beschämt zurückblicke. Jetzt versuche ich eher, nicht besonders aufzufallen. Denn die Leute, Arbeitskollegen, Nachbarn und auch manche Freunde verstehen nicht, um was es uns geht. Manche feinden uns an. Wir sind keine ausschließlichen Hedonisten[171]. Fast alle um uns herum leben, als gäbe es kein Morgen mehr. Klar ist nur, die sind auf einem anderen Gleis und wir fahren aneinander vorbei. Zwei komplett unterschiedliche Zielbahnhöfe. Ganz andere Ansichten und Offenbarungen. Häufig erlebe ich negatives Feedback, wenn ich über unsere Einstellung zum Leben und die damit verbundene achtsame »asketische« Lebensweise berichte. Es herrscht Unglaube über gute bio und fair produzierte Nahrungsmittel und

---

[170] Epikur war ein großer hellenistischer Philosoph. Ihm ging es um die individuelle Ausrichtung des Lebensglückes und Seelenheils.

[171] Menschen, die nur nach dem Lustprinzip handeln. Man könnte auch sagen, die hauptsächlich vom Bauch gesteuert werden.

die Fähigkeit, durch den eigenen Lebensstil etwas verändern zu wollen.

Schon lange ernähren wir uns vegetarisch und seit kurzem ja auch vegan. Die moderne Tierhaltung und die damit hergestellten Produkte sind ein no go und gesünder ist **go vegan**. Es ist unverständlich wie sich die Mehrheit hierüber keine Gedanken macht. Wie man das verdrängen kann? Die Informationen über die Massentierhaltung sind jedem frei zugänglich und bekannt. Nur kleine Babys wissen noch nichts von der schrecklichen industriellen Tierhaltung. Nach meinem Votum sind so produziertes Essen und Gegenstände, egal ob tierisch oder pflanzlich, das reinste Gift für Körper und Seele. Christian Morgenstern meinte hierzu:

»Weh dem Menschen, wenn nur ein einziges Tier im Weltgericht sitzt. «

Ich kann allen den Film Domian[172] empfehlen. Die Inhalte sind aber nichts für zart besaitete Mitmenschen. Es ist ein Rätsel, dass es möglich ist, trotz eines Tierschutzgesetztes und eines funktionierenden Rechtsstaates, in Deutschland solche Zustände zu erlauben. Das ist die Seite der Gesetzeslage. Wir sind auch der viertgrößte Fleischproduzent der Welt. Es gibt aber auch eine moralisch ethische Haltung hierzu. Wie können so viele Leute beim Verzehr und es geht nicht nur um Tiere, den Herstellungsprozess ausblenden? Oft höre ich in Diskussionen, es wäre durch den Einzelnen nichts auszurichten. Ich finde, das sind Ausreden. Persönlich habe ich schon früh angefangen, die Dinge zu hinterfragen. Ich will immer wissen, was dahinter ist. Eine gute Herangehensweise ist auch die Frage: »Wem nutzt es?« So schaue ich zum Beispiel in jedes Baustellenloch hinein, denn ich will sehen, was da unten ist. Lacht! Ich konnte es nicht ertragen, dass Lebewesen mit Gefühlen für mich in so schlechten Verhältnissen gemästet werden. Leben, nur um zu sterben. Und

---

[172] https://www.youtube.com/watch?v=LQRAfJyEsko&t=1580s

dann wird noch so viel davon weggeworfen. Ein Schwein zu töten, ist eine Sache. Teile davon nicht zu verzehren und diese auf den Müll zu werfen, eine andere. Männliche Küken werden geschreddert. Sad! Früher wurde nur selten geschlachtet. Die Menschen hatten auch weniger Alternativen. Wenn getötet wurde, dann wurde alles von der Kuh verwendet, sogar die Knochen und Innereien. Heute gibt es Konzerne, die züchten Hühner nur wegen der Brust. Der Rest fliegt weg. Damned! Wie ist das nur möglich, dass sich die Weltgemeinschaft so entwickelt hat? Sind wir alle verroht? Der Haustierbestand nimmt immer mehr zu und gleichzeitig gibt es regelrechte Massenlager für Tiere. Die traurigen Zustände in diesen Quälanstalten kommen selten an die Öffentlichkeit. Nie könnte ich als Schlachter oder irgendwo in diesem Prozess der Massentierquälerei arbeiten. Ich kann es noch nicht einmal ertragen, dass andere für mich diese »Drecksarbeit« verrichten müssen. Viele Fleischesser blenden diesen Teil komplett aus. Sie sehen nur ihr billiges Stück blutiges Fleisch im Discounter. Sie können komplett verdrängen, welches Leid hinter diesen Leichenteilen steht, und auch, welche schlimmen menschlichen Schicksale in Form von total ekligen und psychisch belastenden Jobs hier drinstecken. Leo Tolstoi, der Veggie, hat einmal bei einem Fest einer feinen Dame ein lebendes Huhn gegeben und ein Messer. Sie meckerte, weil es kein Fleisch gab.

Ich habe mich durch meine große Tochter davon überzeugen lassen, mich vegan zu ernähren. Für mich war das keine große Leistung mehr, denn ich ließ ab jetzt nur Ziegenkäse und Kefir weg, mehr tierische Lebensmittel konsumierte ich sowieso nicht mehr. Die Jahrzehnte davor hatte ich mich vegetarisch ernährt. Auch ich habe die Massentierhaltung, die in Milchprodukten genauso steckt, ausgeblendet. Ich habe zwar nur BIO–Milchprodukte gekauft, aber das macht es keinen Deut besser. Wie und wo dies möglich war, habe ich die Produzenten vor Ort aufgesucht und war zum Teil selbst in diesen Bereichen von den

Zuständen erschüttert. Ich besuchte mal einen Demeter–Bi-Bauernhof im Schwäbischen. Wir wollten dort Urlaub machen. Ich dachte, ich zeige meinen Kindern einen schönen funktionierenden Bauernhof, in dem das Tierwohl im Vordergrund steht. Schon kurz nach unserer Ankunft merkten wir, dass hier einiges im Argen liegt. Der Hof war eine einzige Müllkippe. Die Zimmer total verdreckt und in den Ställen sah es nicht anders aus. Das hygienische Niveau war so tief, dass wir nicht bleiben konnten. Ob es hier besser als in konventionellen Betrieben zuging, war sehr fraglich. In der Zwischenzeit habe ich auch andere Betriebe kennengelernt. Ich bin überzeugt, dass eine bestimmte innere Haltung dafür verantwortlich ist, ob Tiere auf einem Bauernhof artgerecht gehalten werden. In der Regel muss ich sagen, sind mir kleine Gehöfte lieber als große. Es ist wichtig nachhaltig zu wirtschaften und am Besten auf Chemie, Pestizide oder Medikamente zu verzichten. Ich kenne einige konventionelle Bauern, die sehr verantwortungsvoll mit ihrem Land und ihrer Produktion umgehen. Am liebsten esse ich deshalb selbst angebautes Obst und Gemüse oder aus der Region. Dies ist nicht immer möglich und wir als Familie befinden uns hier noch so ziemlich am Anfang. Wo es geht, greifen wir vermehrt auf biologisch und verantwortungsvoll produzierte Nahrung und Waren zurück. Gerne holen wir uns pflanzliches Futter auch aus unserem nahen Wald. Hier gibt es viele Kräuter, Pflanzen, Beeren und Pilze in bester Qualität. Dieses Jahr fanden wir beim Wandern in der Pfalz Unmengen von Sommersteinpilzen.

Des Weiteren versuchen wir auch die anderen Lebensbereiche verantwortungsvoll zu gestalten, insbesondere gilt das auch für Kleidung. Hier versuchen wir Secondhand-Ware zu ergattern, wo immer es passt, denn diese ist zum Beispiel durch das häufige Waschen hoffentlich frei von Schadstoffen. Nicht alles findet sich im Zweitmarkt. Bei Schuhen gelingt uns das oft nicht. Wir versuchen beim Erwerb neuer Textilien, Marken bzw. Hersteller zu bedienen, die vom Anbau der Baumwolle über die Mitarbeiter usw. nachhaltig und fair arbeiten. Natürlich ist es mir hier nicht so leicht möglich, die Angaben der Produzenten zu überprüfen. Aus diesem Grund, müssen wir auch in vielen Bereichen den Einlassungen der Firmen glauben. Dieses Vertrauen fällt nicht immer leicht. Und oft wird der Konsument durch Skandale verunsichert und die Hoffnung missbraucht. Aber das ist kein Grund, den Kopf in den Sand zu stecken wie der Vogel Strauß.

Wenn man beginnt, seinen Lebenswandel zu ändern und man sich Gedanken über den ökologischen Fußabdruck macht, dann öffnet sich ein ungeheuer großes Feld. Wir machen mit Sicherheit noch viele Fehler und vieles ist verbesserungswürdig. Als Familie haben wir damit angefangen. Und wir hoffen, dass wir die richtigen Entscheidungen für einen besseren Umgang mit der Natur und unseren Mitgeschöpfen treffen. Allen Leuten begegnen wir offen und vorurteilsfrei. Wir sind generell Menschen- und Tierfreunde. Kulturelle Unterschiede stören uns nicht. Ich finde, am Besten passt zu uns deshalb die buddhistische Lebensweise. Schon seit Jahren bin ich aus der Kirche ausgetreten. Ich finde, die Glaubensgemeinschaften unterstützen viele lobenswerte Projekte und sie stehen zum Teil für gute Werte. Keine Frage, die Kirche ist in vielerlei Hinsicht auch sozial. Es gibt aber auch den anderen Blick auf die Religion und ich meine hier die beiden Hauptströmungen in Deutschland, namentlich die katholische und evangelische Kirchengemeinde. Vieles, was der Katechismus vorgibt, deckt sich nicht mit meiner Sichtweise. Skandale innerhalb der Kirche werden nur langsam aufgedeckt. Die Kirchengemeinde ist in sich zerstritten und sobald einmal ein Geistlicher etwas kritisch nachdenkt und dies äußert, wird er gebrandmarkt. Ich denke hier zum Beispiel an Herrn Drewermann[173]. Ein anderes Beispiel ist der unendliche Reichtum der Gotteshäuser. Im Sinne von Nächstenliebe und den eigenen Ge-

[173] Eugen Drewermann trat aus der katholischen Kirche aus. Er ist Autor und hält sehr gute Vorträge über den aktuellen Zeitgeist.

boten sollte die Kirche doch jeden Cent für die Armen und hungernden in der Welt ausgeben. Damned!

Wenn ich heute einen Gottesdienst besuche, bin ich danach immer total fassungslos über die Haltung, antiquierten Reden und Abläufe. Ein normaler Gottesdienst ist dermaßen langweilig und unverständlich. Mir wird jedes Mal klar, warum der Kirche die Mitglieder davonlaufen. Es ist ein rückständiges weltfremdes und total ignorantes Prozedere. Die Kirchengemeinden der Welt hätten großartige Möglichkeiten und Mittel in der so schnelllebigen Zeit, wo die Menschen sich so hin- und hergerissen fühlen, einen wichtigen Baustein zu liefern. Sie könnten der Fels in der Brandung sein. Der erhobene Zeigefinger, der uns zum Nachdenken animiert. Leider spielt die Religion diesen Trumpf nicht aus. Wie nötig hätten wir alle eine Institution, die uns nichts verkaufen will, die uns nicht manipulieren will, die aber Lösungen oder zumindest Wahrheiten anbietet in dieser schnellen und distributiven Zeit. Ich möchte ihnen hier zur Vertiefung den Film »Warum das Leben immer schneller wird« [174] ans Herz legen. Hier wird eindrucksvoll dargestellt, dass das Tempo der Welt immer rasanter ist. Deshalb haben wir auch immer weniger Zeit. Und es wird aufgezeigt, dass viele der Dinge, die unser Leben vereinfachen sollten, es in Wirklichkeit nur komplizierter machen und uns die Zeit rauben. Als Beispiel möchte ich Softwareprogramme anführen. Outlook ist eine tolle Sache, aber wenn für jeden Satz eine neue Mail kommt und dazu noch der ganze Spam, dann blockiert das die Arbeitsabläufe. Mittlerweile bin ich wieder dazu übergegangen, kurze Briefe mit der Hand zu schreiben. Es ist viel schneller als am Computer und es macht Freude, die eigene Handschrift und Form der Zeilen zu betrachten. Ich benutze auch keine Vorlagen, sondern die alten Din-Normen, welche ich in meinem Schreibmaschinenkurs lernte. Ich mache dies auch nicht sehr akkurat, sondern wie beim Ko-

---

[174] https://www.youtube.com/watch?v=HE2aauJnLV4&t=1071s

chen nach Augenmaß. Es ist schön, wenn man spürt, dass man noch durch die Welt gehen kann, ohne ständig technische Hilfsmittel einzusetzen.

Liebe Leserin und lieber Leser, wir wollen das Feld des Glaubens so langsam hinter uns lassen. Ich hoffe, ich habe niemanden in seiner religiösen Ehre verletzt. Ich bin mir bewusst, Glauben ist ein sehr wichtiger Bestandteil des persönlichen Lebens und einer Gesellschaft. Für meine Verhältnisse wäre ich froh, die Kirchen der Welt wären ehrlicher, auch mit ihrer Vergangenheit, und offener für einen Wandel. Im Moment kommen sie mir erstarrt vor. Wie eingefrorene Systeme. Stillstand ist Untergang. »Nur Veränderung macht glücklich, sagt Anselm Grün.« Ich glaube an den Buddhismus und hier an die Urform. Es braucht dazu keine Rituale, keine Tempel und auch sonst nichts als die Natur und Meditation. Sehr stark inspiriert wurde ich durch das Buch von Hesse[175], mit dem Titel Siddhartha. Ein bisschen fühlt sich mein Leben so an wie das des dortigen Hauptprotagonisten, also der Mönch, der das Kloster zunächst verließ.

Meine beiden Töchter besuchen weiterführende Schulen. Schon früh ist mir hier zu meiner Schulzeit eine Veränderung aufgefallen. Die Kinder werden immer dicker und unbeweglicher. Für viele ist Sport oder auch nur das Bewegen eine Qual. Die Kids und Jugendlichen sitzen permanent an ihren digitalen Geräten. Der Name ist schon geil: »Smart(schlau)phone«. Bei bestem Wetter wird auf der Couch abgehangen. Oft bin ich bei schulischen Veranstaltungen als Elternteil und Aufpasser mitgegangen. Ich erlebte Schüler, die schon auf der Hinfahrt mit dem Schulbus zum Eislaufen eingeschlafen sind. Die Kinder wirkten übermüdet. Viele Jahre konnte ich einzelne Schüler aus den Klassen beobachten und mit der Zeit gewannen sie Vertrauen und wir unterhielten uns. Ich war bei Leistungsschwächeren und

---

[175] Hermann Karl Hesse, deutsch-schweizerischer Autor.

verhaltensauffälligen Mädchen und Jungen immer an den Familiären Umständen interessiert. Es gab Kinder, die viele Jahre weder richtig eislaufen noch schlittschuhlaufen, rollschuhlaufen oder Iinlinern und radfahren konnten. Ich erinnere mich an einen Jungen, der beim Weitsprung nicht die Grube getroffen hat. Am Ende seines Anlaufs war er weit von der Sprunggrube entfernt. Er schaffte es nicht, das Ende des Anlaufs und dort den Sprungbalken zu erreichen. Viele Kinder haben aus Frust nicht am Sportunterricht teilgenommen. Sie schafften die einfachsten Ertüchtigungen nicht. Regelmäßig saßen ca. fünf bis zehn Kinder abseits und nahmen nicht teil. In der Regel waren das dieselben, die durch Defizite bereits aufgefallen waren. Von Seiten der Anstalt wurde dieses Verhalten missbilligt aber in letzter Konsequenz toleriert. Viele Schüler schrieben sich selbst die Entschuldigungen. Es ist sogar vorgekommen, dass es Kinder und später Jugendliche gab, die keine einzige Schulstunde am Sportunterricht teilgenommen haben. Ich stellte fest, dass ca. 1/3 der Klasse recht fit war. Dieser Teil machte auch privat Sport im Verein oder mit den Eltern. Hier kümmerten sich die Erziehungsberechtigten aktiv, meistens durch vorbildhaftes Verhalten eine sportliche Lebensweise aufzuzeigen. Ich selbst probiere mit meinen Kids vieles aus. Mir ist klar ich muss hier als Vorbild agieren. Einiges, was wir ausprobieren, gefällt nicht und wird nicht weiter verfolgt. Mittlerweile haben wir aber einige Aktivitäten gefunden, für die sich meine Kinder begeistern. Meine Große spielte jahrelang Fußball und ihre Schwester reitet. Die Sportarten hatten sie sich selbst ausgesucht. Als Kleinkinder wollten beide nie Ball spielen. Sobald meine Kinder den Wunsch äußerten eine Aktivität in der Freizeit ausführen zu wollen, hakte ich ein. Redete intensiv mit ihnen darüber, wir sahen uns die Möglichkeiten an und dann ging es zum Probetraining. Nach etwa fünf Jahren hängte meine Große die Fußballschuhe wieder an den Nagel. Ihr war die schulische Belastung und der Leistungsdruck beim Kicken zusammen zu groß. Zunächst reagierte ich mich Unverständnis. Deswegen musste sie auch nochmal den Verein wechseln und eine weitere Saison spielen. Irgendwann kam dann bei mir die Einsicht und ich sagte ihr, sie solle die begonnene Saison zu Ende spielen und dann selbst entscheiden. Sie war eine sehr gute Spielerin und erschien zu 99 Prozent zu den Trainings- und Pflichtspielen. Auch hier erlebten wir oft Enttäuschungen. Manche Spielerinnen erschienen einfach nicht zum Kurs oder zu den Ligaspielen. Zum Glück hatte sich das beim Wechsel erledigt. Im neuen Sportklub waren die Regeln sehr streng und die Mädchen folgten begeistert. Es ist das Überangebot an Möglichkeiten, das die Menschen und sogar schon die Kinder aus dem Tritt bringt, und das Chaos. Wenn hier nicht achtsame und empathische Eltern im Hintergrund agieren, dann fehlt den Kinds der Halt. Ich bin der vollen Überzeugung, dass Kinder Grenzen brauchen und viel Liebe bei der Erziehung.

Doch zurück zu den Schulklassen und den weiteren Dritteln. Ein weiteres war nicht sehr bei Kräften, machte aber im Rahmen der Möglichkeiten mit. Das letzte Drittel war saftlos und unsportlich. Die motorischen Fähigkeiten schienen schlecht entwickelt. Hier stellte ich bei Unterhaltungen fest, dass die Eltern dieser Zöglinge viel arbeiten. Die Schüler sind oft alleine und auf sich selbst angewiesen. Fast kein Kind wird sich freiwillig die Rollschuhe anziehen oder mit dem Rad umherfahren, wenn es ein Handy und freies Internet hat. Es ist diese Dopamin-Sache. Dem Gehirn ist es egal, woher es seine Drogen, also die Glückshormone bekommt. Ich habe Kinder erlebt, die schon morgens Cola trinken, den Spielplatz verlassen, weil ihre Sendung im Fernsehen kommt und sie im Kinderzimmer eine eigene Mattscheibe stehen haben. Überhaupt stand dann meistens auch noch ein Bildschirm in der Küche. Es gibt Haushalte die besitzen mehr TVs als Bücher. Seit ungefähr 30 Jahren gibt es bei mir und deshalb auch bei meinen Kindern keinen Fernseher. Mein Tag ist so abwechslungsreich, ich vermisse die Glotze nicht. Ich kenne aber total viele Leute, bei denen sieht der Tag folgendermaßen aus: Aufstehen, Arbeiten, Fast Food – Glotze, Schlafen. Wiederholung. So what? Soll das alles sein! Damned!

Das klingt für mich wie ein Horrortrip. Liebe Leserin und lieber Leser, bitte unbedingt die Doku »Schluss mit schnell! Selbstbestimmter Leben«[176] ansehen.

Leider muss ich anführen, dass ich ebenso in diesem Stil erzogen wurde. Zum Glück lebten wir in der Nähe eines Stadtwaldes. Ich hatte diesen super Opa, namentlich den Fritz. An dieser Stelle, lieber Opa Fritz, nochmal VIELEN, VIELEN DANK für deine philosophische naturnahe Erziehung (ich weiß, ich habe den schon so oft gelobt, sorry). Dieser brachte mir auch Bildung nahe und die Erfahrung, dass man sich autodidaktisch fortbilden kann. Ich kann mich noch erinnern, wie er mir in einem Buch Einsteins Relativitätstheorie zeigte und sie erklärte, also, er hat's versucht. Ich kapierte nur die Formel $E = m \times c^2$ aber die tatsächliche Revolution dahinter (Zeit ist formbar) natürlich nicht. Opa erklärte mir sein Leben und was er erlebt und wie er sich im Alter gewandelt hatte. Er durchlebte zwei Kriege, einen als Kind, den anderen als kerngesunder Fußballer. Er war ein brutaler, total gerissener Kerl in jungen Jahren und hat es deshalb geschafft nicht zum Militärdienst eingezogen zu werden. Außerdem las er gute Bücher. Eines Tages schnappte ich mir eines dieser Bücher. Es war Don Quixote[177]. Ein sehr dickes Buch. Der Einband zeigte einen Mann auf einem weißen Pferd. Es war ein nicht ganz scharf gemaltes Bild, ein paar Striche und dann etwas bunte Farbe. Ich kannte die Geschichte mit den Windmühlen schon und fand sie sehr witzig. Schlug den Band auf und

---

176 https://www.youtube.com/watch?v=QHMG2XwPLyY

177 Ich las die Ausgabe Don Quijote Band I und II übersetzt von Ludwig Braunfels. Zusammen ca. 1.400 Seiten. Das spanische Original von Miguel Cervantes ist wie Robinson Crusoe eine Kritik der damaligen Gesellschaft und da das nicht erlaubt war, wird die Kritik auf eine Romanfigur übertragen.

fing an zu lesen. Der Schreibstil war so komisch, etwas geschwollen und überhaupt nicht spannend. Das Teil legte ich wieder zurück auf den Schrank. Ich glaube, es stand da oben als Blickfang. Einige Jahre später, ich denke, es dürften so 730 Tage gewesen sein, holte ich Don Quixote erneut vom Schrank. Mittlerweile wusste ich ja, dass es zwei unglaublich dicke Bände waren. So viel hatte ich in meinem ganzen Leben zusammen noch nicht gelesen. Bei diesem zweiten Anlauf schaffte ich es in etwas über einem Jahr die Abenteuer des Ritters, ähhh, eingebildeten Psychos durchzulesen. Der antike Schreibstil störte mich nicht mehr. Im Gegenteil, ich empfand ihn als passend für die damalige Zeit und ich wollte so nah am Original sein wie möglich. Schnell bemerkte ich, dass die Story mit den Windmühlen nur ein kleiner Teil des Inhaltes war. Der Ritter oder besser Bauer Don Quixote hatte viel erlebt. Der Text ist ein psychotisches Roadmovie, denn der Protagonist leidet unter Grandiosität (Größen-Selbst). Don Quichote steht auf vielen Bestenlisten ganz oben. Es ist ein ganz bemerkenswerter magischer Text und ich gehe sogar so weit, zu behaupten, es ist das beste neuzeitliche Buch, die Mutter aller Bücher zusammen mit der Ilias, dem alten und neuen Testament und Odyssee. Es kommt nichts Neues mehr nach. Alles, was kommt, ist aufgewärmter Kaffee.

Beim zweiten Anlauf also schaffte ich es diesen Text durchzulesen. Ich ließ mir viel Zeit damit, denn es bereitete mir große Freude. Es ist eine Angewohnheit von mir geworden, dass ich versuche gute Bücher langsam zu lesen. Don Quixote ist ein wahres Meisterwerk über die Eitelkeiten der Menschen und ihr Streben nach Geld, Macht und Anerkennung. Ein antiker Straßentrip in Form eines Edlen zu Pferde. Donald Trump ist der Inbegriff des alten Don Quichotes und seine Helfer sind die Sancho Panzas unserer Zeit. Vor diesem Buch las ich nur Mickey Maus, Geistergeschichten und Phantomas. Danach fing ich an, alles zu lesen, was bei meinem Opa stand. Ich habe mir sämtliche Schinken reingezogen. Es waren neue Welten für mich. Ich flog wie Raumschiff Enterprise durch die Seiten. Man nennt das wohl tiefes Lesen. Eine Fähigkeit, die den Kids heute abhanden kommt. Tiefes Leseverständnis ist mit kurzen Textnachrichten nicht zu erreichen.

Es ging dann bei mir weiter mit Dostejowski[178] und Tolstoi. Ich verschlang geradezu diese beiden grandiosen Schreiber und besorgte mir aus der Leihbücherei alle verfügbaren Bände. Damals gab es noch keinen Markt im Internet für gebrauchte Bücher. Was dort nicht vorrätig war, kaufte ich mir im Fachhandel. Schlussendlich kann ich behaupten, dass ich in einigen Jahren mehrere tausend Bücher gelesen habe (ca. 2000). Die Schriften stapelten sich im Keller und auf dem Speicher. Ich wurde lesesüchtig. Das Lesen beruhigte mich und ich konnte etwas lernen. Mein Geist verschwand in einer Parallelwelt, so ähnlich wie bei dem Film Matrix[179]. Am Anfang las ich Romane, danach in der Regel nur noch biografische Bücher oder Sachbücher. Zum Beispiel den Archipel-Gulag von Solschenizyn, die Französische Revolution, Tacitus, Seneca, Faust, Nietzsche, Schopenhauer, Kierkegaard, alle großen Philosophen der Zeit, Freud und viele mehr. Auf meiner Homepage[180], liebe Leserin und lieber Leser, versuche ich einen Überblick über Bücher, Dokumentationen u.ä. zu geben. Das Projekt steht aber noch am Anfang.

Durch das viele Lesen verbesserte sich meine Legasthenie enorm. Ich hatte das Gefühl, Bücher können mir auf meinem Weg helfen. Selbst meine Rechtschreibung steigerte sich kolossal. Ich will hier nochmal anmerken, dass bei mir eine Lese- und

---

[178] Absolut beeindruckender einzigartiger Schreibstil dieser beiden russischen Autoren. Es entstehen ganze Zeiten vor dem geistigen Auge.

[179] Matrix ist eine Trilogie über parallele Welten und ein Science-Fiction-Thriller.

[180] https://www.don-quixote-and-sancho-panza.de/

Rechtschreibschwäche[181] diagnostiziert wurde und ich im Diktat immer Sechsen schrieb. Ich konnte mir Wörter und ihre korrekte Schreibweise nicht einprägen. Nur durch eine Veränderung des Notenspiegels bei mir konnte ich mit Mühe und Not ab und zu auch mal eine Drei in Deutsch erlangen. Bessere Noten erhielt ich meistens bei Aufsätzen und so einem Zeugs. Ich schrieb trotzdem gerne, die Sache frustete mich zwar, aber irgendwie war ich nicht desillusioniert bezüglich meiner Muttersprache.

Mit dem zunehmenden Lesekonsum, es waren ja recht anspruchsvolle Lektüren dabei, begannen sich meine Blickwinkel zu verschieben. Die Sicht auf die Welt wurde eine andere. Ich merkte, dass durch das Lesen meine Bildung zunahm. Der Horizont wurde weiter.

Ich möchte nochmal auf die Schulkinder und meine Beobachtungen zurückkommen. Ich bin der Überzeugung, dass Kinder gerade in den ersten Jahren ihre Eltern brauchen. Es ist die wichtigste Zeit in der Erziehung. Gegenstände, Konsum, tolle Urlaube, ein schönes Kinderzimmer kann nicht gemeinsame Zeit aufwiegen. Das wichtigste ist gegenseitige Liebe. Eine Liebe, die nicht etwas verlangt, sondern das Kind als Individuum erkennt und sein lässt. Am besten wäre die Einstellung, du bist mein Kind, ich liebe dich so, wie du bist. Ich selbst wurde von einer tyrannischen Mutter mit manisch-depressiven Schüben erzogen. Da ich kein studierter Psychologe bin, basieren meine Einschätzungen im gesamten Buch auf Küchenpsychologie. Manchmal denke ich auch, dass meine Mutter starke histrionische Züge hat. Mein Vater war ja immerzu fort. Er arbeitete viel und war sehr fleißig. Auch in seiner Freizeit suchte er das Weite. Heute glaube ich zu wissen, dass er vor seiner Frau, also meiner Mutter, und der Familie davongelaufen ist. Sein ICH war schlecht ausgebildet und genauso war das bei Alexis. Als kleines Kind wuchs ich also mit einer total hysterischen Mutter auf, die Gren-

[181] Der Fachbegriff lautete Legasthenie.

zen setzte, wie ein Maikäfer fliegt, und sich stark um sich selbst drehte. Viel von dem, was für Major Nelson bestimmt gewesen wäre, bekam ich ab. Alexis handelte nach dem Prinzip, heute so und morgen so. Ich hatte keinen Halt und dazu noch ein Vater-Defizit. Major Nelson habe ich als ruhigen und zumeist fairen Mann in Erinnerung. Leider ging ihm wie Alexis manchmal der Gaul durch und ich bekam seinen Groll ab. Aber ich muss sagen, seine Wutausbrüche waren viel seltener und bei weitem nicht so krass wie die meiner Mutter. Ich denke Major Nelson hat es versäumt, zu Hause seine Position klar abzustecken und Alexis Grenzen zu setzen. Alles in allem muss ich aber anerkennen, dass meine Eltern es wohlgemeint haben. Ich weiß, ich wiederhole mich, aber ich möchte das nochmal mit anderen Worten wiedergeben. Sie wollten mich gut erziehen. Es stellt sich hier immer die Frage, ob man als Kind gewollt war. Ist man ein Wunschkind gewesen? Ich glaube, ich war ein Quotenkind. Die Frage kann ich nur aus meinem Bauch heraus beantworten. Ich spürte keine besondere Liebe meiner Eltern. Kinder waren damals obsolet und wenn schon eines da ist, unterstelle ich beiden, dass sie eher für eine gute Entwicklung plädiert hätten. Leider hat es mit dieser Wunscheinstellung nicht geklappt. Es ist ähnlich wie bei meinem Kumpel Hans, der setzt auch oft auf Glück und nicht Fleiß, Leistung und Motivation. Das kann klappen, meisten wird es aber so kommen: »Kannste so machen, dann wird es halt kacke!«

Und welches Fazit ziehe ich bei meiner Erziehung? Habe ich es viel besser gemacht? Ich teile hier kräftig gegen meine ehemaligen Erziehungsberechtigten aus. Leider habe ich auch viele Missgriffe in der Erziehung meiner Kinder wiederholt. Aus diesen verdammten antrainierten Mustern kommt man nur schwer heraus. Ich arbeite, aber permanent an einer Verbesserung meiner Fortbildung. Versuche, Vorbild zu sein. Mittlerweile ist mir das eines der wichtigsten Dinge, Ideal sein, dazu zählt auch das soziale Umfeld. Unser direktes soziales Nahfeld ist meiner Meinung nach nicht optimal. Auf mich und meine Skills und Lebensweise ist niemand scharf. Sad! Das einzige, was anzieht, ist unsere Unabhängigkeit. Sie belächeln mich eher, wenn ich mal wieder in die Natur will oder im Wald Essen zubereite. Die Kinder sind aber verrückt auf kochen im Wald und neulich hatte ich eine ganze Horde dabei. Für mich war das zu Anfang nichts mit so vielen Mädchen als Mann allein. Ich hatte Ängste und Sorgen, ob ich es gerockt bekomme. Die Kids waren aber total zufrieden. Alle aßen reichlich Nudeln mit Pesto und wir bastelten aus Holzscheiben, die ich absägte, kreatives Zeug. Jeder nach seiner Fasson.

Also, ein Ideal sein bewirkt am meisten. Hierfür braucht es Zeit, viel Zeit, und diese Zeit sollte man sich nehmen. Viele Eltern, ich eingeschlossen, gehen viel zu früh wieder arbeiten und die Kinder kommen dann in eine Gruppe oder Ähnliches. Nach meiner Sicht ist das nicht gut. Die kleinen Babys brauchen ihre Mütter und Väter. Sie wollen Erwachsene, die ihnen Liebe und Verständnis entgegenbringen und nicht genervt oder gelangweilt am Handy rumfummeln.

Wann immer ich die Chance habe, gehe ich auf Klassenausflüge oder zur Unterstützung, zum Beispiel beim Eislaufen, mit. Hier fallen mir immer die gleichen Schüler auf. Ich mache es mir hier sehr einfach. Laut Statistik sind daran meistens die Eltern oder das soziale Umfeld schuld, denn ein Kind kommt in der Regel normal und meistens körperlich gesund auf die Welt. Die auffälligen Schulkinder, die ich befragte, führten immer an, dass ihre Eltern mit ihnen nichts unternahmen. Eine der typischen Freizeitgestaltungen war das Einkaufen, leider nicht von guten Lebensmitteln. Die Eltern gehen mit ihren Kinds in der kostbaren Freizeit shoppen. Der Garten verwildert, das Haus ist schon übervoll mit Kram und trotzdem wird weiter gekauft, als gäbe es kein Übermorgen. Zum Schluss landet der Mist noch im Keller oder der Garage und das Auto steht dann draußen, die Fahrräder sind nicht mehr erreichbar.

Neulich habe ich meinem Ex-Partner, der Wandern gehen wollte einen Rucksack geliehen. Er suchte mich zu Hause auf. Ich weiß von ihm, dass er zuweilen recht unglücklich in seiner Ehe ist und zwei große Mädchen hat, die mehr oder weniger uninspiriert durchs Leben tanzen. Er selbst ist ein super Typ und wirklich sehr fleißig und ganz arg sozial engagiert. Thanner macht meines Erachtens zu viel und seine Familie kommt hierbei zu kurz. Wahrscheinlich eine Flucht, wie bei meinem Dad, oder Feigheit. Von seinen Schilderungen weiß ich, dass die ganze Bande allabendlich vor der Glotze sitzt. Er ist mittlerweile unzufrieden damit und sondert sich ab. Unbedingt musste Thanner raus, um einen klaren Kopf zu kriegen. Im Moment war er mit fast nichts mehr zufrieden. Das Essen schmeckte ihm nicht. Es war zu wenig liebevoll und kreativ zubereitet. Der Sex war schlecht oder gar nicht mehr vorhanden, die Ehefrau durch ihre Couchsitzungen wenig attraktiv usw. Der Eros zwischen beiden war verloren gegangen. Da die Situation für ihn unerträglich geworden war und er unbedingt nachdenken musste, ob er seine Familie wie ich verlassen sollte, wollte er den bekannten Camino[182] gehen. Ich riet ihm damals davon ab, denn ich fand, dass er zu überflutet ist. Am Besten kann man beim Laufen nachdenken, wenn es ruhig wird, und das geht auf einsameren Pfaden halt besser. Schon Kierkegaard sagte »Ich kenne keine Sorgen, die man durch das Wandern nicht loswerden könnte.« Nach erneuter Prüfung und Überlegung, lief er dann den Olavsweg (647km) in Norwegen. Bekannt ist dieser Weg auch als »Pilegrimsleden«. Thanner hat sich hier mehr Probleme dazugelaufen als andersrum. Ich wusste nicht, dass so was möglich ist. Kierkegaard hatte also bei ihm nicht recht behalten. Lacht! Vielleicht hätte Thanner auch während seiner Wanderung treuer sein sollen und fokussierter. Überlegen Sie es sich also gut. So ein Pilgerweg

[182] Camino bedeutet Weg und gemeint ist damit der bekannte Pilgerweg Camino de Santiago.

kann auch zu mehr Konflikten führen. Der Schuss ging hier nach hinten los. Wie bei den Hornbergern.

Ich muss an dieser Stelle, falls der das jemals liest, einführen, dass ich dich liebe, Thanner, und deine super empathische Frau auch. Wir haben so viele geile Verfahren und Einsätze gerockt. Deine Familie ist toll und mittlerweile scheint alles wieder besser zu laufen.

Er hat sich nicht getrennt und die Zwillinge haben sich gefangen. Kollege Thanner also kam damals zu mir wegen eines Wanderrucksacks. Wir gingen in meinen Keller und sahen dort nach dem Teil. Er wurde ganz sprachlos und betrachtete meinen Bunker wie Armstrong[183] wohl die Mondoberfläche. Ich fragte ihn, was los sei. Thanner antwortete, dass er noch nie einen so leeren Keller gesehen hätte. Ich wusste sofort, was er meinte. Er erklärte, seiner wäre bis zur Decke voll mit Plunder. Keiner benutzt das mehr und auf den Krempelmarkt in der Neckarstadt hätten sie es bis jetzt auch noch nie geschafft. Wir mussten beide schmunzeln. Dieses Phänomen habe ich bei fast allen meinen Nachbarn und Bekannten feststellen können. Die Keller und Speicher werden zuerst voll, dann die Garagen, zum Schluss der Garten. Mein Kollege steht am Beginn meines Weges vor etwa 25 Jahren. Seither reden wir viel über Minimalismus und was es wirklich zum erfüllten Leben braucht. Noch einen Satz möchte ich zu ihm sagen. Thanner erhöht mittlerweile seine Schlagzahl, damit meine ich seine Anstrengung, immer mehr Pensum, um so dem Chaos um ihn rum Herr zu werden. Mit noch mehr Leistung sind die Probleme nicht zu lösen, es macht alles nur schlimmer. Gut wäre, anzuhalten, Zündschlüssel abziehen und aussteigen. Das Ganze mal von der Ferne zu betrachten und auf die Bremse zu treten. Thanner hat aber auch eine außergewöhnlich stabile Psyche.

---

[183] Neil Armstrong betrat 1969 als erster Mensch den Mond mit der Apollo 11 Mission.

Ich möchte mich hier nicht überhöhen. Hybris ist eine der sieben (da kommt die Zahl schon wieder) Todsünden. Aus meinen Fehlern habe ich zum Teil schmerzlich gelernt. Ich hoffe, dass das stimmt, denn ich lese viel Fachliteratur und doch ist mir klar, was schon Sokrates meinte, als er sagte: »Ich weiß, dass ich nichts weiß.« Ihn habe ich bereits zu Anfangs zitiert und es hat sich nichts geändert, oder doch? Und bei dem wenigen, was ich weiß, gibt es noch das Problem, dass es oft nicht gelingt es anzuwenden. Hunderttausende von Zeilen habe ich gelesen, vieles wieder vergessen und große Probleme, das Wissen auf mein Leben runterzubrechen. Also wissenschaftlicher ausgedrückt: These: mein erstes Lebensdrittel; Antithese: das zweite; und nun aktuell bin ich wohl in der Synthese: letztes Drittel. Erinnert irgendwie an Eishockey. The Final Quarter ist angebrochen.

Wenn ich meine Werte, nach denen ich versuche zu leben, vergleiche, dann kommt mir am ehesten Seneca[184] und sein Briefwechsel vom »Glückseligen Leben« in den Sinn. Ein weiteres sehr kurzes und doch eindrucksvolles Buch, um mit dem Leben ins Reine zu kommen, stammt von dem geistlichen und Notfallseelsorger Phil Bosmans[185]. Es trägt den Titel »Vergiss die Freude nicht«. Dieser Bildband, im Original mit sehr schönen schwarz-weiß-Fotos, ist mir auch heute noch ein wichtiger Begleiter in schwierigen Phasen. Phil Bosmans bringt das Leben in kurzen Texten auf den Punkt. Wir haben alle ähnliche Probleme und er zeigt Lösungen auf, die so »klitzeklein« und klar sind, dass sie einen total verblüffen. Seine Worte wirken auf mich wie eine Erleuchtung. Sie beruhigen wie Opium und geben Hoffnung und Zuversicht. Das Büchlein wurde zu meiner per-

---

[184] Seneca der Jüngere war Lehrer des Kaisers Nero. Der Dialog zwischen ihm und einer fiktiven Person heißt im original de vita beata.

[185] Total sympathischer belgischer geistlicher, Notfallseelsorger und Verfasser zahlreicher Bücher.

sönlichen Bibel. Absolut empfehlenswert und ich kann es Ihnen, liebe Leserin und lieber Leser, nur ans Herz legen, einmal einen Blick in einem Buchladen rein zu werfen. Eventuell geht es Ihnen dann wie mir. In zwei Kapiteln habe ich mich vorgestellt, außerdem meine Psyche vor Ihnen ausgebreitet und nun kennen Sie auch meine Richtlinien. Alles läuft bei mir gerade auf einen radikalen Einschnitt hinaus. Alte Säulen brechen weg und deshalb braucht mein Tempel neue tragfähige Fundamente. Ich sollte und darf planen bzw. träumen, was die Zukunft für mich bedeutet. Lassen Sie uns nun gemeinsam schauen, ob und welche Projekte ich noch angehen möchte. Ist da noch etwas Vernünftiges was ich mit der restlichen Lebenszeit anstellen kann? Wünsche im Sinne von loslassen und Ideen hätte ich viele! Ab auf die Insel oder so. Lacht!

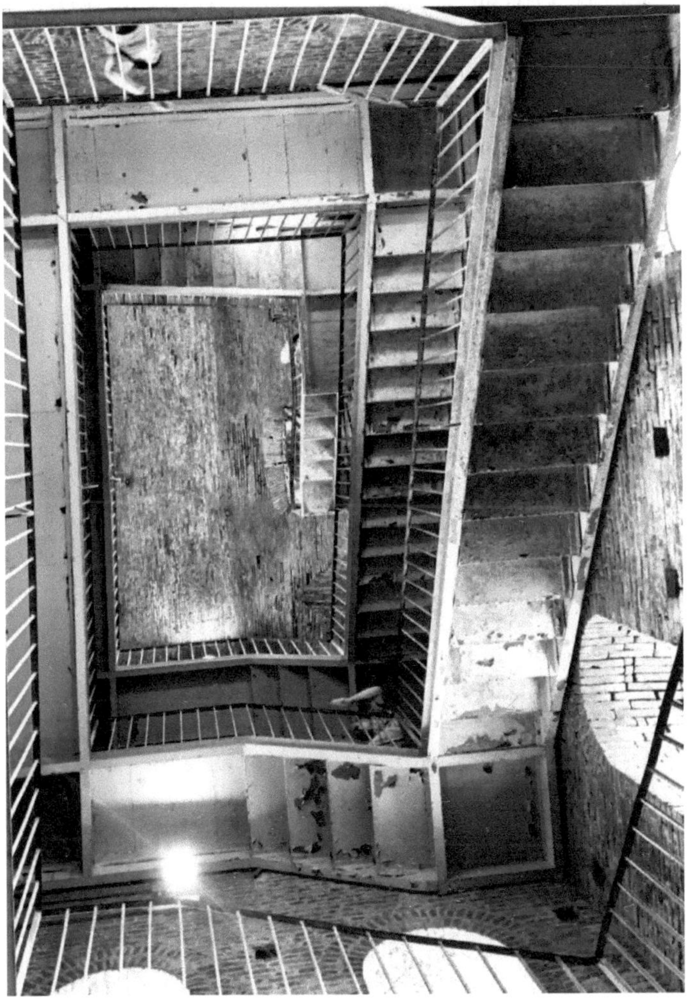

Liebe Leserin und lieber Leser, wir kommen zum vorletzten Abschnitt und es stellt sich die Frage: Was geht ab demnächst bzw. was kommt noch in meinem letzten Lebensdrittel? Ich denke irgendwie, dass dies ein kürzeres Kapitel wird. Aus diesem Grund will ich zunächst das Foto etwas beschreiben. Beim betrachten der Aufnahme aus dem Guinigiturm[186] ist zunächst nicht klar, wo oben und wo unten ist. Aufgenommen haben wir es wie auch alle anderen Bilder in diesem Buch. Ich fotografiere gerne Details, Natur, Bäume, Industrie, besondere Blickwinkel und vieles mehr. Ich laufe so rum und denke mir, das könnte eine cooles Bild werden. Häufig drücke ich aber nicht auf den Auslöser, weil ich nicht zufrieden bin. Es kann manchmal Stunden oder Tage dauern, bis ich die richtige Perspektive gefunden und das Licht stimmig ist. Manchmal schaffe ich es auch nie. Gerne würde ich einen Bildband in schwarz-weiß machen. Beim Knipsen gefällt mir, dass das Ergebnis sofort sichtbar wird. Für mich als Ungeduldigen ist das topp. Entweder es ist hot oder Schrott. In den seltensten Fällen kann ich eine Schrott-Aufnahme noch durch staging, also Bearbeitung, so verbessern, dass sie mir gefällt. Das schwarz-weiß–Foto, welches dem Kapiteltext vorangestellt ist, stammt von der Italienreise durch die Toscana. Ich hörte von diesem besonderen Turm in Lucca und dass ganz oben sogar Steineichen angepflanzt sind. Es gab damals im Mittelalter eine Vorschrift, die besagte, dass kein Turm höher als der der Stadtverwaltung sein dürfe, und da kam man auf die Idee mit den Bäumen, um so das Verbot zu umgehen (Geiler Taschenspielertrick – lacht!). Lucca ist ein toller historischer Ort. Sehr beeindruckend ist der Erhaltungszustand und die Ringmauer, auf der man einmal komplett außenrum laufen kann.

Wie ich bereits ausführte, stand die Italienreise schon lange auf der Wunschliste meines Sternchens sehr weit oben, doch leider war es mir aufgrund meiner Psyche bisher nicht möglich gewesen. Irgendwas hatte sich bei mir ja Anfang 2018 verändert. Es war dieses **NEIN** und die Sehnsucht, dass ich mein Leben selbst bestimmen wollte. Ich sagte mir dann, du machst es wie Goethe

---

[186] Auch Torre Guinigi ist der bekannteste Geschlechterturm der Stadt Lucca. Das besondere an ihm sind die Eichen auf seinem Dach.

und die anderen davor auch. Sie reisten aus unterschiedlichsten Gründen nach Italien, um Buße zu tun, Neues zu erlernen oder sich inspirieren zu lassen. Für mich war diese Reise ein Wunder, eine Wiedergeburt, als wäre ich auf einem fremden Planeten gelandet. In Pisa und Florenz war ich endgültig entrückt und erweckt. Ich kann Exkursionen und insbesondere das Land, wo die Zitronen blühen zum Nachdenken nur empfehlen. Es muss was dran sein, wenn der große Goethe darüber sogar einen Reisebericht schreibt. Ich würde sehr gerne noch mehr entdecken, noch weitere Abenteuerreisen machen. Das könnte ein Lebensziel sein. Fremde Länder und Kulturen kennenlernen.

Mein allergrößter Wunsch aber wäre ein Leben etwas fern der Zivilisation. Zum Beispiel will ich seit meiner Kindheit bzw. Jugend, wahrscheinlich geprägt durch die Autoren Karl May und Jack London, in Nord-Amerika bzw. Alaska leben. Ich war so fasziniert davon, dass es dort so kalt ist, das die Spucke, noch bevor sie den Boden berührt, gefriert. Ebenso könnte ich es mir vorstellen auf einer Insel zu leben. Warm oder kalt wäre mir egal, vielleicht aber lieber nicht ständig eiskalt. Alaska im Winter stelle ich mir sehr frostig, unbarmherzig, aber auch wunderschön vor. Dieser Wunsch scheint weit entfernt und zumindest im Moment nicht realisierbar. Das Wagnis brennt aber in mir seit Anbeginn und sein Feuer wird immer stärker. Irgendwann verbrennt es mich vielleicht, wenn ich es nicht lösche. Um dieser Sehnsucht ein Stück entgegenzukommen, sind wir seit geraumer Zeit auf der Suche nach einem Bauernhof oder Landhaus in der deutschen Prärie. Ich hoffe und spüre, dass sich etwas in diese Richtung ergeben wird. Amen!

Ich würde versuchen, mich selbst zu ernähren. Als Selbstversorger ähnlich wie Rigotti[187] zu überleben. Obst und Gemüse anzupflanzen und nur so viel zu nehmen, wie ich brauche und

[187] Sehr witziger Selbstversorger-Kanal auf YouTube: https://www.youtube.com/channel/UC0pzFp7mX5PISkJSlp2HwwA

der Boden hergibt. Die Permakultur[188] sagt mir hier am ehesten zu. Ansonsten will ich natürlich meine Kinder gut erziehen, ihnen eine lebenswerte Welt und eine gute Lebensweise zeigen. Ich hoffe, dass die Gesundheit dies zulassen wird. Ich glaube, dass ein Leben im Grünen, etwas abseits der Zivilisation, für mich im Moment zumindest am besten geeignet ist, meine Werte und Vorstellungen in Einklang zu bringen.

Auf materieller Seite habe ich keine Illusionen, denn ich besitze alles, was ich mir vorstelle. Natürlich wäre ein Gehöft viel Materie, darüber denke ich oft nach. Wichtig ist mir ein gutes täglich selbst zubereitetes Essen mit guten veganen Zutaten. Das klappt jetzt schon. Ein Sprung in einen klaren kalten Bergsee ab und zu, wie zum Beispiel den Alpsee bei Füssen während unserer Wanderung reicht aus. Das war auch eine schöne Odyssee, denn wir gingen ohne Karte und Reservierungen bezüglich Übernachtungen los. Tatsächlich bekamen wir einmal keine Übernachtung. Meinen Haus- und Hofwald, den Käfertaler Wald, vor der Haustüre, eine geile kleine Wohnung, was will ich mehr? Dann lese ich ab und zu ein gutes Buch und blicke zum Sonnenuntergang und genieße die Ruhe und Stille von Mutter Erde bzw. ihre Geräusche. Mir reicht das gegenwärtig vollkommen. Alles andere sind nur Ziele und Träume, die ich nicht mehr erreichen muss. Getreu den Ausführungen zum IST und SOLL sage ich, das SOLL ist Alaska oder der Aussiedlerhof. Das IST ist mein aktuelles Leben. Es gibt kein Muss, keinen Zwang, das SOLL zu erreichen. So, wie es jetzt gerade schon ist, ohne den Dienst, passt es auch und es darf gerne so bleiben. Nur die Psyche soll noch etwas wachsen und das innere Kind Ruhe geben. Lacht! Gerne würde ich trotzdem die Welt bereisen, es muss

---

[188] Nachhaltiges landwirtschaftliches Konzept, das auf Kreisläufen beruht und ohne viel Chemie und künstliche Dünger auskommt und ein Gleichgewicht bewahrt.

aber auch nicht sein. Ein Eremit[189] antwortete einmal auf diese Frage: »Ich habe die Welt gesehen, dafür muss ich meinen Platz nicht verlassen.« Wenn das Leben noch mehr Abenteuer und Expeditionen für mich vorgesehen hat, dann werde ich nicht nein sagen. Aber ich bin auch so derzeit voller Demut und Dankbarkeit und »eigentlich« zufrieden mit dem, was ich erreicht habe auf vielen Ebenen. Die Betonung liegt auf eigentlich. Es gibt so einen Teil in mir, der ist sehr glücklich mit allem »eigentlich«, dann ist da aber noch der andere Teil und der ist weniger zufrieden.

Liebe Leserin und lieber Leser, ich versuche das einmal aufzutrennen wie den gordischen Knoten[190]. Ich denke, in meinem Kopf ist klar, dass es mir gut geht und viel erreicht wurde und das Leben recht sorgenfrei und voller einfachem Wohlstand und Luxus dahin fließt. Mein Diplomvater, Professor Doom, sagte einmal in einem Gespräch zu mir: »Was will ich mehr als eine Tasse Kaffee und ein Fleischkäse Weck.« Das Herz oder der Bauch möchten aber etwas anderes. Lassen Sie mich das noch weiter erklären. Ein Ziel wäre ja noch meine Psyche zu verbessern. Mein Kopf meint: »Leider ist dein Leben von deiner großen Wunschvorstellung (Yukon-Alaska-Outback) noch einiges entfernt«. Vielleicht auch nicht? Ich fühle mich weder normal ruhig noch ausgeglichen. Meine Gefühlswelt ist ein einziger Brei. Meistens bin ich sehr melancholisch. Meine Ärzte nannten das dann eher Depression. Mir ist Melancholie angenehmer, denn es hat nicht diesen pathologischen Anstrich.

Eines meiner großen fünf Lebensziele wäre also unbedingt auszusteigen. Das ist seit meiner Kindheit ein großer Wunsch. Wäre ich nochmal 16 und so »weise« wie heute, dann würde ich direkt nach Alaska gehen. Benutze ich hier eine Ausrede? Seit

---

[189] Person die freiwillig in der Einsamkeit haust.

[190] Unlösbarer Knoten, der von Alexander dem Großen mit einem Schwerthieb geöffnet wurde.

2018 bin ich ja faktisch raus, zumindest bei der Kripo. Das hat mir schon viel geholfen, denn ich konnte viel nachdenken und mir mal alles von der Seele schreiben. In diesen Tagen will ich diesen Dienst einfach nicht mehr machen. Es hat nicht mehr gepasst. Und ich bin seither total viel draußen, das gibt mir mehr und beruhigt mich. Für das Jahr 2019 habe ich mir vorgenommen einen Plan zu entwickeln, wie mein Leben als Frugalist, Aussteiger und Philanthrop[191] weitergehen könnte und soll. Außerdem bin ich ja Sachenbauer geworden. Mein Buch ist fast fertig. Ein paar weitere Projekte habe ich schon am laufen und ich fühle mich fast wie ein Schaffender. Mein eigener Art Director. Lacht! Übertreiben möchte ich aber nicht, mein Sternchen und Bekannte wollen mir einreden, dass ich ein Künstler bin. Artist, darauf wäre ich am wenigsten gekommen, dass es mich in diese Ecke spült. Vom Paragrafendschungel zum Müll-Recycler und Schreiberling. Aber es gefällt mir. Auf meinem Instagram-Profil »sculptures_thingsbuilder_diy« gibt es einige »Werke« zu sehen. Von manchen drehe ich ein kurzes Video. Hauptsächlich für mich, denn die meisten Objekte haben mich schon verlassen. Ein schwieriger Prozess für einen Bastler und »Künstler«. Ich selbst spüre, dass mir mein neues Leben im Moment besser gefällt als das alte. Ich mache aus Schrott neue Sachen und hacke auf die Buchstaben über meinen Weg, das ist doch geil. Es ist trotzdem noch recht weit von meinen ganz großen Träumen entfernt, sofern ich diese überhaupt richtig erkenne. Aber das Gefühl ist schon viel, viel besser geworden. Es geht ganz langsam aufwärts. Der engen, aber sicheren Beamtenjacke, also meinem Dienst, trauere ich überhaupt nicht hinterher, meiner Alimentation schon. Mit viel Humor blicke ich umher und versuche das Leben einfach nicht mehr so ernstzunehmen. Mein materieller Ehrgeiz ist zum Erliegen gekommen. Trotzdem fehlt mir noch der Bauernhof oder einfach ein Platz im Grünen oder eine

---

[191] Menschenfreund.

andere geile Idee. Keine Ahnung, was da so kommt, ich lasse mich überraschen wie mit der Schriftstellerei und dem Kunsthandwerk. Deshalb mache ich es im Moment so wie der Eremit, ich bleibe erst mal zu Hause und blicke stoisch um mich. Wie beim Zappephillip[192]: »... und die Mutter blickte stumm, auf dem ganzen Tischer rum.« Ich bin die Mum und sehe mir mal das ganze verrückte Treiben an. Meiner Meinung nach führt es ja zu nichts Gescheitem und nun suche ich hier eine Nische für mich. Wie eine kleine Maus. Ich will probieren und nicht in blanken Aktionismus fallen. Das wäre wichtig.

Der römische Philosoph, Dichter, Autor und Lehrmeister des Cesare Nero, namentlich Lucius A. Seneca, sagte in vorchristlicher Zeit folgendes: »Den größten Reichtum hat, wer arm an Begierden ist.«

Jawohl, da stimme ich voll und ganz zu. Liebe Leserin und lieber Leser, Konsul Seneca ist wirklich eine wahre Fundgrube an guten Ratschlägen. Ich schlage Ihnen ein Experiment vor. Versuchen Sie sich vorzustellen, wie es sich anfühlt, wenn Sie morgen sagen, ich will nichts mehr. Kein neues Auto, Handy, Urlaub, Partner, es reicht mir, ich brauche nichts außer gute Nahrung, denn ich bin zufrieden. Es gibt Menschen auf der Welt, die verlieren gerade alles oder haben fast nichts und sind glücklicher wie wir. Solange meine Grundbedürfnisse (essen, trinken, lieben) befriedigt sind, bin ich still. Ich habe aus diesem Unterfangen ein Mantra gemacht. Einen für mich positiven Glaubenssatz. Er besagt, dass es mir gut geht, Materiell wünsche ich nichts mehr. Es war und ist total befreiend, alles, was kommt, brauche ich nicht unbedingt. Ich ziehe das auch radikal durch. Zu Weihnachten oder auch sonst nehme ich keine Geschenke mehr an, die sich nicht verbrauchen. Ich sage **NEIN** zu

---

[192] Sehr bekanntes nicht mehr didaktisch einwandfreies Kinderbuch mit dem Titel »Der Struwwelpeter« des Arztes und Psychiaters Heinrich Hofmann.

materiellen Wünschen. Mein Bauch will zwar alles Mögliche, aber ich habe zum Glück noch mein Gehirn dazwischen und überlege reiflich. Dann darf mein Herz eine Entscheidung bekannt geben. Die Begierden und Wünsche nach ständig mehr Krimskrams haben mich nicht länger in ihrem Würgegriff. Meine Glückshormone entstehen beim Verzichten, Spenden, Kuscheln, Waldbaden, Schreiben etc. Es ist alles entspannter geworden. Ich nehme mir jetzt noch mehr Zeit für‘s Kochen und beschäftige mich viel mit Ernährung, gesunder Lebensweise und Kontemplation. Zur Unterstützung meiner These führe ich eine wissenschaftliche Studie zu diesem Thema an. Besonders ans Herz legen möchte ich Ihnen, liebe Leserin und lieber Leser, die Arbeit des preisgekrönten amerikanischen Ökonoms Richard Easterlin[193]. Seine Studie zeigt den Zusammenhang, dass viel Geld Freude bereiten kann, aber nicht glücklicher macht. Stattdessen gibt es Erhebungen, dass arme Menschen in der Regel glücklicher sind als wohlhabende und solche, die in den reichen Industriestaaten leben. Zu diesem Ergebnis kommt auch Gertrud Höhler, die bekannte Glücksforscherin[194]. Setzen Sie ihre Begierden und Ansprüche auf null, das kann wirklich von einer Sekunde auf die andere erfolgen. Dann sind sie raus aus dem Hamsterrad und können wieder frei werden. Liebe Leserin und lieber Leser, lassen Sie uns nun, nachdem ich meine Träume und Ziele vorgestellt habe, zum großen Finale gehen (wir schwimmen nochmal komplett durch den Kakao. Lacht!). Es gibt noch einiges zu klären. Ich will Ihnen nochmal kurz von Hans berichten und mitteilen, was das Ergebnis meiner Untersuchung beim Amtsarzt war. Wie so oft im Leben hat die Medaille zwei Seiten.

---

[193] Das Easterlin-Paradox zeigt auf, dass es zwischen Geld und Glück keine Korrelation gibt.

[194] https://www.cicero.de/innenpolitik/arme-sind-haeufig-gluecklicher-als-gierige-reiche/52339

Es gibt einiges Positives, aber auch etwas sehr Trauriges mitzuteilen.

FINALE?

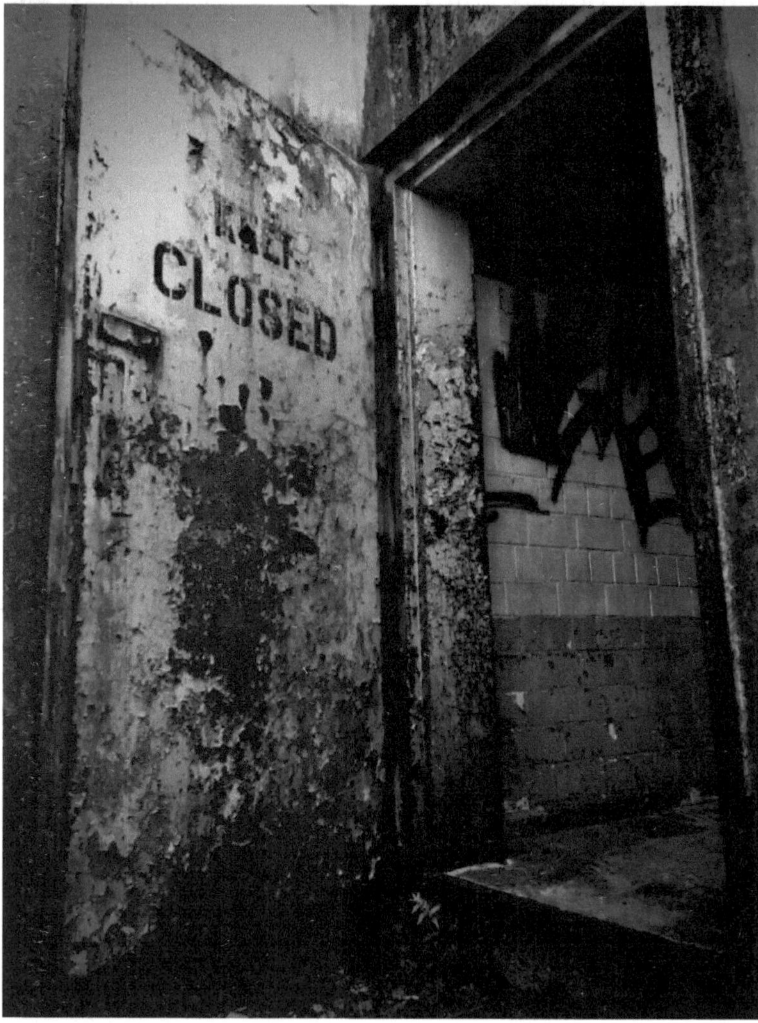

Sehr geehrte Leserin und sehr geehrter Leser, wir sind im letzten Kapitel des Buches angekommen. Vielen Dank für die Zeit, die Sie sich bisher genommen haben. Wir Schreiben mittlerweile Januar 2020 und ich arbeite nun schon über ein halbes Jahr an der Fertigstellung (Korrekturlesen) des Manuskriptes, wobei ich anmerken darf, dass ich bereits einige Jahre zuvor damit begonnen habe, aber aufgrund verschiedenster Einflüsse und Begebenheiten nicht weiter geschrieben hatte. Insgesamt dürften es so etwa zwei bis drei Jahre sein, in denen ich mich als Autor versuche. Das meiste ist jetzt tatsächlich im letzten Jahr passiert und es ist mir gelungen, dieses Projekt, an dem mein Herz sehr hängt, zu beenden. Die Zeilen wurden von mir mit Liebe und Freude zu Papier gebracht bzw. digital gespeichert. Auf Neudeutsch könnte man sagen, ich hatte einen Flow und es flutschte meistens gerade so aus der Feder. Ich hatte natürlich auch einige Hänger, sprich, Tiefen, gerade bzw. wegen meiner Psyche. Der Perfektionismus und mangelndes Selbstwertgefühl drohten einige Male das Buch-Abenteuer zu beenden. Mein innerer Richter, der blöde Hampelmann, machte mich oft fertig und meinte das wird doch nie was. Er verglich mich mit anderen berühmteren Autoren. Damned! Meinem inneren Laber-Hannes habe ich es dieses Mal gezeigt. Ich spüre Stolz und kindliche Freude. Möchte aber betonen, dass ich mich nun am Ende der Zeilen nicht mehr als blutigen Laien bezeichnen würde. In mir war dieses Gefühl, des sich mitteilen wollens. Mein bisheriger Lebensweg schien mir wertvoll erzählt zu werden. Andere können darin Inspiration, Motivation, Anregung oder Beistand finden. Es ist mein zweites Buch, nach dem Bilderbuch[195]. Ich hoffe, Sie konnten dem Buch beim Lesen einige interessante Gedanken und Einsichten abgewinnen. Ich sehe mich natürlich nicht als großen Schriftsteller und auch im Rest meines Lebens bin ich immer noch ein ziemlicher Laie geblieben. Aber it‘s in progress. Es fällt mir schwer, ein großes Talent an mir zu entdecken. Neulich hatte ich deshalb mal eine Umfrage bei einigen Bekannten gestartet. Das Ergebnis war ernüchternd. Viele sagten, deine Einstellungen und wie du dein Leben bestreitest oder du wirkst

---

[195] Abrisshaus sanieren macht Freude.

so ausgeglichen, bist interessant. Ok, das sind Auszeichnungen, aber keine Gaben? Mein Ziel ist es, und so will ich es hier klar formulieren, dass mein Buch auch ordentlich, d.h. mit ISBN-Nummer und eingetragen in der VLB/ DNB[196] zur Verfügung gestellt wird. Ich denke, nach der Fertigstellung des Textes beginnt gleich das nächste Ding. Eigentlich hätte ich noch so einiges mitzuteilen. Aber ich bin der Ansicht, dass von meiner Seite fürs erste genug gesagt wurde. Das Texten und meinen unwiderruflich eingeschlagenen Weg nehme ich als Chance wahr, die ich unbedingt ergreifen wollte. Dafür musste ich radikal sein. Man könnte auch sagen, versuche es einfach, egal wie die Aussichten stehen oder was die Moral und Werte der Gesellschaft vorschreiben. Lieber eine schlechte Entscheidung als 30 Jahre keine Entscheidung. Zu schnell ist das Leben vorbei und es dankt dir niemand, wenn du nach den gängigen Konfessionen dein Dasein gefristet hast. Mittlerweile bin ich an dem Punkt, und ich hoffe, hier spricht aus mir die Altersweisheit, dass ich immer die maximale Freiheit wähle (immer die rote Pille bevorzuge). Als Surrogat bleibt, dass mein Vorbild in dieser Hinsicht der Philosoph Diogenes von Sinope ist. Er hatte nur das Nötigste. Besaß gerade einen Lederbeutel mit ein paar Utensilien. Unterwarf sich keinen gesellschaftlichen Normen und Werten. Diogenes hatte keine Bedürfnisse oder Wünsche, außer essen, trinken und philosophieren. Das klingt sehr radikal, Vielleicht denkt der eine oder andere auch, wie soll das gehen, aber leichter als heute ist diese Lebensweise nicht umzusetzen. Diogenes musste selbst sehen, wo er schlief und wie er zu essen und trinken kam. Wir können einfach auf‘s Amt. Aufgrund der heutigen Möglichkeiten erscheint diese von mir proklamierte Sicht auf die Dinge manchen recht langweilig und verrückt. Wer will denn schon in

[196] Verzeichnis lieferbarer Bücher und Deutsche National Bibliothek

unserem Paradies freiwillig verzichten? Doch schon Globi[197] hatte schnell keine Lust mehr und verließ das Schlaraffenland. Ich glaube der Schlüssel zu einem erfüllten guten und würdevollen Leben liegt in der Schlichtheit. Einfache Nahrung, nicht zu viel von allem, wenig Besitz, am besten keiner, verbindliche Beziehungen, Transzendenz usw. Wählen wir für ein optimales Leben das Leben eines weisen Menschen, dieser müsste doch wissen, wie es geht. Ich habe hierzu sieben weise Steine, also Weisheiten, zusammengetragen. Diese habe ich mir aufgeschrieben und in meiner kleinen Bunkerwohnung an exponierter Stelle aufgestellt. Sie sollen mich anleiten, in meinem Leben vernünftiger zu handeln und mich auf dem Pfad der Tugend halten.

Leider weiß ich nicht mehr wo ich diese Werte aufgeschnappt habe. War es bei Konfuzius, Laotse, Heraklit, Seneca oder den Stoikern? Keine Ahnung. Vielleicht wissen Sie es ja. Es ist auch nicht weiter relevant, denn jeder dieser großen Philosophen hätte es gewusst. Hier sind meine Tugenden eines weisen Menschen.

1. **Fürsorgliche Haltung**
2. **Gerechtigkeit**
3. **Nachsicht**
4. **Höflichkeit**
5. **Geduld**
6. **Wahrhaftigkeit**
7. **Selbstbeherrschung**

Die Latte liegt nun sehr hoch. Versuchen Sie am besten nicht, ein Weiser zu werden. Den wenigsten von uns wird es vorbestimmt sein, diesen Weg zu gehen. Wir können aber versuchen, in unserem Leben »weiser« zu werden. Wir versuchen auf den

---

[197] Tiefsinniges Kinderbuch, in dem Globi, nachdem er auf der Erde eine Aufgabe erfüllt hat, in das Schlaraffenland kommt.

sieben Steinen zu laufen. Wir könnten versuchen, jeden Tag etwas besser zu werden oder, wie Ralf Bohlmann[198] sagt, »Erschaffe die beste Version von dir«. Mit dem Bewusstsein, dass wir sehr wahrscheinlich dieses Ziel nie erreichen werden. Aber wir wollen uns verbessern, ständig dazulernen. Proaktiv sein. Was wäre auch schon eine Welt, die zu 100 Prozent aus weisen Leuten besteht? Gerade die Gegensätze machen doch das Leben aus. Zum Beispiel Tag und Nacht. Sowohl der Tag als auch die Nacht gewinnen den Kampf jedes Mal aufs neue. Es gibt immer nur für eine kurze Zeitspanne einen Sieger. Es wäre sinnlos, sich zu wünschen, der Tag möge niemals vergehen. Es ist allzu menschlich, einen guten Tag so lange wie möglich festhalten zu wollen. Die Nacht wird aber gewinnen. Das ist wie mit dem Leben. Mit unserer Geburt steht eines ganz sicher fest: dass am Ende der Staub auf uns wartet und mit unserem Abschied und Vergehen wird auch der Tod wieder verlieren und so ist alles in einem Fluss, in einem Kreislauf wie bei der Permakultur. Alles fließt dahin und doch ist es niemals dasselbe. Wie schon Heraklit kryptisch anmerkte, können wir nie zweimal in denselben Fluss steigen, denn das Wasser und der Fluss haben sich nach einer Sekunde bereits verändert. Dieser ständige Kampf hält die Welt in Gang. Es ist das Salz in der Suppe und wir brauchen uns um die Natur nicht zu sorgen. Wir dürfen sie ehren und pflegen, aber zerstören können wir sie durch unser Handeln nicht und mögen wir auch noch soviel Raubbau an ihr betreiben. Die Erde bleibt gleich schwer!

Wie der permanente Kampf aller Elemente, so sollte auch unser Leben nie aufhören Ziele zu haben. Nur ganz zum Schluss, am Ende, da sollten Sie loslassen können und Frieden mit allem machen. Das Scheitern gehört zum Leben unbedingt dazu. Leben ist lebensgefährlich und haben Sie keine Angst vor Dach-

---

[198] Ralf Bohlmann, Ernährungscoach, Autor, Mentalcoach usw. Macht tolle Podcasts.

ziegeln. Lacht! Niederlagen formen unseren Charakter und machen uns hoffentlich weiser. Wer alle seine Wünsche befriedigt sieht, lebt nicht mehr. Ein Leben im Überfluss macht nicht glücklich. Andere an seinem Reichtum nicht teilhaben zu lassen, wie das zum Beispiel der Amazon-Chef vormacht, ist nicht normal. Unser aller Leben ist ein Wunder und nicht vorhersehbar. Vielleicht ist es vorherbestimmt, aber wer weiß das schon? Wichtig ist, was wir denken, egal, wie die Realität auch scheinen mag. Das Leben ist doch eher wie ein aufblitzender Lichtstrahl. So kurz und gleich wieder vorbei. Es rast mir zu schnell, aber ich kann nichts machen. Ich muss selbst auch erkennen, dass es dem Ende zugeht. Ich fange schon an, für diesen Moment zu planen. Aktuell suche ich einen Bestatter, der mich in einem Friedwald eventuell in der Pfalz bei Bad Dürkheim unter die Erde schaufelt, wenn es so weit ist. Es fühlt sich prima an, zu wissen, dass auch diese Dinge geregelt sind und ich in Mutter Erde, in einem grünen Mischwald, meine letzte Ruhe finden werde. Es ist auch der Wald, in dem ich bisher die meisten Touren gemacht habe. Man weiß doch nie, wann es einen trifft. Buddha fragte hierzu einmal seine Schüler: »Wer weiß wie lange ein Leben dauert?«

Ein Schüler antwortete: »100 Jahre.«

Ein anderer erwiderte »Vom Anfang bis zum Ende.«

Der nächste sagte »Bis der Tod uns heimholt.«

Einer der Schüler sagte mit fester Stimme »Ein Einatmen lang.«

Buddha wandte sich diesem Schüler zu und antwortete ihm: »Da hast du recht.«

Ein Atemzug, kann das wirklich sein? Wir wollen doch Buddha nicht in Frage stellen, aber ein Luftzug, ist das nicht zu wenig? Siddhartha oder Buddha meinten tatsächlich, dass wir nur einen »Schnaufer« lang leben. Wahrscheinlich würde der gleiche Lehrling heute sagen, eine Textnachricht lang. Buddha wollte damit, wie auch Heraklit zum Ausdruck bringen, dass wir uns nach einem Atemzug schon so verändert haben, dass wir eine andere Person sind. Wir werden mit jeder Luft neu geboren. Ist das nicht ein schöner Gedanke? Wenn wir stetig von neuem erschaffen, dann sollte auch der Tod unser ständiger Begleiter sein. Wir wissen nun, dass wir mit jedem Ausatmen sterben und mit jedem Einatmen wiedergeboren werden. Der Tod ist dann auch unser Freund! Wir könnten ihn genießen. Mit jedem Ausatmen begrüßen wir unseren treuen positiven Begleiter, den Gevatter Tod, und beim Einatmen freuen wir uns auf das neue Leben und sind dankbar für dieses permanente Geschenk. Aus diesem Grund wäre es theoretisch möglich, sein Leben nach einem Atemzug zu ändern. Sie sind wiedergeboren und können alles jungfräulich angehen. Alles ist weg, vergeben, auch die Schuld oder Trauer.

Ist das nicht eine unglaubliche Möglichkeit? Es ist also rein hypothetisch alles machbar. Buddha zeigt uns das. Um in diesen Zustand der Glückseligkeit und des inneren Friedens zu gelangen müssen wir aber auf die Bremse treten und zur Ruhe kommen. Dafür braucht es Stille und Achtsamkeit, das ist in unserer heutigen Zeit nur schwer zu erreichen. Stille bedeutet nicht, dass ihr irgendwo hingeht, wo es sehr ruhig ist, also zum Beispiel auf einen Berg. Schweigen meint hier, ihr sollt innerlich ruhig werden. Kommt zur Ruhe und haltet mal die Karre an. Das klappt am besten mit einer gewissen Bedürfnislosigkeit und maximaler Freiheit im Kopf. Also wieder theoretisch gesprochen es ist alles da, scheint uns aber unerreichbar. Wie stellt man das an, ein weiser und freier Mensch zu werden, wie Diogenes es war? Er war arm, aber gelehrt, und in Athen sehr geschätzt. Ist im Umkehrschluss ein sehr, sehr reicher Mensch auch weise? Führt so ein Individuum ein vorbildliches Leben? Ich glaube, diese Frage muss ich nicht beantworten. Sie kennen die Antwort. Geld ist nicht gleich Freude, Glück oder Weisheit. Diese drei Eigenschaften kann jeder erreichen, auch ohne viel Zaster. Überhaupt sind die sieben Tugenden nicht verkehrt als Richtschnur. Heutzutage gibt es unvorstellbar reiche Menschen, die von Tag zu Tag immer reicher werden. Sie können ihr Vermögen selbst mit so unglaublichen Projekten wie einer Besiedelung des Mondes oder Weltraumraketen nicht mehr ausgeben. Ich frage mich hier immer, was ist nur los? Wie kann ein Mensch 100 Milliarden horten und seine eigene Politik und seine eigene Welt erschaffen und alle Normalos helfen ihm noch dabei und gehen bei ihm online shoppen? Ich glaube dass die Superreichen sich schon eine neue eigene Welt erschaffen. Damned!

Wenn Sie beim Lesen dieser Zeilen dachten, das schaffe ich nie, wie soll ich denn mit meinen ganzen Ticks und Marotten auch nur etwas Weisheit erlangen, dann kommt hier ein weiterer Vorschlag. Wenn Ihr Idealbild von sich zu sehr vom tatsächlichen abweicht und es Ihnen wie ein zu hoher Berg vorkommt, all Ihre Probleme und Sorgen anzupacken, dann arrangieren Sie sich zunächst damit. Es bringt nichts, sich durch zu viel Strenge oder Askese im Leben unter Druck zu setzen. Ich selbst bin ja immer so ungeduldig. Das nervt auch. Sie sollten es machen wie bei Kindern oder in der Mitarbeiterführung. Versuchen Sie, Ihren Standpunkt zu ändern und Einsicht zu erlangen. Reflektieren Sie Ihre Situation. Schauen Sie, was nicht passt, und seien Sie gnädig mit sich und jedem. Wir sind alle keine Roboter. Die Zeiten sind auch grade nicht leicht, obwohl wir hier in Europa eigentlich alles haben, was man zum Leben braucht. Der Stressfaktor ist gefühlt extrem.

Zunächst wäre wichtig, sich Folgendes klarzumachen. Sie sind ok, so, wie Sie sind. Das hatten wir schon. Leben Sie in Würde. Das ist ihr verbrieftes Recht vom Universum und das ist der Oberboss. Da kann auch der EuGH[199] nichts machen. Sie dürfen das, basta. Ich für mich habe mir 2018 vorgenommen, aus meinem Leben ein Kunstwerk und aus meinem Körper einen Tempel zu machen (es wird wohl eher so eine mittelalterliche Burg).

---

[199] Europäischer Gerichtshof mit Sitz in Den Haag.

Für diesen letztem Schritt raus aus dem Sumpf brauchte ich noch eine Initialzündung und das war Italien mit Sternchen. Dass ich aus meinem Leben nun ein neues Werk erschaffen will, klingt sehr ambitioniert. Ich bin von meinem Ziel noch weit entfernt, aber es wird besser, und ich muss es ja auch nicht erreichen. Eine Annäherung reicht mir schon und es läuft. Damit will ich nur ausdrücken, dass sich mein neues Leben besser anfühlt als das Alte. 2018 gab es diesen Urknall für mich. Seit diesem Moment hat die neue Existenz richtig Fahrt aufgenommen. Das Alte ist Geschichte und das andere hat begonnen. Trotz aller Widrigkeiten und obwohl ich meinen Hafen noch nicht einmal sehen kann, fühle ich diese Freiheit und bin mir sicher, dass ich diesem näher bin, als je zuvor. In meiner Fantasie existiert so etwas wie eine Vorstellung von meinem Glück. In früheren Zeiten ging es nur um Luxuskram und Angeberei. Ich muss das so zugeben, wie es war, ich war ein Prahler. Heute, nach meiner Verwandlung, würde ich mir wünschen, ich wäre auf einem einsam gelegenen Bauernhof und könnte so vor mich hin »wurschteln« und wäre überwiegend autark. Auch brauche ich nicht unbedingt eine feste Stätte, sondern ich könnte auch erstmal in der Welt umherreisen oder auf einer abgelegenen Insel hausen. Informationen vom Rest der Welt bräuchte ich nicht. Stattdessen würde ich die Natur beobachten und von ihr lernen. Klingt schon etwas speziell, mein Lebenstraum, aber es ist ja auch meiner. Anscheinend bin ich ja ein Freak geworden, wie Hans, nur andersrum. Ich versuche, mit meiner speziellen Einstellung niemandem auf die Nerven zu fallen. Leider stoßen sich aber viele trotzdem daran, obwohl ich weder missionierend noch besonders extrovertiert bin. Allein, dass ich zum Beispiel auf der Arbeit kein Fleisch gegessen habe, hat mich hier zu einem Mobbingopfer werden lassen. Früher hat mich das wenig gestört. Habe die Bemerkungen meiner Arbeitskollegen überhaupt nicht bewertet oder an mich rangelassen. Heute plagt es mich dafür umso mehr. Mit den Jahren ist es einfach nur nervig, immer wieder die gleichen holen Phrasen zu hören. Deshalb bin ich in der Regel nicht mehr auf Firmenfeste und auch an den Betriebsausflügen nahm ich nicht mehr teil. Zum Glück gab es noch einen weiteren Kollegen und Freund der da auch nicht mitmachte. Sie wissen oder können sich denken, dass es Thanner war. Lacht! Zusammen waren wir eines der besten Teams und hatten zumindest bezüglich der fachlichen Qualifikation keine Konkurrenz. Wenn die anderen gefeiert haben, haben wir die Stellung gehalten. Diese Abgrenzung stößt natürlich bei manchen auf noch mehr Unverständnis. Der Beamtenkreis fühlt sich nun nach jahrzehntelanger Schikane wahrscheinlich bestätigt. »Wir wussten schon immer, mit dem stimmt was nicht!« Jeder der Ex-Kollegen darf denken, was er will. Ich habe einfach keine Kraft mehr, mir das sinnlose Geschwätz anzuhören. Das gilt nicht nur für meinen Dienst. Auch kann ich es nicht mehr ertragen, wenn neben mir Berge von totem Fleisch und andere von der Qualität total unterirdische schlechte Nahrung »gefressen« werden.

Liebe Leserin und lieber Leser, entschuldigen Sie mir diese total wertenden und martialischen Sätze. Aber es geht nicht um Blumenkohl, sondern um Lebewesen aus Fleisch und Blut, mit Gehirn und Gefühlen. Diese öden antiquierten Betriebsfeste sind wie der veraltete Schulbetrieb, sie laufen immer nach dem gleichen Motto ab. Viel Fleisch und Berge von »Aldi«-Convenience-Produkten, dazu reichlich Alkohol und viel Smalltalk. Ich habe das Gefühl, dass sich die Belegschaft gegenseitig auch nur mit reichlich Sprit im Kopf erträgt. Auf diesen Partys ist es erstaunlich, wie so mancher das Jahr über stille Diener plötzlich auftaut und zu einem Partylöwen wird. Für mich ist die permanente Verbindung Hochprozentiges und Feiern nicht nachvollziehbar. Auch was dann zu vorgerückter Stunde im sexuellen Bereich abgeht, ist mir fremd. Drogen sind generell ein wirklich starkes Lösungsmittel. Manche Kameradinnen und Kameraden werden zu regelrechten Vamps. Schlussendlich sind die Leute alle Gefangene des Systems. Sie tun, was ihrer Sozialisation entspricht. Sie wurden so konditioniert wie der Hund von Pawlow. Ihre Schaltzentrale wurde gekapert, sie stehen unter einem enormem Zwang und Hektik. Manchmal muss man da einfach über die Stränge schlagen, um den ganzen Mist für ein paar Stunden zu vergessen. Man könnte das Frust saufen nennen. Bei den Jugendlichen heißt es dann Koma trinken und ist geächtet. Die Erwachsenen machen es vor. Der Kater kommt natürlich mit dem Erwachen und es hat sich nichts verbessert. Man hält durch bis zur nächsten Party. Manche schaffen das dann nicht mehr und fangen das Trinken oder Fressen an. Das eigene Leben zu betäuben, mag ein Weg sein und ich habe Respekt vor Menschen wie Hemingway[200] oder John Steinbeck. Aber beiden war gemein, dass sie unabhängige und kluge Geister waren und diesen Weg des beschleunigten Unterganges bewusst wählten.

Wie sollte man also zu sich stehen? Was ist, wenn man anfängt, sein Dasein wieder in die eigenen Hände zu nehmen? Auch wenn es weh tut. Das wäre doch die Lösung. Wenn man wirklich probieren würde, sich selbst zu erkennen. Zu wissen, wer man ist. Die moderne Arbeitswelt macht Sklaven aus uns. Schon Siegfried Kracauer[201] erkannte das in seinem Buch und der zugrundeliegenden Studie »Die Angestellten«. Er schreibt hier, dass der normale Bedienstete nicht in der Realität lebt. Sein Bewusstsein hat das Hier und Jetzt verdrängt. Es ist ein Schutzmechanismus. Da wären wir wieder bei Limbi. Viele von uns laufen im Notprogramm und für die, die uns manipulieren wollen, ist das topp. Die Angestellten der 1930er Jahre fühlten sich

---

[200] Beide waren Lebemänner und hörten nicht auf den Rat ihrer Ärzte. Im Gegenteil sie gingen offen ihren Weg und konsumierten weiter Drogen.

[201] Soziologe im Deutschen Reich, der eine Studie durchführte, aus welcher Schicht die Nazis ihre Wähler bekamen. Sehr erstaunliche Arbeit und zur damaligen Zeit eine Pionierleistung.

wie Bücklinge, uniforme Phantome. Ihre Emotionen oder das Selbst hatten keinen Raum. Für mich führe ich an, dass ich mein Gehirn und mein Herz wiederhaben möchte. Ich hole es mir Stück für Stück zurück. Google Maps bleibt auch mal aus. Mein Schädel soll mir den Weg weisen. Try and Error. Das aktuelle Gesellschaftsmodel passt nicht zu mir. Die Situation zeigt Parallelen zu damals. Das ist für mich die Erkenntnis nach mehreren Jahrzehnten der aktiven Beschäftigung mit meiner Existenz. Aus diesem Grund versuche ich ja, jetzt raus zu kommen. Aber wo soll man bloß beginnen, wenn man vielleicht noch ganz am Anfang dieses Prozesses steht? Wie startet man seine Triebwerke neu?

Ich würde hier zunächst noch empfehlen, einen Status Quo festzuhalten. Am besten schriftlich. Vielleicht wie eine Art Tagebuch Ihrer Verwandlung. Wie beim Schmetterling. Dann würde ich beim Auftakt an Veränderungen heranschleichen. Zumindest so lange, bis ich mehr Sicherheit hätte. Es ist sehr wichtig, die Ziele nicht zu hoch zu hängen. Sie sollten sich nicht frustrieren.

Liebe Leserin und lieber Leser, zumindest einige Ihrer neuen Maxime sollten sie leicht erreichen können. Das Erfüllen von gesteckten Milestones fördert die Motivation. Trotzdem würde ich große und realistische Ziele empfehlen. Zu klein bringt auch nichts. Es ist total wichtig, dass zwischen Ihnen und Ihren Meilensteinen nicht das MUSS steht. Sie dürfen und sollen scheitern. Wichtig ist dann die Reflexion, verabschieden Sie sich von Zwängen und korrigieren Sie eventuell Ihr Ziel oder den Pfad dorthin. Ich habe das Gefühl, ich bin gerade im »Gold Quarter« angelangt. Firmen meinen damit das Schlussquartal, dort wird in der Regel der meiste Umsatz generiert. Zum Beispiel könnte eines der Ziele lauten »Ich will versuchen, gute Bücher zu lesen, die mir Bildung hinsichtlich einer guten Lebensführung geben.« Als Buchtipps würde ich zunächst die alten Meister empfehlen wie Seneca, Erich Fromm, Hesse, Buddha, Laotse, Konfuzius,

Bosmans, Gandhi, usw. Auch die modernere Literatur hat einiges hervorgebracht. Hier gibt es aber auch viel Trash und Splatter-Bücher. Mögen Sie lieber YouTube, kein Problem. Hier gibt es so viele gute Beiträge über eine gute Lebensführung. Es wird aber auch viel Unnötiges geschrieben, denn mit Schriften zum Thema Lebensweisheiten lässt sich gutes Geld verdienen. Die Menschen suchen aufgrund ihrer Verzweiflung immer mehr nach Ratschlägen, Propheten und Krücken. Die explosionsartige Verbreitung der Themen Yoga, Entspannung, Meditation, gute Lebensführung, Aufräumen und was es alles gibt, zeigt, wie sehr diese Assets, die vornehmlich zum Stressabbau dienen, nachgefragt werden. Die Leute sind genervt und die Therapeuten haben keine Plätze mehr frei. Tatsächlich bräuchten Sie überhaupt keine Anleitungen, weder auf YouTube noch aus anderen Quellen. Alles ist bereits in Ihnen angelegt und Sie wissen genau, was Ihnen gut tut. Es ist nur verschüttet und es sollte aufgebrochen werden. Sie können es auch alleine schaffen. Sich helfen lassen kann aber auch weise sein. Denken sie an Buddha, mit jedem Atemzug erschaffen Sie sich »fabrikneu.« Fangen Sie morgen an und planen Sie Schiffbruch mit ein.

Nach dem Status Quo würde ich folgendermaßen vorgehen! Akzeptieren Sie Ihr bisheriges Leben. Stellen Sie fest, was nicht optimal läuft, und überlegen Sie, was sind Ihre Ziele und Wünsche? Welche Standards und Regeln brauchen Sie in Ihrer Partnerschaft. Rammen wir gedanklich Eichenpflöcke ein. Das sind Grenzen, die niemand überschreiten darf. Wer das dennoch tut, fliegt raus oder Sie gehen. Hier gibt es kein Pardon. Wir teilen das mit und wem es nicht gefällt, der geht gleich. Damned! Zeigen Sie klare Kante gegen alles, was Ihre Würde untergräbt. Was möchten Sie wirklich erreichen oder was wollten Sie schon immer einmal tun? Zum Beispiel tauchen, Berge besteigen, Kamasutra, verlorene Fahrradreflektoren sammeln o.ä. Das kalte Grab kommt ganz sicher. Hier nochmal eine der wichtigsten

Regel, die sie schon so oft gehört haben: Der Weg ist das Ziel.[202] Atmen wir bewusst kurz ein und aus. Lassen Sie uns diese Weisheit umdrehen »Ihr Ziel ist der Weg.« Erkennen Sie die Bedeutung¿ Es ist viel besser, losgegangen zu sein, als im Elend zu verharren. Durchaus ist es möglich, dass es zu großen Rückschlägen kommt, aber ist es nicht geiler, es zumindest versucht zu haben? Wenn ein Pfad sich nicht gut anfühlt, dann korrigieren Sie. Ich stehe auf dem Standpunkt, lieber krachend unterzugehen, als dieses fremdbestimmte Dasein weiterzuführen. Wenn was nicht so läuft, wie Sie wollen, dann ändern Sie es erneut. So lange, bis es sich gut und richtig geil anfühlt. »Gebt mir mein Gehirn zurück!« Summen Sie diese Zeile als Mantra und Glaubenssatz mit der Melodie von Herbert Grönemeyers Lied »Gib mir mein Herz zurück«. Für ganz dunkle Stunden und für diejenigen Leser, die in einer tiefen Depression oder Krankheit gefangen sind empfehle ich unbedingt nochmal das aus kleinen ganz kurzen Texten bestehende Buch von Phil Bosmans »Vergiss die Freude nicht«. Bosmans arbeitete viele Jahre als Telefonseelsorger. Aufgrund dieser Erfahrungen verfasste er das Werk. Es bietet auf eindrucksvolle und verständliche Art und Weise hilfreiche Tipps und Einblicke in die menschliche Psyche und Seele. Es ist eines der wenige Bücher die ich noch besitze und es liegt bei mir auf dem Klo, denn ich schaue dort immer mal wieder rein. Diese Fibel ist für mich wie eine Offenbarung. Es sind so schöne kleine Texte und doch besitzen sie soviel Wahrheit und Kraft. Das Büchlein spiegelt die Erfahrung von tausenden von in Not geratener Seelen und eine mögliche Medizin für ihre Leiden wider. Es gibt mir Motivation durchzuhalten. Jedenfalls hat es mir sehr geholfen und noch heute stöbere ich gerne darin. Manchmal habe ich Kummer, dann schnappe ich mir das Ding und blättere wahllos auf eine Seite. Sehr oft finde

---

[202] Konfuzius war ein chinesischer Philosoph zur Zeit der Zhou-Dynastie.

ich dann eine Lösung für mein Anliegen. Es ist so ähnlich wie bei Hafis[203] im Iran. Sein Grab liegt in den Gärten von Schiras. In diesem Paradiesgarten steht sein Alabaster-Sarg, seit dem Mittelalter. Die jungen Leute kommen mit seinen Versen vorbei, berühren den Sarg und blättern zufällig eine Seite darin auf, um dann Trost und Hilfe bei seinen Worten zu finden. Natürlich sollten Sie sich auch professionelle Unterstützung suchen dürfen. Gehen Sie aber auch ungewöhnliche Wege, abseits der Schulmedizin. Hafis finden Sie übrigens auch in Mannheim in der Kunsthalle, Sie müssen nicht nach Persien. Hier hängt ein sehr großes Gemälde von Anselm Feuerbach, das Hafis zeigt. Wie so oft im Leben gilt, finden Sie Ihren ganz persönlichen Steg und der passt zunächst nur zu Ihnen. Lassen Sie sich nicht von den ganzen Gauklern und Luftschlangenwerfen da draußen blenden. Gerne können Sie mir schreiben.

Sind Ihre Probleme sehr groß und Sie werden alleine nicht damit fertig, dann sprechen Sie unbedingt mit Ihrem Hausarzt, suchen Sie einen Therapeuten auf oder wählen die Nummer des Notdienstes und gehen Sie eventuell in Kur. Sollten Sie das Glück haben, in einem guten Sanatorium zu landen, dann kann ich Ihnen nur aus meiner Erfahrung versichern, dass ich in meinen Heilbehandlungen soviel über mich gelernt habe, dass ich es jedem, sogar vermeintlich Gesunden, wünsche einmal für wenige Wochen die menschliche Psyche studieren zu dürfen. Die stationären Kuraufenthalte waren für mich wie eine sehr intensive Fortbildung über mein inneres Kind und das Aufzeigen von Lösungen. Als ganz wichtig und für eine individuelle Aufarbeitung essenziell erachte ich auch Sitzungen bei einem lokalen Therapeuten ihres Vertrauens. Das Wichtigste beim Seelenklempner, er braucht eine gute Persönlichkeit. Das Design seiner Praxis ist nur sekundär. Der Typ muss ein cooler bodenständiger Mensch sein. Fast wie ein Weiser. Kennen Sie einen Meister,

---

[203] Großer persischer Dichter und Mystiker, geb. 1315.

könnten Sie auch erstmal dort hingehen. Ein guter Zuhörer kann Sie auf Ihrem Weg sehr weit voran bringen. Ich würde einfach alles ausprobieren, was mir sinnvoll erscheint. Es kostet Sie nur Fleiß, Schweiß und Mut. Sie haben nichts zu verlieren. Ihr Einsatz verglichen mit dem sicheren Gewinn an Lebensqualität ist einzigartig. Im Abschnitt soziale Phobie erwähnte ich schon kurz alternative Möglichkeiten. Natürlich habe ich auch schon Gruppentherapie, Aufstellungen, Yoga, PMR, Autogenes Training, Taichi, Qigong, Leistungssport usw. ausprobiert. Progressive Muskelrelaxation hat bei mir sehr gut angeschlagen und ich praktiziere es bis heute. Auch Yoga finde ich super. Im Moment meditiere ich täglich für fünf Minuten. Nach wie vor habe ich das Gefühl, dass die Tage zu kurz sind und das, obwohl ich ja zur Zeit zu Hause weile. So 50 Prozent meines Tages gehen sicher für Bewegung drauf. Ganz hoch im Kurs stehen im Moment Yoga und Meditation. Ab und zu schaue ich mir ein Yogavideo auf YouTube an und versuche mich im Sonnengruß und Hund. Ich fühle mich dabei oft etwas ungelenk und hoffe, dass das irgendwann alles geschmeidiger geht. Lacht! Zur Meditation habe ich nur schwer gefunden. Es dauerte Jahre. Was hier genau zu tun ist, war mir nicht klar und die Ausführung fühlte sich nicht gut an. Ein Tipp von mir hierzu. Gehen sie zwanglos an das Thema ran. Setzen oder legen Sie sich hin. Zunächst werden sie nicht wirklich abschalten können. Es kann sogar sein, dass Ihre Gedanke geradezu explodieren. Alles hat seine Daseinsberechtigung. Meditieren Sie in einer Körperhaltung, wie es für Sie passt. Meditation ist eine höchstpersönliche Angelegenheit. Mir half dann dieses Mantra, dass ich mit verschlossenen Augen still wiederhole: »ausatmen und einatmen oder aus und ein.« Auch ein zentrierendes Wort (centering prayer) wie Jesus oder weise Wand kann helfen. Mit der Zeit, und wir sprechen hier eher von Monaten, wird die innere Haltung besser. Es gelingt loszulassen und in eine tiefe Entspannung zu kommen. Mittlerweile zeigt die Wissenschaft, dass meditieren das Cerebrum verändert und die

Alterung positiv beeinflusst. Hierzu wurden buddhistische Mönche, wie Mathieu Ricard u.a. in Kernspintomografen untersucht. Es wurde festgestellt, dass sich die Gehirne dieser Geistlichen durch die spirituelle Lebensweise und Meditation gravierend verändert hatten[204]. Die Versunkenheit hat eine tiefe Mutation hin zu einer dauerhaft guten Grundstimmung verursacht.

Wann wollen Sie nun beginnen? Aller Anfang ist schwer und zu oft wird immer nur geredet. Das ist so wie mit den guten Vorsätzen. Nehmen Sie sich einen Tag frei oder noch besser ein ganzes Wochenende. Gehen Sie in die Natur. Versuchen Sie einen stillen Ort in ihrer Nähe zu finden. Gut wäre es, wenn die Stelle im Grünen liegt. Ein Park geht auch oder ein schöner Baum oder Ihre Terrasse mit Kräutergarten. Nehmen Sie Ihre Aufzeichnungen über Ihr zukünftiges Leben mit. Machen Sie Ihr Handy aus. Sorgen Sie für Ruhe um sich und in Ihrem Kopf. Versuchen Sie nicht, Ihre Gedanken zu beeinflussen. Das kommt erst viel später. Lassen Sie jeden Gedanken zu. Betrachten Sie genau, was da hochkommt, denn das könnte der Schlüssel zu Ihrer Psyche, zu versteckten Sehnsüchten, Problemen und unbekannten oder brachliegenden Talenten sein. Sehr wahrscheinlich kommt auch irgendwann Ihr inneres Kind angerannt. Dann begrüßen Sie es freudig. Sie kennen mit Sicherheit diese Stelle eines Theaterstückes, wo ein verkrüppeltes Etwas auf den Schauspieler zukriecht. Es ist sein kaputtes Leben und er muss es ansehen und sagt: »… wenn ich es küssen kann, dann kann ich es vielleicht lieben.« Wenn Sie lieben, dann sind Sie auf dem Olymp angekommen.

Lieber Leserin und lieber Leser, lassen Sie uns noch dieses Mantra wiederholen. Es ist das von mir am häufigsten benutzte. Ich brauche es mit Sicherheit täglich. »Ich bin ok. Mein Leben

---

[204] Die Untersuchungen führte der Forscher Richard Davidsons von der University of Wisconsin in Madison durch.

ist ok. Alles wird gut werden.« Und wenn es etwas länger sein darf. »Ich liebe mein Leben und auch, wenn es im Moment nicht perfekt ist, so arrangiere ich mich nach jedem Ausatmen mit ihm. Ich will versuchen, die Dinge zu verändern, die mich stören, und was ich nicht ändern kann, versuche ich zu ertragen. Ich werde mich nicht überfordern, sondern in kleinen Schritten voranschreiten. Wenn ich erkenne, dass ich etwas nicht mehr möchte, dann versuche ich es gehen zu lassen. Schlechte Gedanken, Angewohnheiten, Situationen und sogar Menschen, die mir nicht gut tun, lasse ich vorbei ziehen wie die Wolken am Himmel.«

Zum Schluss versöhnen Sie sich mit Ihrem Dasein. Verzeihen Sie jedem, auch sich, und sagen Sie so oft es geht DANKE, BITTE und ENTSCHULDIGUNG. Gibt es Situationen, Momente, Sachverhalte und Menschen, die Sie gekränkt und schwer verletzt haben und Sie warten seit Jahren auf Reue und Entschuldigungen, dann schließen Sie damit ab. Manchmal ist es nicht möglich, Kränkungen und Verletzungen in Gänze zu heilen. Auch wird Sie oftmals nie ein Pardon von bestimmten Personen erreichen. Deshalb vertreiben Sie diesen negativen krankmachenden Ballast für immer. Verzeihen Sie den armen Geschöpfen und versöhnen Sie sich wieder mit Ihrem inneren Kind. Machen Sie ein Ritual daraus und dann weg damit. Das ist ein sehr befreiender Moment. Es soll hier nicht darum gehen, verletzendes Verhalten im Nachhinein zu akzeptieren oder es gutzuheißen. Wenn Sie for example ein Partner betrogen hat, dann können Sie ihm folgendes sagen: »Ich verurteile dein Verhalten und akzeptiere auch nicht, dass du es nicht wiedergutmachen willst oder gutmachen kannst, aber ich befreie mich aus dieser Demütigung und verzeihe dir.«

Halten Sie eine Notfallnummer parat, für Gefühle und Stimmungen, mit denen Sie alleine nicht mehr klarkommen. Das kann auch die gute Freundin oder der Freund sein.

Wenn der alte Rucksack mit den Kränkungen, dem Frust und dem ganzen Seelenmüll abgelegt ist, dann werden Sie merken wie gut es Ihnen plötzlich geht. Sie können die Kränkungen auch aufschreiben und später verbrennen oder so. Fällt Ihnen das alleine schwer, dann lassen Sie sich helfen. Für ein gutes neues Leben sollten Sie frei sein vom alten Ballast. Versuchen Sie es zumindest. Es muss nicht perfekt werden. Im Wort **Versuchen** steckt das Wort suchen. Suchen Sie nach Ihrem neuen anderen erfüllenderen Leben. Für mich gehört zu einer erfüllten Existenz auch ein Partner und Freunde. Doch wie mit einer guten Lebensführung ist auch das Thema Partnerschaft in der Schule außen vor. Wie schön wäre es, wenn wir alle diese zwei Themen als Unterrichtsfächer gehabt hätten. Lieber etwas weniger Mathe, dafür mehr »wie kann ich ein tolles Leben führen?«. Ich bin der Überzeugung, dass das beste, was ich jemals zum Thema Beziehung gehört habe, in der Schrift »Die Kunst des Liebens« von Erich Fromm[205] zu finden ist. Wie auch im normalen Lebensalltag sollten Sie für eine glückliche und lange Beziehung Ihre Ansprüche an Ihren Spiegelpartner zurückfahren und im gleichen Maß Ihre Toleranz erhöhen. Der Liebe zuträglich sind gemeinsame Abenteuer und echtes Zuhören. Wenn Ihr Partner schreit oder wütend ist, dann nehmen Sie seine Gefühle immer ernst. Meistens spricht hier dann das innere Kind. Hören Sie dann ganz genau zu, besser und leichter wie in diesen Momenten, wenn Individuen Emotionen zeigen, werden Sie nie mehr in ihre Psyche blicken können. Sie dürfen nur nicht gekränkt reagieren in diesen Situationen, denn sonst sehen Sie nichts. Kränkungen weisen ja immer auf einen wahren Kern hin, entweder in uns oder im anderen. Versuchen Sie, Demütigungen zu vermeiden, das ist schwer heilbar. Bleiben Sie besonnen in solchen Momenten, sonst ist es wie bei per Anhalter durch die Galaxis

[205] Zur damaligen Zeit ein absoluter Bestseller mit Millionen verkauften Exemplaren und meiner Meinung nach auch heute toppaktuell.

mit der Anti-Angst-Brille. Die wird bei Gefahr nämlich dunkel und dann sieht man die Bedrohung nicht mehr. Leider ist die durch die Verdunkelung nur nicht mehr erkennbar, aber immer noch da, also real. Stattdessen könnten Sie Ihrem Gegenüber zuhören und ihn fragen, warum er so heftig reagiert. Ebenso unglücklich ist es zurückschlagen, wenn der Partner tilt. Bleiben Sie ruhig. Ich weiß, das ist schwer, aber wenn ich es schaffe, dann können Sie es auch. Nehmen Sie nicht alles persönlich, versuchen Sie nicht zurück zu wüten, denn sonst schaukelt sich die Situation nur unnötig auf. Bleiben Sie auf der Sachebene. Wie bei einer Schiffschaukel, wenn zwei schaukeln geht es noch höher und einer alleine wird irgendwann müde. Aber flüchten Sie auch nicht aus diesen Momenten, denn der, der sich aufregt, braucht eine Bühne und Zuschauer. Versuchen Sie Ihren Kameraden und seine Kränkung zu verstehen. Irgendeiner muss in der Beziehung mal anfangen, vernünftiger zu reagieren. und nicht zurückzuwettern sondern mit Liebe handeln. Dazu gehört tiefe Entspannung, ruhen Sie in sich, zeigen Sie Ihre Emotionen aber beleidigen Sie Ihren Partner nicht und schlagen Sie nicht alle Türen zu. Sie sollten sich beide immer zumindest einen kleinen Spalt offen lassen. Versuchen Sie das Ziel nicht aus den Augen zu verlieren, eine gute Partnerschaft. Werden Sie ein guter Partner. Viel mehr können Sie nicht tun.

Ich will nochmal erwähnen, dass ich ein großer Freund von Emotionen bin. Das ist mir immer lieber als »Rumgedruckse«, da ist mir ein ordentliches Gewitter bekömmlicher. Und danach kann man sich wunderbar versöhnen. Tränen dürfen auch ruhig sein, das wäre dann das Salz in der Suppe. Außerdem muss nicht jedes Problem in Gänze ausdiskutiert werden. Es ist möglich, dass beide Standpunkte ihre Berechtigung haben. Diese Dualität führt heutzutage in vielen Beziehungen zu unerträglichen Spannungen. Alles, was ich hier sage, lässt sich auch auf Freundschaften, die Arbeitswelt usw. anwenden. In erster Linie wollen Sie doch Ihr Team erhalten. Wenn nicht, dann lassen Sie es ordentlich krachen und gehen danach auseinander. Lacht! Zum Abschied ist ein Feuerwerk der Emotionen nicht verkehrt. Das vergisst dann auch keiner und hoffentlich wurde so viel Porzellan zerschlagen, dass es kein Zurück mehr gibt. Versuchen Sie nicht in Kategorien wie Schuld und Sühne, sondern eher in echter und aufrichtiger Nächstenliebe und Nachsicht zu denken. Ist es nicht auch besser, Ihr Partner ist keine Eins-zu-eins-Kopie von Ihnen, kein Klonschaf, das immer das tut, was Sie erwarten, sondern ein Wesen mit abweichenden Meinungen. Klar, er ist Ihr Spiegelpartner, ihre Bewährung, aber halt doch keine vollumfängliche Replik und nichts, woran sie zerbrechen sollten. Wenn Ihre Beziehung, egal, zu was, Mensch, Partner, toter Materie, Sie auslaugt, dann ist das vergiftet und unbrauchbar. Hier sollten Sie unbedingt reagieren. Eine Verbindung sollte sich im positiven Sinne wie eine Gipfeltour, das Besteigen eines Berges, anfühlen. Dass Ihre Freundin einzigartig ist, erhält auch den Spannungsbogen, den ein gutes Verhältnis braucht. Vielleicht schaffen Sie es, dass immer nur einer laut wird, abwechselnd, und der andere ihn dann beruhigt. Freuen Sie sich über jeden Streit, denn hier lernen Sie sich beide besser kennen. Sie entwickeln eine Streitkultur und gehen gestärkt daraus hervor oder merken, es passt nicht. Wichtig während und nach Konflikten ist der Umgang miteinander. Sie dürfen nicht vergessen, das war gerade noch Ihr über alles geliebter Freund oder Ihre Freundin. Calm down. Und gewöhnen Sie sich an den Gedanken, dass es immer Konflikte und Kränkungen in der Partnerschaft geben wird. Das gehört einfach dazu. Natürlich gibt es Grenzen. Diese roten Linien, der Moment, an dem ein grobes Foul erfolgt, die muss jeder für sich selbst festlegen. Bei mir wäre diese Grenze vielleicht nach einem Seitensprung erreicht oder wenn mich der Partner schlagen würde. Mal hatte ich eine Freundin, die schmiss mit Gläsern um sich und trat. Das war sehr unangenehm, manchmal schmerzhaft und geschah ohne Vorwarnung. Aber wie gesagt, das ist ein sehr individuelles Thema und es kann fließend sein. Aber Sie sollten diese borderline ziehen, damit Sie in der Handlung bleiben und für alle Fälle gewappnet sind. Thich Nhat Hanh, der vietnamesische Buddhist und Autor, sagt hierzu, »bereiten Sie sich auf den Sturm vor, er wird kommen«.

Im Allgemeinen sind wir alle mehr oder weniger nicht perfekt angelegt, das ergibt sich schon aus diesem schrecklichen und menschenunwürdigen System, durch das wir alle durch müssen und in dem wir festhängen. Wer das durchlaufen darf, ist danach »bekloppt«. Nicht richtig programmiert beginnen wir dann mit dem eigentlichen Leben und stürzen in Wechselbeziehungen. Niemand stellt uns die so wichtigen und richtigen Fragen, also müssen wir das tun. Wir sollten uns fragen, was sind unsere Wünsche und Bedürfnisse? Was braucht es für mich, für uns? Was sind unsere Ängste? Diese Dinge diskutieren wir offen und ohne Hemmungen mit unserem Lebenspartner. Unser Vertrauter ist ein Geschenk und es steht ihm frei, jederzeit zu gehen. Wir sollten das akzeptieren und ihn auch wie ein edles Präsent behandeln. Es ist wie mit dem Einatmen, er wird uns immer wieder auf‘s Neue geschenkt. Wir sollten am Besten von unserem »Sozius« nichts fordern, sollten sehr nachsichtig sein und unsere Erwartungen auf ein Minimum beschränken. Wie mit allem im Leben. Wenn wir mit unserem Verbündeten zusammen sind, sollten wir alles andere vergessen und uns ihm ganz widmen. Wie immer, versuchen wir achtsam zu sein in allem, was wir tun, und wir wollen nicht mehr Multitasking. Wir hören aufmerksam zu und begegnen ihm/ihr mit dem größtmöglichen Respekt und der größtmöglichen Achtung. Auch er hat Wünsche und Sehnsüchte. Wir können uns gegenseitig befruchten, geistig und körperlich, ist das nicht spitze? Schlussendlich dürfen wir unseren Gemahl auch loslassen und er darf gehen. Dass eine Liebesbeziehung auch einmal endet, wird eher die Regel sein als die Ausnahme. Es gehört zum Attribut Beziehungsfähigkeit, dass es gelingt, Partnerschaften ggf. zu beenden. Empirische

Untersuchungen zeigen, dass Frauen liebesfähiger[206] sind als Männer. Frauen sind empathischer[207]. Männer lernen das Lieben in der Regel erst nach gescheiterten Ehen und/oder mehreren Teilnahmen im Beziehungskarussell. Die Gruppe der Männer kann auch nicht so gut über ihre Gefühle reden. Lacht! Ich glaube, liebe Leserin und lieber Leser, dazu hätten wir keine Untersuchungen gebraucht. Das macht es schwierig, mit Ihnen in Partnerschaften konstruktiv zu diskutieren bzw. zu arbeiten. Meistens entwickeln Sie dann einen Fluchtinstinkt oder sind maulfaul. Ganz deutlich wird dies aufgezeigt, wenn Freundinnen sich treffen. Hier wird oft offen und unverblümt über alles geredet. Ich stelle mir das wie bei der erfolgreichen Serie Sex and the City[208] vor. Die konnten alle gut über ihre Emotionen reden, waren aber trotzdem unfähig, Beziehungen zu führen, oder hatten einfach Pech. Wohingegen Männer meistens nur zusammensitzen trinken und mit zunehmendem Alkoholspiegel erklären, was für tolle Liebhaber sie sind und wen sie alles kürzlich und überhaupt schon flachgelegt haben. Wobei ich auch noch mit einer weiteren Unsinnigkeit in Beziehungen aufräumen will. Dem Partner einen Schwur abzunötigen, zeugt von mangelnder Sachkenntnis und totalem Realitätsverlust. Ein beliebtes Versprechen, das mir von fast jeder Freundin abverlangt wurde, war der Treueschwur. Ihr könnt euch sicher sein, dass der Partner, der euch diesen Schwur abverlangt, fremdgeht. Er reflektiert ja sein eigenes Verhalten auf euch und will deshalb von euch diesen Eid. So ist es auch mit vielen anderen vorab eingeforderten Versprechen. Außerdem macht es keinen Sinn, etwas zu schwören, was in der Zukunft liegt. Wir sind doch keine Wahrsager

---

[206] Studie der Unoversität Bradley aus den USA um den Forscher David Schmitt.

[207] Artikel in Royal Society vom 01. 02.2016, Titel »She more than he«

[208] Softporno-Serie aus Amerika über drei Frauen und ihre ständig wechselnden Beziehungen.

und niemand kann wissen, was in fernen Tagen passiert. Am sinnvollsten scheint es bei zukünftigen Versprechen im Konjunktiv zu verbleiben. Es könnte passieren, dass …, es ist sehr wahrscheinlich, dass …, ich nehme mir vor, nicht … bisher war ich immer treu … usw.

Auch im Bereich Beziehungen und Partnerschaft ist das Angebot an Ratgebern riesengroß. Angeblich hat mein Idol Seneca eine sehr gute Ehe geführt. Seine Frau ist ihm sogar freiwillig in den Tod gefolgt, als Kaiser Nero seinen Tod verlangte. So weit müssen wir nicht gehen, trotzdem kommt es immer wieder vor, dass überlebende Partner an Kummer und Trauer dem zuerst verstorbenen alsbald folgen. Mein Standpunkt ist, dass das Leben uns vor große Herausforderungen stellt und oft sind wir nur mangelhaft angelegt. Wer glaubt, er könne einfach so lieben und eine gute Partnerschaft erlangen, wenn seine Persönlichkeit nicht gut angelegt ist, der irrt und wird immer wieder scheitern. Selbst mit tiefer aufrichtiger Liebe können Sie bei Ihrem Gegenüber meistens nicht viel bewirken. Für ein gutes und auf Dauer angelegtes Spiel, sollte mindestens einer von beiden beziehungsfähig sein. Er muss nicht perfekt sein. Ich denke, es geht so ab 5 bis 6 auf unserer Skala los (wir nehmen wieder die Richter-Skala). 10 wäre optimal. Wenn also einer so eine 5 hat, dann sollte der andere eine gewisse Lernfähigkeit aufweisen. Das nicht Bewältigen einer Bindung, der ständige Partnerwechsel, zeigt im Gegenteil deutlich an, dass hier etwas im Argen liegt. Für eine gute Verbindung ist es unabdingbar, dass Ihre Persönlichkeit bzw. Ihr Charakter gut entwickelt sind. Je besser Sie hier sind, um so leichter wird es Ihnen fallen, eine glückliche und erfüllte Vereinigung zu führen. Sie sollten innerlich gut schwingen. Ein wichtiger Schritt ist die Selbsterkenntnis oder Selbstreflexion und das Studium der Liebe. »Natürlich gehört auch das Abtrennen zu einem guten Beziehungshorizont«, sagte neulich mein lieber Dr. Sokrates zu mir. Und Ch. Henschemeier ist der gleichen Ansicht. Tatsächlich hatte ich hier einen falschen Glaubenssatz abgespeichert. Jetzt ist die Partition aber formatiert und neu beschrieben. Noch eine Sache ist mir hier wichtig: Hoffen Sie nie darauf, dass Ihr Leben durch einen anderen Menschen glücklich wird. An solchen Aufgaben muss ihr Zukünftiger scheitern.

Versuchen Sie auch, Ihren Partner so zu sehen, wie er wirklich ist. Er ist ein einzigartiges Individuum und es sollte Ihnen daran gelegen sein, dass Ihr Verbündeter wachsen darf, dass er erfolgreich ist und sich entfalten kann. Lassen Sie Ihrem Alliierten alle Freiheiten, die er braucht. Anketten und ständiges Nörgeln oder Einfordern von Liebesbeweisen treibt ihn nur in fremde Hände. Aus meiner Erfahrung kann ich anführen, dass ich von meiner besseren Hälfte nichts mehr verlange, außer Liebe. Ich brauche niemanden für meine Wäsche oder der mir Essen kocht oder meine Wohnung sauber hält oder meine Laune aufhellt. Alles ist soweit ok, also, ich komme klar mit dem Pflichtprogramm und brauche mein Sternchen für die Kür. Ich bin Psycho aber darum kümmere ich mich selbst. Hilfe lehne ich aber nach Prüfung nicht ab. Was ich brauche, ist also **LIEBE**. Auch Stil und Ästhetik habe ich von alleine genug. Was mir fehlt, ist nur die Liebe, weibliche Spiegelneuronen und die Verschmelzung mit einer anderen Person. Was ich suche, ist Liebe und nochmal Liebe, das ist es auch, was ich am meisten geben kann. Und wenn es der richtige ist, der Partner mit einer gut angelegten und ausreichend entwickelten Persönlichkeit, dann liebt er Sie wegen Ihrer und seiner Liebe. Liebe erweckt Liebe. Sie sind liebenswert. Ob Sie selbst schon so weit sind und auf der Stufe der Liebesfähigkeit einen ausreichenden Wert erreicht haben, können Sie sich mit der nächsten einfachen Frage selbst beantworten. Wie steht es bei Ihnen um Ihre Mitmenschen, um die Nächsten um Sie herum. Versuchen Sie Ihre Mitmenschen mit ihrem Auto, Ihrem tollem Haus und Ihrem Besitz zu beeindrucken? Wann haben Sie das letzte Mal etwas gespendet und wie viel Ihres zur Verfügung stehenden Einkommens spenden Sie für Bedürftige? Haben Sie Zimmerpflanzen. Selbst Reno[209] der Killer hatte eine. Und behandeln Sie Lebewesen gut? Ich habe eine Orchidee (Geburtstagsgeschenk) hier in meiner Bunkerwohnung stehen und gerade habe ich mir aus einem Avocado Kern eine Pflanze gezogen. Haben Sie schon mal einen Obdachlosen mit nach Hause genommen? Neulich schlief einer in meiner Garage. Am nächsten Morgen war er weg. Mein Schlafsack verpinkelt und die Isomatte hatte ein Brandloch. Aber er hat mir einen lieben handschriftlichen Zettel[210] dagelassen.

Engagieren Sie sich privat für wohltätige Zwecke oder sind Sie eher scheinheilig? Wenn Froschwanderung ist, helfen Sie da auch mal einem verirrten Tier, also einem Geschöpf der verbundenen Natur. Retten Sie bei Starkregen Regenwürmer auf dem Gehweg? Liebe ist allumfassend, wenn Sie liebesfähig sind, dann erstreckt sich diese Kompetenz auf ihr gesamtes Leben, dann sind Sie zu allen Menschen, Tieren, Steinen und Pflanzen nett. Kein Arbeitskollege wird mehr gemobbt oder seine Leistung grundlos schlecht gemacht. Ihre Kinder sehen Sie ebenso als Individuen, die so sein dürfen, wie sie wollen, und die nicht ihren Träumen und Sehnsüchten entsprechen müssen. Die Selbstsucht sollten Sie eintauschen in Selbstliebe und Nächstenliebe. Wie sang schon Hildegard Knef[211]?

»Für mich soll's rote Rosen regnen, mir sollten alle Wunder begegnen.«

Klingt etwas narzisstisch, zugegeben. Lacht! Aber, liebe Leserin und lieber Leser, Sie müssen auch etwas dafür tun, dass es Blumen auf Sie regnet und die Knospen dürfen Sie mit anderen teilen. Es müssen ja auch nicht unbedingt Rosen sein. Die haben

---

209 Thriller mit Jean Reno über einen schrulligen Killer mit Zimmerpflanze.

210 Bei insta habe ich sein Dankschreiben eingestellt. https://www.instagram.com/p/B7JpIsXIERW/

211 War eine bekannte deutsch Sängerin, Schauspielerin und Autorin.

Dornen. Ich glaube, dass viele Menschen nicht genau wissen, was wahrhaftige Liebe ist und was sie bedeutet. Sie behaupten aber auf Nachfrage, dass sie es sicherlich wüssten und praktizieren. Stattdessen sind sie doch nur kleinlich, selbstsüchtig und verlogen, manipulativ und egoistisch und haben oft nur die Befriedigung ihrer Ziele im Blick. Solche Leute instrumentalisieren ihre Umwelt für ihre Zwecke. Sie müssen die Personen nur beobachten mit ihren versteinerten Vorgärten, die sinnbildlich für die versteinerten Herzen stehen und dem unendlichen Konsumwahn. Für das wahre Liebesglück ist nichts von Nöten wie Einatmen und etwas Bewusstsein von einem Weisen. Machen Sie mit Ihrem Lieben einen Spaziergang und halten Sie Händchen. Was gibt es Schöneres? Um die Stufen zur Liebesmuschel zu erklimmen, braucht es Motivation, Durchhaltewillen und Schweiß (im emotionalen Sinne). Es ist anstrengend, natürlich, aber das ist doch positiv. Der Weg zu mehr Liebeskunst ist steinig und er ist nicht leicht. Es wird viel von uns verlangt, aber ist es im Leben nicht immer so. Manchmal haben wir ein Talent und Dinge fliegen uns zu, das Meiste müssen wir uns aber hart erarbeiten mit Fleiß und Ausdauer. So wird es auch mit der Liebe sein. Aber der Preis ist es wert und sollte unser Antrieb sein. Ob wir darin ein großer Meister werden, hängt also zum Teil von uns ab. Es reicht aber auch, wenn wir es bis zum Lehrling und Monteur schaffen. Lacht! Das heutige Leben bietet ständig so viele Ablenkungen, dass die Konzentration, der Fokus auf diese wertvollen einfachen und kostenlosen Dinge verloren gehen. Dabei liegt genau hier der Schlüssel zum Glück.

Aus meiner Erfahrung kann ich sagen, dass ich aufgrund meiner speziellen Ansichten nun fast meinen kompletten Freundeskreis verloren habe. Es werden so 20 Prozent übrig geblieben sein. Ich sehe es nicht mehr ein, mich mit Leuten zu umgeben, die nicht zu mir passen. Möchte gute Gespräche führen können, vielleicht über meine Gefühle, über die Probleme der Welt und den Zauber von Mutter Erde. Ich will nicht die neuesten must-haves und Schnäppchen erläutert bekommen. Auch will ich nicht hören müssen, wie oft meine Ex-Kumpels wieder ihre Frauen betrogen haben und wie schnell das manchmal geht und wie extrem heutzutage (Sex-) Dates ablaufen. Da bin ich raus. Nach meinem Urteil ist das nicht gut fürs Gleichgewicht und die innere Ordnung (Stichwort Psychohygiene). Der gleichen Meinung ist auch R. Bonelli. Das Betrügen interessiert mich nicht mehr. Ich habe ein eigenes Sternchen und damit bin ich vollauf beschäftigt. Da ist kein Platz mehr für anderes. Das hat nichts mit Treue und Treueschwur oder so zu tun. Das ist so, weil es so ist. Mir reicht eine Freundin. Ich gebe mir maximale Mühe und versuche, achtsam zu sein. Ich stelle fest und bin der Auffassung, dass heutzutage wenig wahre Liebe in der Gesellschaft vorhanden ist. Das zieht sich dann auch rein bis in die kleinen Einheiten, wie Familie und Ehen usw. Es gibt Liebe, aber es ist so eine oberflächliche Zuneigung, so ohne Tiefe, Verbindlichkeit und Stärke. Sehen wir uns die Nachrichten an, dann erkennen wir, wie in der Welt herum gebombt und die Menschheitsfamilie getötet wird. Das kann nicht liebesfähig sein und hat mit Nächstenliebe nichts zu tun. Aus diesem Grund komme ich nach Bewertung der Weltlage zu dem Schluss, dass die Menschheit mehrheitlich aktuell nicht sehr liebt. Es ist zu wenig Liebe in der Welt. Sie müssen selbst die Entscheidung treffen, wie es bei Ihnen, verehrte Leserin und verehrter Leser, weitergehen soll. Um etwas zu ändern oder auch zu drehen, braucht es Radikalität und Willen. Gehen Sie mit gutem Beispiel voran. Zeigen Sie es Ihrem Umfeld und Ihren Kindern. Werden Sie Vorbild, für wen auch immer. Ich selbst brauchte bis letztes Jahr, um genug Frust über meine Lebensumstände und sodann ausreichend Extremismus aufzubauen und auszusteigen. Wahre Liebe zur Welt und zu den Menschen möchte ich für keine Güter der Welt mehr eintauschen. Deshalb ist der Superreiche auch nicht immer zu beneiden. Es gibt ein paar sehr hohe Güter, die nicht bezahlbar sind.

Man erhält sie nicht durch viel Arbeit, viel Einkommen oder Konsum.

Soweit die Theorie und mein bescheidenes Wissen. Letztendlich komme ich zu der Erkenntnis, dass man die Dinge außerdem mit viel Humor nehmen sollte. Versuchen sie unbedingt immer zu lachen. Eine Zeitlang habe ich keine Komödien mehr im Kino oder mit meiner Freundin angesehen, nur immer so ernstes Zeug. Das ist nicht gut. Machen Sie alles, was Sie zum Lachen bringt. Eigentlich wissen wir doch alle, wie es besser geht. Wir müssen anfangen, unseren Po hochzukriegen. Gute Ernährung, ausreichend Schlaf, viel Bewegung, wenig negativer Stress, Reflexion, ein gutes Herz und Lebensbildung. Studieren Sie das Leben, werden Sie ein kleiner Philosoph, dann wissen Sie, was in Ihrem Fall zu tun ist. Es bleibt natürlich immer eine Kluft, zwischen IST und SOLL. Ich habe das in Kapitel ICH I beschrieben. Ich weiß, wie ich besser leben will, bin aber dennoch nicht so erfolgreich, dass ich dieses Rüstzeug auch gänzlich umsetze. Ich kann die andere Seite fast sehen, komme aber nicht wirklich über den Abgrund. Bisher kann ich ihn nicht überbrücken. Aber ich habe angefangen, eine Hängeseilbrücke zu bauen. Und ich versuche mich und meine Unzulänglichkeiten selbst nicht so ernst zu nehmen. Mit dieser Haltung bzw. diesem Habitus geht es mir im Moment am Besten. Ich habe Hoffnung, dass ich noch weiter wachsen werde und darf. Weil ich nicht mehr so verbissen bin und entspannter reagiere und handle. Viele in meinem Umfeld denken, ich würde sie nicht mehr richtig ernst nehmen oder hätte kein Interesse. Es ist halt schwierig für die, mit meiner Transformation klar zu kommen. Manche sind total sauer und grantelig. Viele sind verschwunden oder gegangen worden. Ich darf weiter laufen. Es wird sich zeigen, was noch kommt.

Liebe Leserin und lieber Leser wir nähern uns jetzt wirklich den letzten Zeilen. Zum Schluss habe ich mich nochmal über ein erfülltes Leben und die Liebe ausgelassen. Das Wunder Mensch ist nach allem, was wir wissen, für die Zweisamkeit bestimmt. Wir sind fast alle soziale Wesen und eine Partnerschaft steht für mich ganz oben auf der Liste für ein erfülltes Leben. Ich will dazu noch Folgendes anführen: Was Sie sich vorstellen oder wünschen, das kann passieren. Es ist möglich, alles ist tatsächlich machbar. Lenken Sie den Blick nach vorne, die Natur hat es schon so gewollt, schauen Sie nicht zu oft zurück. Blicken Sie am besten nie zurück und haben Sie Vertrauen. Manchmal kann es auch besser sein, nicht zurückzukehren, denn man stört doch nur.

Was macht meine Liebesfähigkeit und wie steht es um meine Persönlichkeit jetzt gegen Ende des Buches? Ich mache es kurz und schmerzlos. Ziemlich verrückt bin ich und ein sehr schlechter Liebhaber in der Vergangenheit gewesen. Das versuche ich nun etwas ausführlicher zu beschreiben. Eine Eigenanalyse scheint mir von vornherein zum Scheitern verurteilt. Ich probiere es aber trotzdem, indem ich mich auf Diagnosen und um eine schonungslose Offenheit bemühe, außerdem ist nämlich gerade kein anderer da, der mich analysieren könnte. Lacht! Eigendiagnosen sind in etwa so, wie wenn sie sich selbst operieren[212] wollten. Trotzdem kann man es ja versuchen. Auf geht‘s! Fakt ist, ich bin raus! Raus aus dem Hamsterrad und seinen Zwängen.

Mittlerweile ist es Dezember 2019 geworden und mein großer Kampf war von Erfolg gekrönt. Die normale Arbeitswelt hat mich verloren. Wie im Gedicht von F. Rückert im Kapitel Status Quo erhofft. Früher hatte ich mich sehr durch meinen Dienst definiert. Er war Teil meines Selbstwertes. Ich brauchte ihn zum

---

[212] Ich muss mich gleich selbst widerlegen, denn Leonid Iwanowitsch Rogosow, ein Chirurg aus Russland, operierte sich im Rahmen einer Antarktis Expedition den Blinddarm. Er tat das zum Teil mit einem Spiegel, tastend und mit Unterstützung eines Ingenieurs und Meteorologen.

Angeben. Zunächst machte mir der Polizeiberuf auch Spaß. Es ist komisch, oft hört man, dass Menschen ohne feste Beschäftigung ihren Selbstwert verlieren. Bei mir ist das gerade umgekehrt. Mein Stolz steigt aufgrund der Leistung, dass ich für mich eingestanden bin und eine »Fehde« durch viele Instanzen gewagt habe. Mein selbstgestecktes Ziel habe ich nun erreicht. In das Arbeitslager brauche ich nicht mehr zurück. Der Gulag[213] sieht mich nicht wieder. Ich sehe das so und dann wird es auch klar, dass ich mich darüber sehr freue. Es macht mich total happy und nur ganz wenig traurig. Irgendwann wäre eh Schluss gewesen, warum also nicht jetzt? Dort bin ich vor die Hunde gegangen und konnte nicht mehr dienen. Es geht hier nur um meine persönliche Wahrnehmung. Ich bin für vieles dankbar, was ich im Staatsdienst lernen und erleben durfte. Jetzt bin ich ohne festen Job und Arbeitsentgelt, aber ich habe eine Berufung. Man kann sagen, ich bin Frugalist[214] und ein Lebenskünstler, davor war ich ein Krieger und ein Überlebenskünstler. Das neue sagt mir mehr zu. Vielleicht ist es auch nur, weil es frisch ist. Das kann sein, denn ich langweile mich häufig sehr schnell. In meinem Leben hatte ich schon einige Jobs und so lange wie in der Behörde habe ich es bisher nirgendwo ausgehalten. Der Amtsschimmel (Arbeitsabläufe) hat mich aber auch fertiggemacht. Diese ganzen Gräueltaten, der Sumpf und der Horror haben mein Gehirn vergewaltigt. Es ist Zeit, dass Ich mich dringend um mich selbst kümmere. Es ist fünf vor zwölf auf meiner Lebensuhr gewesen. I had to go. Tippitoppi ist, dass ich das selbst bemerkt habe. Über die Jahre habe ich mir verschiedene Quellen neben meiner Alimentation aufgebaut. Diese Brunnen sind alle unregelmäßiger Natur. Das gilt es auszuhalten. Es ist eine Ungewissheit, wann kommt die, wo kommt die und wie hoch wird die nächste Kohle

---

[213] Russisches Straf- und Arbeitslager unter Lenin und Stalin.
[214] Frugalisten leben bescheiden und versuchen damit über die Runden zu kommen.

sein? Gleichzeitig habe ich meine Ausgaben drastisch abgesenkt. Im Moment habe ich etwa 500 Euro feste Kosten, inkl. Miete der Bunkerwohnung, dazu kommt nochmal die gleicher Summe für flexible Kosten, wie Lebensmittel usw. Summa summarum benötigen wir (Montana und ich) also 1000 Euro monatlich. Meine neuen Rinnsale generieren meinen benötigten Cashflow nicht ganz. Ich muss im Moment von meinem Ersparten dazuschießen. Das ist aber so ok für mich. Es kann so einige Jahre weitergehen. Ich bin guter Dinge, dass es irgendwie laufen wird. Das habe ich schon von so vielen Aussteigern gehört. Einfach machen, es wird laufen, alles andere sind billige Ausreden. Es wird funktionieren, weil ich es so möchte. Damned! Ein Auto besitze ich ja nicht mehr. Versicherungen habe ich soweit gekündigt. Meine Bedürfnisse werden immer geringer. Ich lege keinen Wert auf Kleidung. Meine Klamotten sind Second Hand und geschenkt. Einen guten Anzug habe ich noch, der kommt weg, denn ich will nie mehr Schlips tragen. Alle meine Kleidungsstücke würden in einen normalen Koffer passen. Es kommt selten vor, dass ich mir Konfektionen neu kaufen muss. Ich bin Teil eines Netzwerkes, in dem immer wieder abgelegte Textilien kreisen. Nur bei Schuhen muss ich nachhelfen und shoppen. Neulich bekamen wir mehrere Säcke voll mit Kleidern von einem jungen Pärchen. Zum Teil waren an den Sachen noch die Etiketten dran. Also gekauft und nie getragen. Es gibt hierzu Untersuchungen[215], die zu dem Ergebnis kommen, dass Kleidung nicht richtig genutzt wird und sehr klimaschädlich ist.

So ähnlich geht das mit allen Dingen des täglichen Gebrauchs. Angefangen beim Geschirr über Möbel bis hin zum Fahrrad. Neulich habe ich auf dem Sperrmüll ein total verrostetes rotes Rad entdeckt. Meine Tochter und ich haben es restauriert oder soll man sagen, upgecycled? Denn es ist jetzt kein normales Rad

---

[215]https://www.quarks.de/umwelt/so-wenig-tragen-wir-unsere-kleidung/

mehr. Es ist ein stylischer veganer Stadtflitzer[216] geworden. Lacht! Wir haben aus dem Rad ein mobiles Minimalismus-Denkmal geschaffen. Ein rotes Statement gegen die Mentalität des Wegwerfens. Alles, was nicht benötigt wurde, außer den Bremsen, ist ab. Es war ja eh alles verrostet. Der Rahmen ist aus Aluminium, zum Glück. Es ist nun ein wirklich schönes DIY-Projekt geworden. Auf YouTube[217] findet sich ein kurzes Vorher-Nachher-Video darüber. Ich lege wirklich keinen Wert mehr auf Besitz. Ich möchte so wenig wie möglich haben und mein Eigen nennen. Und das wenige, was ich noch habe, möchte ich gerne weiter reduzieren. Kurz will ich hier einflechten, dass ich mit dieser Einstellung bei den meisten Bekannten nicht punkten kann. Selbst innerhalb meiner Familie bin ich durch meinen neuen Weg isoliert und ernte viel Kritik. Ich hatte das bereits erwähnt, aber ich möchte meinen neuen Trampelpfad halt gehen, da gibt es kein Zurück mehr. Mein Traum wäre eine leere Wohnung, mit nur ganz wenigen Gegenständen. Zum Beispiel ein Tisch, zwei Stühle, eine Küche, eine Matratze, ein Bild usw. Aktuelle schlafe ich bereits auf einer Matratze, die auf dem Boden liegt. Ein Bettgestell habe ich nicht. Ich bin zwar auf der Suche, aber irgendwie zieht es mich nicht so richtig dazu. Noch vermisse ich ein richtiges Bett nicht. Neulich bekam Montana ein Metallbett geschenkt. Es ist etwas größer als ihre alte Matratze. Wir sind an einer neuen dran, aber das wird noch etwas dauern. So lange nutzt sie die alte noch.

Sinnfreie Materie bedeutet mir nichts mehr. Haben wollen und das ganze Zeugs belastet mich mehr, als es mir Freude bereitet. Ich glaube, die Aufräum-Weltmeisterin Marie Kondo sagt das immer zu ihren Schülern: »Wenn es kein spontanes Freudenfeuer entfacht, dann schmeißt es weg.« Mich bremst und hemmt der

[216] Auf unserem Instagram Account »sculptures_thingsbuilder_diy« könnt ihr das fertige coole Rad sehen.

[217] Der Name des Kanals ist Don Quixote

Krempel. Ohne den Kram kommt meine Entfaltung, meine Kreativität und meine Leistungsfähigkeit viel besser heraus. Am liebsten ist mir ein volles Bankkonto, denn das verspricht Unabhängigkeit und das wiederum ist Freiheit und Autarkie und das Beste, einfach unbezahlbar. Hätte ich doch nur das ganze Bare noch von dem unzähligen Mist, den ich so lange Zeit meines Lebens kaufte. Ich glaube ich könnte mir davon ein Schlösschen kaufen. Lacht! Untersuchungen kommen hier auf Summen von einer Million, wobei das individuell unterschiedlich sein muss[218].

Welche Gegenstände sind mir überhaupt noch wichtig und unentbehrlich? Generell liebe ich das Kochen. Ich finde gute qualitativ hochwertige Speisen sehr wichtig und sinnlich. Kochen kann Erotik pur sein. Mit dem Nachfüllen von Treibstoff für unseren Organismus verbringen wir viel Zeit. Es scheint mir wichtig, hier sehr sorgsam zu sein. Liebe Leserin und lieber Leser, ich kann Ihnen hierzu den schon erwähnten Podcast von Ralf Bohlmann empfehlen. Er erklärt die Funktionen, den Stoffwechsel des Körpers sehr gut und gibt coole Tipps. Ein gutes Mahl zuzubereiten hat auch etwas Sinnliches. Was gibt es Schöneres, als an einem lauen Sommerabend in der schwüle der kommenden Nacht leicht bekleidet oder auch nackt mit seiner Partnerin in der Küche zu stehen und zu kochen. Die Kombüse meines Sternchens ist sehr eng. Ohne einige Umarmung kommt man nicht aneinander vorbei. Gemeinsames Kochen ist unsere tägliche Abendbeschäftigung. Seit ich mich vegan ernähre, ist meine Libido krass angestiegen. Im Film »The Game Changers«, stellt ein Arzt das ebenso fest. Ich besitze ja keinen Fernseher und glotze nur in Hotels oder im Urlaub. Das Programm finde ich unerträglich und die GEZ-Gebühren zu hoch. Wir bezahlen unsere eigene Verdummung. Unsere Gehirne sind geka-

---

[218] https://www.deutschland.de/de/topic/leben/konsumausgaben-dafuer-geben-deutsche-ihr-geld-aus

pert durch die ganzen Medien. Natürlich gibt es auch gute Dokus bei den öffentlichen Sendern. Früher war die meist gesehene Sendung als Exempel das Auslandsjournal, heute ist es irgendeine Serie, eine banale Schnulze, Hartz-IV-TV oder ein Tatort. Die Glotzer merken leider nicht, wie fremdgesteuert sie sind. Es ist schon so wie bei Wall-E, das tatsächliche Leben ist den meisten fremd und wenn sie aufwachen und sich dafür interessieren, müssen sie es erst studieren wie Otto[219], der Raumschiff-Kommandant. Viele kennen die schöne Amsel mit dem leuchtend gelben bis orangenen Schnabel nur vom Flat. Aber es gibt Hoffnung. So langsam bildet sich unter den jungen Leuten eine Gruppe heraus, die die richtigen Fragen stellt und etwas verändern will. Wie auch meine große Tochter Montana und ihre Schwester. Ich kann es auch nicht nachvollziehen, wie Paare oder Familien jeden Abend vor der Mattscheibe sitzen. In meinem Leben ist für Fernsehen keine Zeit. Stattdessen kochen wir und lesen uns gegenseitig vor oder umarmen uns. Ab und zu wird auch ein ganz banales Brettspiel gemacht, ein Puzzle oder ein Abendspaziergang über die Felder unternommen. Mit etwas Dusel entdeckt man dann ein paar Fledermäuse. Es macht einfach Spaß, sich gegenseitig face to face auszutauschen. Viele Paare und Leute erlebe ich eher mundfaul. Sie sitzen sich gegenüber und daddeln lieber am Handy.

Mein Sternchen und ich mingeln. Wir sind seit acht Jahren zusammen und wohnen immer noch getrennt. Sie hat eine kleine, aber fast doppelt so große Wohnung wie ich. Ihr Appartement ist auch doppelt so schön. Wobei ich anmerken darf, dass viele ihrer Möbel von mir aus Alt- und Treibholz gefertigt wurden. Dass ihr das gefällt, darauf bin ich stolz. Auch sonst hat sie mich sehr in meinem Prozess der Transformation unterstützt. Dafür

---

[219] Bei Wall-E haben die Reisenden keine Ahnung, wie echtes Leben aussieht und funktioniert. Natur ist ein nicht existierender Begriff, denn alle leben in einem Raumschiff.

bin ich sehr dankbar. Wir haben zum Glück in vielen Dingen einen ähnlichen Geschmack und dieselben Normen und Werte. Kochen und Essen ist etwas so Essenzielles im Leben. Ich würde sogar sagen, es hat etwas Spirituelles. Mit unseren Mahlzeiten entscheiden wir, wie wir aussehen, wie wir uns fühlen und was mit dieser Welt geschieht. Leider hat sich hier bei Lebensmitteln wie auch bei vielem anderen die Devise Hauptsache günstig und viel Fleisch durchgesetzt. Personen mit schlechten Essgewohnheiten oder Manieren kann ich nicht leiden. Hier bin ich leider wenig tolerant. Ich versuche es zu akzeptieren, will mich aber von ihnen fernhalten. Die Welt kann ich nicht ändern, aber ich versuche, in meinem kleinen Mikrokosmos etwas zu bewegen. Meine Mutter nutzt Naturstrom und hat wegen uns eine Photovoltaik-Anlage. Viele Freunde und Mitmenschen konnten wir schon als Vorbilder und Multiplikatoren von einer Fleisch-Reduktion überzeugen. Einige ernähren sich sogar voller Überzeugung vegan. Wenn ich bei meinem lieben Sternchen in der Küche stehe und wir zusammen kochen, dann ist das immer wieder ein schöner Moment. Ich genieße das sehr. Es ist für mich ein Stück heile Welt. Wir verwenden hauptsächlich Lebensmittel in Bio-Qualität, selbst angebaut oder in der Natur gesammelt. Seit über 30 Jahren ernähre ich mich schon vegetarisch und im Moment, aufgrund des Einflusses meiner ältesten Tochter, seit etwa acht Monaten sogar vegan. Nächstenliebe und Selbstliebe brachten mich zum Veganismus. Ich habe mit Fleisch nichts am Hut und schon in meiner Kindheit war ich kein großer Leichenteile Esser. Am meisten vermisse ich ja den Kefir, stattdessen trinke ich im Moment Brottrunk, mit Wasser verdünnt. Mein Blick auf die Welt hat sich immer mehr verändert. Ursächlicher Auslöser war dieser Moment, wo ich in meinem Architektenhaus feststellte, der Luxus hat mich nicht glücklich gemacht. Dadurch reflektierte ich mein bisheriges Leben und stellte so manches in Frage. Wurde achtsamer und aufmerksamer. Die wirklich wichtigen Dinge sind klarer und erscheinen in einem anderen Licht. Von diesem Moment an entwickelte sich mein Ich weiter. In der Theorie fühle ich mich schon sehr weit. Die Umsetzung meines Wissen in die Praxis lässt ja noch zu wünschen übrig. Aber ich weiß, dass nur ich es in meiner Hand habe. William E. Henley[220] meinte hierzu.

»Ich bin der Herr meines Schicksals, ich bin meiner Seele Kapitän.«

Es ist ganz klar, was Henley damit gemeint hat. Wir entscheiden, wo es lang geht, nicht der Staat und auch nicht der Partner oder die Konzerne. Im Existenzialismus[221] findet diese These ihren Niederschlag und Ausformung. Spannend ist auch die Frage, ob ich jemals wieder einer geregelten Arbeit nachgehen werde. Hier sagte mir mal eine Kollegin vor kurzem, »wenn du raus bist, kommst du nicht wieder«.

Liebe Leserin und lieber Leser unsere Trennung rückt immer näher und ich erlaube mir, das Gesagte zusammenfassend zu wiederholen. Mir ist es wichtig, nochmal die Kernaussagen festzuhalten. Es hat mir riesengroße Freude gemacht, dieses Buch über mein Leben und Rüstzeug niederzuschreiben. Wissen ist Macht und nichts Wissen macht auch nichts. Lacht! Natürlich erhebe ich keinen Anspruch auf Vollständigkeit, große Weisheit oder Wissenschaftlichkeit. Wo es mir möglich war, habe ich Studien und Quellen angeführt. Es gäbe noch einiges zu bereden, vielleicht ergibt sich die Möglichkeit und mein zukünftiges Schicksal erlaubt mir nochmal ein Buch zu schreiben. Bereit für ein weiteres Abenteuer wäre ich.

Abschließend will ich nochmal zu mir blicken. Ich hoffe, das wird hier keine Egozentrik. Eigentlich wollte ich nur meinen

---

[220] Englischer Schriftsteller, geboren 1849.

[221] Philosophische Strömung aus Frankreich. Jean Paul Satre und Albert Camus waren die beiden Hauptfiguren darin. Im Wesentlichen geht es darum, dass der Mensch als einziger über sein Leben und Handeln bestimmen kann.

Lebens- und Leidensweg schildern. Wie geht es weiter? Wie könnte es weitergehen? Packe ich das alles? Wie ist meine gegenwärtige Lage und mein Zustand, nachdem ich weiß, ich bin raus? Erfahren habe ich das ganze im Zillertal, auf der Wanderung zur Berliner Hütte. Den ganzen verdammten Berg bin ich hoch und runter gerannt und habe gebrüllt wie ein Berserker vor Freude. Am nächsten Tag hatte ich die schlimmsten Blasen an den Füßen ever.

Ich habe heute mal meinen Laptop geschnappt und bin in den Wald geradelt. Hier habe ich mich auf einer Lichtung, in einem ehemaligen Militärgelände, niedergelassen. Ein schöner Flecken zum Verweilen. Mein Rad liegt auf dem Boden und ich sitze auf einer umgestürzten Birke, auf der Rinde sitzen Birkenporlinge, es hat heute so 10 Grad und ich schreibe auf meinen Oberschenkeln. Eine kleine Thermoskanne grünen Tee habe ich meiner Radtasche entnommen und neben mich gestellt. Irgendwo höre ich einen Eichelhäher schreien. Man sagt, der Eichelhäher ist die Polizei des Waldes. Ich nicht mehr. Lacht! Weiterhin bin ich mit Begeisterung Minimalist und versuche mich hier zu verbessern. Der Veganismus fällt mir leicht. Meine Blutwerte sind topp. Es fühlt sich so an, dass meine körperliche Leistungsfähigkeit langsam wieder ansteigt. Was kommt nach dem Auto, das ja gehen musste? Den Kühlschrank hatte ich ja schon mal ausgestellt. Auf meinem Rad ist der Kilometerzähler nach zwei Jahren auf über 11.500 Kilometer geklettert. Meine Zahnkränze sind hinüber. Ich besitze ja noch ein zweites Rad, ein MTB, hier dürften so 3.000 Kilometer drauf sein. Insgesamt habe ich die letzten Jahre ganz schön was zusammengeradelt für ein besseres Klima und meine Fitness. Meine tiefste Überzeugung ist nach wie vor buddhistisch. Mir gefällt diese Weltanschauung bzw. der Glaube sehr gut. Der Urbuddhismus verlangt nicht viele Regeln einzuhalten, Rituale gibt es keine und auch keine Götzenbilder zum Anbeten. Es geht einfach darum, ein guter Mensch zu sein. Zu versuchen, weise zu handeln und Erleuchtung (Selbst-

Transzendenz) zu finden. Ich sehe Gott oder etwas Heiliges noch am ehesten in der Natur und im Universum. Die alten Germanen hatten eine sehr heilige Stelle, es soll sich um einen großen, sehr mächtigen, riesigen alten Baum[222] gehandelt haben. Manchmal denke ich, vielleicht wussten die insgeheim mehr über das Göttliche als wir. Aktuell stimme ich mit den beiden Größen Heraklit und Kant[223] überein. Ich finde, ihre Sicht der Welt und ihre Erklärungen passen teilweise sehr gut. Natürlich gibt es noch weitere Philosophen, die schlaues Zeug gesagt haben. Heraklit mag ich, weil er klar darlegt, dass die Welt immer im Kampf sein wird. Er glaubt, dass dies in der Natur der Dinge liegt. Vielleicht gibt es deshalb immer Kriege und Verbrechen auf der Welt. Wenn wir das akzeptieren, dann können wir entscheiden, wo wir stehen wollen. Kant sagt, die Welt ist so, wie wir sie mit unseren Sinnen wahrnehmen. Ein Beispiel hierzu: Ein roter Stuhl wird jedem Menschen rot erscheinen, außer dem Farbenblinden. Dies nennt er die Sinneswahrnehmung. Die Wahrnehmung wird bei jedem Individuum durch den Verstand interpretiert und nun sind wir bei den Aussagen, dass einer erklären wird, das Sitzmöbel ist hellrot, der andere kirschrot und ein weiterer wird meinen, es sei dunkelrot oder sogar schwarz. Per se wäre es möglich, dass gleiche Sinneserfahrungen gleich akzentuiert werden. In der Praxis haben wir aber schon die Erfahrung gemacht, dass die Erkenntnisse der Menschen verschieden sind und Unterschiedliches auslösen. Es ist wie mit Zeugenaussagen zu einem Verbrechen. Häufig machen die Vernommenen ganz andere Angaben. Das ist ja auch gut so. Denn nur so erreichen wir diese Vielfalt des Lebens. Klar kann es auch Nachteile haben. Die Medaille hat im-

[222] Bäume gelten schon immer als Brücke zur Natur. Die Germanen stellten diese Verbindung auch über eine Irmisul her.

[223] Immanuel Kant, geboren 1724 und einer der großen Aufklärer bis heute.

mer zwei Seiten. Aber den Mangel will ich für eine Vielfalt in Kauf nehmen.

Im Moment bin ich ganz zufrieden, denn endlich habe ich mein Leben in meine eigenen Hände genommen. Übernehme zum erstmal richtig Verantwortung für mich. Das finde ich gut und es war höchste Zeit. Für mich hat das Abenteuer Leben gerade begonnen, das Wagnis meines Daseins schlechthin. Ohne auf eine Expedition zu gehen, befinde ich mich mitten in einer großen Safari. Alexander von Humboldt, der große Naturforscher und Entdecker, hätte es vielleicht »Terra incognita« genannt. Humboldt litt lange Zeit unter seiner Mutter und durfte erst nach deren Tod seiner eigentlichen Berufung nachgehen und die Welt entdecken. Mein Experiment macht mir auch Kopfzerbrechen und Angst, aber ich bin zu weit gegangen, habe Brücken hinter mir zerstört und es gibt nun kein Zurück mehr. Ich sitze auf meinem selbst nur notdürftig gezimmerten Floss und treibe den Fluss hinunter. Bin ein sehr unerfahrener Kapitän in diesen für mich neuen Gewässern, aber ich will tapfer sein und gebe mein Bestes. Es ist wie beim Yoga, du wirst wahrscheinlich nie ein großer Guru werden, aber wer braucht das schon? Es macht einfach Spaß. Wir haben gelernt, genügsamer zu sein, und gehört, dass dieser ständige Optimierungsschrott nur in eine Sackgasse, sprich zu den Hamstern und ihrem Rad führt. Die Reise ist der Weg.

In diesem Sinne, liebe Leserin und lieber Leser, lasse ich Sie hier zurück. Ich treibe auf dem Ozean meiner neuen Eindrücke und Emotionen einem unbestimmten Ziel entgegen.

Jetzt fehlt noch das traurige. Mein Sternchen hat mich verlassen, gleich, nachdem ich pensioniert war. Das schmerzt sehr, denn wir waren so viele Jahre zusammen gegangen. Ich fand, wir waren ein gutes Team. War das Einbildung? Mein Herz ist verwundet und ich will es heilen. Vielleicht kam sie mit meiner transformierten Männlichkeit nicht mehr klar. Ich war an dem Punkt angekommen, den Sternchen gleich zu Beginn unserer

Beziehung erkannte. Sie sagte damals, als wir uns kennenlernten: »Du bist kein richtiger Bulle, sondern eher ein Künstler.« Sternchen war mein größter Mentor und Fan. Jetzt bin ich Schriftsteller, fertige Kunstobjekte, fotografiere usw. und sie ist weg. Es klingt schon paradox. Mir fällt dazu das Lied von Elvis, »Suspicious minds«, ein.

Wir sind in einer Falle gefangen. Ich kann nicht heraus, weil ich dich zu sehr liebe, Baby. Warum kannst du nicht sehen, was du mir antust, wenn du mir kein Wort glaubst, das ich sage. Wir können nicht so weitermachen, mit misstrauischen Gedanken und wir können unsere Träume nicht aufbauen, auf misstrauischen Gedanken.

Schluchzt! Damned! Letzte Nacht hatte ich einen Traum und da stand meine Exfreundin für eine Aufgabe und die hätte ich nun gelöst und deswegen geht sie und fordert den nächsten heraus. Ausgeglichene in sich ruhende Individuen können auch ihre Anziehung auf den ersten Blick verlieren. Wahrscheinlich habe ich irgendwo Fehler begangen, sie gekränkt oder sie spürte meine Liebe nicht. Es tut mir sehr leid, liebes Sternchen. The dream is over. Hier hat sich eine neue Baustelle aufgetan. Ein Spiegelsteinchen an meiner Discokugel ist stumpf geworden. Ich arbeite daran – it‘s in progress. Zwei unterschiedliche Menschen, und das sind wir alle, denn es gibt immer diese Polarität zwischen den Geschlechtern, zusammenzubringen ist ein Kunstwerk des Lebens. Die Trennung von meiner Partnerin hat mich sehr aus der Bahn geworfen. Was ist das nun gewesen? Vor kurzem stand sie vor mir und erklärte ihre große und aufrichtige Liebe. Die letzten 365 gemeinsamen Tage wären ein Traum gewesen. Ich selbst empfand es als »göttliche Beziehung«, so wurde ich gelobt und angehoben. Die Italienreise, einer der Herzenswünsche von Sternchen, trug mit Sicherheit zu diesem Gefühl bei. Wir hielten im Reisebus stundenlang Händchen. Es fühlte sich einfach so rein, unschuldig, vertraut und richtig an. Alles war so voller Liebe. Nochmal – Pause, einatmen, ausatmen – was ist die causa dieses plötzlichen Scheiterns ohne erkennbaren Grund. Ich sehe ein fürchterliches Omen. Damned!

Machen Sie das beste aus Ihrem Leben, Sie haben die Erlaubnis dazu, und fangen Sie damit an, sich zu bilden und Ihr Gehirn zurückzuerobern. Kreisen Sie nicht so viel wie ich um sich selbst, sondern bleiben Sie im WIR. Bitte fangen Sie an, in Zukunft die Dinge zu hinterfragen. Als Beispiel möchte ich mich dem Begriff »Idiot« widmen. Im ursprünglichen Sinne war der Idiot kein Schimpfwort. Die Idioten waren eine bestimmte Gruppe im alten Griechenland. Versuchen Sie mal selbst durch Recherchen, jetzt gleich, im Internet diese Worthülse mit Leben zu füllen. Sie werden sehen, es lohnt sich, alles zu hinterfragen. Genauso ist es mit dem Öl. Wem nützt es, wenn Venezuela immer weniger Öl produziert? Arme Venezuelaner. Und überhaupt, was geht gerade ab in der Welt? Ich bin für Frieden und einen Stopp der Massenkriege und Massentierhaltung.

Wenn Sie mich Fragen würden, welche meiner Fähigkeiten oder Skills ich als die wichtigste halte, dann sage ich, es ist die Fähigkeit zu reflektieren. Schon oft war ich im Leben sehr weit unten und habe dann nachgedacht. Mir Hilfe geholt. Meine Fehler erkannt, deleted und einen Reboot durchgeführt. Überhaupt halte ich gerne ab und zu inne und schaue, wie alles so läuft.

Jetzt bin ich Ihnen noch das Neueste von Hans schuldig.

Wir haben Hans beim magischen siebten Kapitel das letzte Mal getroffen. Hans ist ein lieber Kerl mit vielen Problemen, denen er sich nicht richtig stellen will. Selbsterkenntnis Fehlanzeige. Ich hatte schon so viele hoffnungsfrohe Gespräche mit ihm, aber nach ein paar Tagen macht er alles so wie früher. Er ist ein aussichtsloser Fall von »ich kriege den Arsch nicht hoch«. Er hofft auf das Glück und eine extrinsische[224] Fügung. Von seinem Herzinfarkt hat er sich mittlerweile sehr gut erholt und geht sogar schon wieder arbeiten. Das ist super! So unterschiedlich sind die Wege. Er hat auch keinen Bock mehr, findet aber keine Richtung oder läuft nicht los. Es gibt diesen Spruch, wenn du den Pfad nicht siehst, laufe einfach, er taucht dann schon auf – vertraue. Hans ist so ein witziger Typ, man könnte glatt ein Buch über ihn und seine Sicht der Dinge schreiben. Seit kurzem ernährt er sich phasenweise vegetarisch. Ständig liegt er mir in den Ohren, dass er nichts mehr mit Frauen anfangen möchte. Er hätte keine Lust mehr. Irgendwie ist er auch ein cooler Typ in seiner Verschrobenheit. Aber ich glaube seine alten Muster wird er nicht groß ändern können.

Noch ein letzter weiser Spruch von mir und dann soll es das erstmal gewesen sein. Ein Mensch ist so groß wie das Ausmaß seines Denkens[225]. Nun bin ich Ihnen noch eine kurze Antwort auf den Sinn des Lebens schuldig, denn die lange haben sie hier im Buch. Ganz am Anfang deutete ich bereits an, dass nur Verrückte diese Fragen stellen. Deshalb konnte ich die Eingabe machen. Die Aufklärung ist einfach, ich kenne die Lösung nicht. Es tut mir sehr leid. Die einzige kurze Antwort lautet: »Ich empfehle die Selbsttranszendenz«, denn hier dürfte zumindest die Richtung stimmen. Sie macht Ihr Leben schöner. Hierzu gibt es ein schönes Bild des flämischen Malers Otto van Veen aus dem 15. Jhd. mit dem Titel »Was kein Auge gesehen und was kein Ohr gehört hat.« Viktor Frankl[226] sagte darüber: »Die Frage ist

[224] Beschreibt eine von außen kommende Motivation durch ein mögliches Ereignis.
[225] Einer von vielen Leitsätzen von Napoleon Hill aus seinem Buch »Denke nach und werde reich«.
[226] Viktor Frankl war ein 1905 geborener, österreichischer Psychiater und Neurologe.

falsch gestellt, wenn wir nach dem Sinn (Auftrag) des Lebens fragen. Das Leben ist es, das Fragen stellt.«

In diesem Sinne, bleiben Sie gesund. Genießen Sie. Vielen Dank nochmal für das Interesse an diesen Zeilen und ein würdevolles Leben wünsche ich Ihnen. Wenn Sie noch weiterführende Informationen benötigen oder wollen, dann lege ich Ihnen, liebe Leserin und lieber Leser, das Quellenverzeichnis oder unsere Homepage ans Herz. Ich bin auf alle Fälle raus und komme nicht mehr zurück zum Alten, getreu nach Platons Aphorismus »Pantar rhei« – alles bewegt sich fort und nichts bleibt. Viele meiner psychischen Probleme sind nicht gänzlich heilbar. Das weiß ich mit Sicherheit. Aber darum geht es auch nicht. Vorher waren meine Eimer leer und jetzt sind sie etwas voller. Ein paar Prozent mehr können sehr viel ausmachen und darauf kommt es mir mittlerweile im Leben an. Ich bin freier denn je und das ist total geil. Wie ein Adler kreise ich umher und suche mein nächstes Ziel. Ich könnte mir auch vorstellen, wie Mad Jack durch die Wälder zu ziehen und …

QUELLEN- UND LITERATURVERZEICHNIS

Unsere Homepage – https://www.don-quixote-and-sancho-panza.de
Mark Aurel – »Selbstbetrachtungen eines Cäsars«
Conrad Amber – »Baumwelten und ihre Geschichten«
Doku arte – »Schluss mit schnell selbstbestimmter Leben«
Phil Bosmans – »Vergiss die Freude nicht«
Doku Bayrischer RF – »Warum das Leben immer schneller wird.«
Raphael Bonelli – »Frauen brauchen Männer«
Albert Camus – »Die Pest«
Simon Baron Cohen – »Gender Studies«
Miguel de Cervantes – »Don Qichote und Sancho Panza«
Sigmund Freud – »Gesammelte Werke«
Erich Fromm – »Die Kunst des Liebens«
Dr. Daniele Ganser – »Illegale Kriege«
J. Wolfgang v. Goethe – »Faust«
Napoleon Hill – »Denke nach und werde reich«
Hermann Hesse – »Siddhartha«
Christian Henschemeier – »Der Liebescode«
Homer – »Iljas und Odyssee«
Edmund Jacoby – »50 Klassiker Philosophen«
C.G. Jung – »Archetypen und das kollektive Unbewusste«
Sören Kierkegaard – »Entweder – Oder«
Werner Tiky Küstenmacher – »Simplify your life«
Fritz Lang – »Metropolis«
Hans Joachim Maaz – »Das falsche Leben«
Rainer Mausfeld – »Warum schweigen die Lämmer und die Angst der Machteliten vor dem Volk«
Friedrich Nitsche – »Also sprach Zarathustra«
Richard D. Precht – »Dürfen Tiere denken?« und »Erkenne dich selbst«
Marcel Proust – »Die Suche nach der verlorenen Zeit«

RPP YouTube Portal – Insbesondere Vorträge von Raphael Bonelli
Rüdiger Schache – »Das Geheimnis meines Spiegelpartners«
Arthur Schoppenhauer – »Die Welt als Wille und Vorstellung«
Frank Schirrmacher – »Payback«
Albert Schweitzer – »Die Ehrfurcht vom Leben« und »Die Ehrfurcht vor den Tieren«
Seneca – »Vom glücklichen Leben«
John Steinbeck – »Die Straße der Ölsardinen«
John Strelecky – »Das Café am Rande der Welt«, »Wiedersehen im Café am Rande der Welt« und »Big Five for Life«
Edward O. Thorp – »A man for all Markets«
Thich Nhat Hanh – »Das Wunder des bewussten Atmens«
Paul Tournier – »Jeder Tag ist ein Abenteuer«
Henry David Thoreau – »Walden«
Ernst Wolf – »Vorträge über den Staat und seine Institutionen«
Paul Wazlawik – »Anleitung zum Unglücklichsein«
Wikipedia
Planet Wissen – »Weniger ist mehr – wie entrümpeln die Seele befreit«
Ralph Wolleben – »Das geheime Leben der Bäume«
Ling Yutang – »Die Weisheit des Laotse«

1. Renne nicht Beziehungen hinterher. Wähle dir eine sichere Basis.
2. Selbstliebe und Nächstenliebe, aber werde nicht zum Egozentriker.
3. Gutes Essen, ohne Tierleid, deshalb am besten vegan.
4. Viel Bewegung, am besten in der Natur.
5. Reden, miteinander reden, unbedingt über Probleme kommunizieren.
6. Glaube an etwas Höheres, z.B. an die Natur oder das Universum.
7. Setze Regeln/Grenzen in deinem Leben, die nicht übertreten werden.
8. Entwickle dich immer weiter (Kontemplation), arbeite an deinem Ich und Wir.
9. Locker bleiben und entspannen, du bist nicht perfekt und das ist gut so.
10. Bleibe experimentierfreudig, suche das Abenteuer.
11. Freue dich über Misserfolge und Erfolge.
12. Sei demütig, achtsam und glücklich über jede gelungene Sekunde.
13. Du musst alle Gefühle ernst nehmen. Aber nicht jedes ist richtig.
14. Führe ein Leben in Würde, das ist deine Pflicht.
15. Behandle deinen Körper wie einen Tempel.
16. Mache aus deinem Leben ein Kunstwerk.
17. Sei kreativ und glaube an Wunder.
18. Lache viel und sage Ja zum Leben und Nein, wenn du etwas nicht magst.
19. Genieße deinen Weg.
20. Es gibt keine absolute Moral und keine wirklichen Grenzen.
21. Genieße deinen Partner er ist ein Geschenk.
22. Alles ist möglich, du wirst es hinkriegen.

23. Das Ziel ist der Weg, ankommen ist scheiße, loslaufen, tipitopi.
24. Der Tod steht schon bereit, er wird dich fällen!
25. Sei fähig, deine Triebe zu Verzicht aufzufordern und halte Maß.
26. Spüre deinen Bauch, denke mit deinem Kopf und entscheide mit deinem Herzen.
27. Sei fair und gerecht. Hör auf zu betrügen.
28. Versuche von Zeit zu Zeit, dein Leben zu reflektieren.
29. Sei tapfer aber sei dir um deine Verletzlichkeit bewusst.
30. Halte dein Inneres in Ordnung und lebe nach deinen Werten.
31. Entschuldige dich und sei nicht nachtragend. Sage häufig Bitte und Danke.
32. Werde mehr dein Geschlecht. Das macht den Reiz aus.
33. Versuche Beziehungen auf Augenhöhe zu führen.
34. Fordere und verlange wenig, sei bescheiden.
35. Sei sehr tolerant und großzügig,
36. Führe ein sinnvolles Leben und sei sozial. Diene!
37. Schaffe dir keine Götzen.
38. Arbeite nicht zu viel, mache stattdessen mehr Pausen.
39. Lass nur das an dich ran, was dich weiterbringt?
40. Lausche deinem inneren Kind.
41. Der Weg der Erleuchtung ist nie überfüllt.
42. Blicke nicht zurück. Lass die Vergangenheit ruhen.
43. Meditiere täglich und mache Übungen wie Yoga.
44. Schaue dir fremde Kulturen an und lerne etwas darüber.
45. Halte viel Körperkontakt zu deinem Spiegelpartner.
46. Benutze keine Ausreden.
47. Besiege deinen Stolz und sei sanftmütig.
48. Mache dich verwundbar.
49. Definiere dich nicht durch deine Leistung.
50. Überprüfe deine Glaubenssätze und Dogmen
51. Nehme deine Mittelmäßigkeit an.

52. Bleibe in deinen Talenten und Stärken.
53. Hole dir guten Input.
54. Bereue deine Fehler und sage es.
55. Erkenne deinen Anteil der Schuld an. Er könnte 50 Prozent sein.
56. Deine Handlungen zeigen deine Haltungen/ Einstellungen.
57. Keine Pornos und verzichte freiwillig auf flash Sex.
58. Nutze die digitale Welt als Werkzeug.
59. Vergebe und bitte um Verzeihung – erwarte aber nichts.
60. Sei gut zu deiner Seele und sprich mit deinem Geist.
61. Lache viel, insbesondere über dich selbst!